W0285784

Syncopes

DU MÊME AUTEUR

Morts suspectes, éd. Belfond, 1978.
Sphinx, éd. Trévise, 1981.
Coma, éd. Marabout, 1981.
Vertiges, éd. Mazarine, 1982.
Fièvre, éd. Mazarine, 1983.

ROBIN COOK

Syncopes

traduit de l'américain par
Florence Barberousse

marabout

bibliothèque marabout

L'édition originale de cet ouvrage est parue
chez Putnam's Sons, New York, sous le titre : *Godplayer*

© 1983, by Robin Cook
© 1984, by Éditions Mazarine - 8, rue de Nesle, Paris VIe

Toute reproduction d'un extrait quelconque de ce livre par quelque procédé que ce soit, et notamment par photocopie ou microfilm est interdite sans autorisation écrite de l'éditeur.

A Barbara et Fluffy,
mes compagnons de tous les instants
et mes auditeurs les plus attentifs

Prologue

Bruce Wilkinson passa si vite d'un sommeil de plomb à une totale lucidité qu'il fut envahi par la terreur, comme un enfant au sortir d'un cauchemar. Il ne savait pas ce qui l'avait réveillé, probablement un bruit ou un mouvement. Il se demanda si quelque chose l'avait touché. Il resta allongé, à écouter, retenant sa respiration et regardant droit devant lui. Il eut d'abord du mal à se repérer mais, quand il eut assimilé le peu qu'il voyait, il se souvint qu'il était au Boston Memorial Hospital, chambre 1832 pour être précis. Presque au même instant Bruce sentit que c'était le milieu de la nuit. L'hôpital était plongé dans un calme pesant.

Cette fois, Bruce était entré à l'hôpital depuis moins de huit jours pour une opération de pontage coronaire. Déjà, il y avait environ un mois, il était resté durant trois semaines, quelques étages plus bas, à se remettre d'une crise cardiaque. Il avait donc eu le temps de s'habituer au train-train de l'hôpital. Des bruits comme le grincement d'un chariot à médicaments passant dans le couloir, l'écho lointain d'une ambulance ou même l'appel du nom d'un médecin, étaient devenus familiers. D'ailleurs, Bruce arrivait souvent à dire l'heure sans regarder sa montre, rien qu'en écoutant ces sons rassurants. Chacun signifiait qu'en cas d'urgence, les secours n'étaient pas loin.

Bruce ne s'était jamais beaucoup inquiété de sa santé bien que souffrant de sclérose en plaques. Le problème d'œil qui l'avait amené chez le médecin cinq ans avant s'était résolu et il avait fait un effort conscient pour oublier le diagnostic : les docteurs et les hôpitaux lui faisaient peur. Puis, brusquement vint la crise cardiaque avec l'inévitable hospitalisation et cette récente opération. Ses médecins lui affirmaient que le problème cardiaque n'avait rien à voir avec la sclérose en plaques, mais cette affirmation ne lui avait pas remonté le moral.

Maintenant, pour Bruce, réveillé au milieu de la nuit, sans aucun de ses bruits habituels, l'hôpital était un endroit sinistre et désert qui suscitait plutôt la peur que l'espoir. Le silence l'intimidait car il n'y avait pas d'explication évidente à son réveil soudain. Bruce se sentait inexplicablement paralysé par une impression de terreur aiguë.

Au fil des secondes, la bouche de Bruce se desséchait, exactement comme avec les médicaments préopératoires cinq jours plus tôt. Il mit cela sur le compte de sa peur, tout en restant parfaitement immobile comme un animal sur ses gardes, tous les sens en éveil. Quand il était petit, il faisait la même chose lorsqu'un mauvais rêve l'avait réveillé : s'il ne bougeait pas, les monstres ne le verraient peut-être pas. Étendu sur le dos, il n'apercevait pas grand-chose de la chambre, d'autant moins que la seule lumière venait d'une petite veilleuse, par terre derrière son lit. Il ne voyait que la lisière indistincte entre le mur et le plafond sur laquelle se profilait l'ombre agrandie de son pied à sérum dont le flacon semblait osciller légèrement.

Essayant de dominer sa peur, Bruce se mit à l'écoute de son corps. La question essentielle traversa son esprit : Est-ce que je vais bien? Après la trahison de son corps lors de la crise cardiaque, il se demandait s'il n'avait pas été réveillé par une nouvelle catastrophe. Les sutures avaient-elles lâché? C'était une de ses inquiétudes depuis l'intervention. Le pontage s'était-il défait?

Bruce sentait le sang battre à ses tempes mais, mis à part la moiteur de ses paumes et un léger mal de tête qu'il associait à la fièvre, il se trouvait bien. En tout cas, il ne souffrait pas, enfin pas de cette oppression écrasante, fulgurante qui avait accompagné la crise cardiaque.

Prudemment, Bruce respira. Il n'y eut pas de douleur déchirante mais il dut faire un effort pour gonfler ses poumons.

Dans la pénombre, une toux caverneuse et grasse résonna dans la pièce. Bruce sentit une nouvelle vague de panique, mais il se rendit rapidement compte que ce n'était que son voisin de chambre. Peut-être était-ce la toux de M. Hauptman qui m'avait réveillé, se dit Bruce un peu rassuré. Le vieil homme toussa encore, puis se retourna bruyamment dans son sommeil.

Bruce joua avec l'idée d'appeler une infirmière pour M. Hauptman, plutôt pour avoir une chance de parler à quelqu'un que parce qu'il croyait à un vrai problème. En fait, M. Hauptman toussait ainsi tout le temps.

La désagréable impression de fièvre se fit plus forte. Bruce la sentait se répandre dans sa poitrine comme un liquide chaud. L'idée que quelque chose n'allait pas revint.

Bruce tenta de se tourner pour trouver le bouton d'appel dont le fil était enroulé au montant du lit. Ses yeux bougèrent mais sa tête lui parut lourde. Du coin de l'œil, il perçut un mouvement saccadé. En levant le regard, il aperçut le flacon de perfusion. Le mouvement provenait de l'écoulement de son goutte-à-goutte. Le liquide tombait en cascade rapide dans le tube microporeux et la veilleuse le faisait scintiller.

Bizarre! Bruce savait que sa perfusion n'était là qu'en cas d'incident et devait couler le plus lentement possible. Elle n'aurait pas dû s'écouler aussi rapidement. Il se souvenait de l'avoir vérifiée avant d'éteindre sa lampe de chevet, comme il le faisait toujours.

Il tendit le bras pour attraper le bouton d'appel mais il ne pouvait pas bouger. Comme si son bras droit n'en avait pas reçu l'ordre. Il essaya encore, sans plus de résultat.

Bruce sentit sa terreur se transformer en panique. Maintenant, il en était sûr : il lui arrivait quelque chose de terrible! Il était entouré des meilleurs soins médicaux mais sans pouvoir les obtenir. Il lui fallait de l'aide, et tout de suite. C'était comme un cauchemar dont il ne pouvait pas se réveiller.

Arrachant sa tête de l'oreiller, Bruce hurla pour appeler une infirmière. Sa voix le surprit par sa faiblesse. Il avait voulu crier mais seul un murmure était sorti. En même temps, il se rendit compte que sa tête lui semblait étonnamment lourde, il lui fallait toute sa force pour l'éloigner de l'oreiller. L'épuisement le fit trembler à tel point que le lit grinça.

Poussant un soupir à peine audible, Bruce se laissa retomber en arrière, cédant à la panique. Cherchant encore à appeler, il émit un sifflement incompréhensible, à peine articulé. Ce « quelque chose » qui ne tournait pas rond en lui s'aggravait rapidement. Il avait l'impression qu'une invisible chape de plomb le recouvrait, l'écrasant sur son lit. Il faisait des efforts désespérés pour respirer mais n'obtenait que des sursauts saccadés de sa poitrine. Fou de terreur, Bruce comprit qu'il étouffait.

Il parvint à rassembler ses esprits et repensa au bouton. Par un effort surhumain, il leva son bras du lit et le remua sur son torse de façon spasmodique. Il croyait nager dans un liquide visqueux. Ses doigts touchèrent le montant et il chercha en vain le bouton. Rien. Avec ses derniers restes de force, il se mit sur le côté gauche en roulant et heurta bruyamment le lit. Son visage portait lourdement sur le métal froid, l'empêchant de voir de l'œil droit, mais il n'avait plus la force de bouger. De l'œil gauche, il vit le bouton d'appel. Il était sur le sol, au bout de son fil, lové comme un serpent.

La panique et le désespoir envahirent le cerveau de Bruce. Le poids qui écrasait son corps augmentait, empêchant tout mouvement. Dans sa peur, il devina qu'il était arrivé quelque chose à son cœur. Peut-être tous les points avaient-ils sauté? L'impression d'étouffement grandissait tandis que le cerveau de Bruce réclamait l'oxygène porteur de vie. Il était totalement paralysé et ne pouvait que gémir de douleur en essayant désespérément de respirer. Pendant tout ce temps, les sens de Bruce restaient pourtant en éveil et ses pensées douloureusement claires. Il se savait en train de mourir. Ses oreilles vibrèrent, le vertige, la nausée. Puis le noir...

Pamela Breckenridge, depuis un an, travaillait de 23 heures à 7 heures. Ce n'était pas un horaire généralement apprécié, mais elle le trouvait à son goût. Elle était plus libre ainsi. L'été, elle allait à la plage le jour et dormait le soir. En hiver, elle dormait pendant la journée. Son corps s'adaptait sans difficulté si elle dormait au moins sept heures. Pour son travail, aussi, elle préférait la nuit. On était moins bousculé. De jour, les infirmières se sentent parfois transformées en agents de la circulation, s'efforçant d'escorter les patients dans leurs allées et venues entre la radio, les tests de labo et les blocs opératoires. De plus, Pamela aimait être seule responsable.

Ce soir, en parcourant le couloir vide et sombre, elle n'entendait que quelques murmures, le sifflement d'un respirateur et son propre pas. Il était 3 h 45. Aucun médecin de garde n'était dans le service, pas plus, d'ailleurs, qu'il n'y avait d'autre infirmière. Pamela travaillait avec deux aides-soignantes, toutes deux compétentes et anciennes du service. Elles avaient appris à faire face ensemble à un grand nombre de catastrophes.

Devant la chambre 1832, Pamela s'arrêta. En lui passant les consignes ce soir, la surveillante de l'autre équipe avait signalé le niveau de la perfusion de Bruce Wilkinson. Il faudrait penser à accrocher un flacon neuf de D5W avant le matin. Pamela hésita. Ce n'était sans doute pas à elle de le faire mais, puisqu'elle était juste devant la chambre et ne s'attachait pas au protocole, elle décida d'y aller.

Une toux grasse salua son entrée dans la pièce vaguement éclairée et Pamela eut envie de s'éclaircir la gorge. Silencieusement, elle passa le long du lit de Wilkinson. Le flacon était presque vide et elle fut étonnée de voir la perfusion couler si vite. Il y avait un flacon neuf de D5W sur la table de nuit. En changeant la perfusion dont elle régla le débit, elle sentit quelque chose de dur sous son pied. Elle baissa les yeux et vit le bouton d'appel. Ce n'est qu'en se penchant pour le ramasser qu'elle jeta un coup d'œil au patient. Quelque chose n'allait pas. Elle remit doucement Bruce sur le dos. Au lieu de résister comme elle s'y attendait, il s'écroula comme une poupée de chiffons et sa main droite retomba d'une façon fort peu naturelle. Elle se pencha encore. Le patient ne respirait pas!

Avec une efficacité née de l'habitude, Pamela sonna,

alluma la lampe de chevet et éloigna le lit du mur. Sous la dure lumière du néon, elle remarqua que la peau de Bruce était d'un bleu cendré de porcelaine chinoise, ce qui voulait dire qu'il avait dû s'étouffer. Pamela se pencha tout de suite pour ramener le menton du malade en arrière avec la main gauche, lui ferma le nez de la droite et souffla fort dans sa bouche. Elle s'attendait à rencontrer un obstacle et fut donc surprise de voir la poitrine de Bruce se soulever facilement. Il était clair que ce qui avait pu l'empêcher de respirer ne se trouvait plus dans la trachée.

Elle chercha le pouls du malade au poignet : néant. Elle essaya à la carotide : néant. Elle retira l'oreiller de Bruce et lui frappa la poitrine avec la paume de la main. Elle se pencha alors et regonfla les poumons.

Les deux aides-soignantes se précipitèrent dans la chambre en même temps. Pamela ne prononça qu'un mot « code » et l'équipe de choc entra en action. Rose appela le médecin de garde par haut-parleur pendant que Trudy allait chercher la grosse planche de 1 × 0,60 m à glisser sous le patient pour les massages cardiaques. Dès que Bruce fut posé sur la planche, Rose grimpa sur le lit et se mit à appuyer sur sa poitrine. A la quatrième pression, Pamela souffla dans les poumons du malade. Pendant ce temps, Trudy courut chercher le chariot des secours d'urgence et l'appareil d'ECG.

Quatre minutes plus tard, quand l'interne en médecine, Jerry Donovan entra, Pamela, Rose et Trudy avaient branché la machine. Malheureusement, elle ne traçait qu'une ligne droite et monotone; pourtant le teint de Bruce avait légèrement abandonné son bleu cendré.

Jerry vit l'électro plat : il n'y avait donc pas d'activité cardiaque. Comme Pamela, il frappa la poitrine du malade. Pas de réaction. Il observa les pupilles : largement dilatées et fixes. Derrière Jerry se tenait un externe, Peter Matheson, il monta sur le lit pour remplacer Trudy. Un étudiant débraillé, les cheveux longs, se tenait à la porte.

« Cela fait combien de temps? demanda Jerry.

– Je l'ai trouvé il y a cinq minutes, répondit Pamela. Mais je ne sais pas du tout quand il a arrêté. Il n'était pas sur moniteur. Il avait la peau bleu foncé. »

Jerry hocha la tête. Pendant un quart de seconde, il se demanda s'il fallait continuer la réanimation. Il avait l'impression que le cerveau du patient était déjà mort. Mais il n'arrivait jamais à ne pas tenter l'impossible. C'était plus facile de continuer.

« Je veux deux ampoules de bicarbonate et 1 mg d'épinéphrine », aboya Jerry en prenant la canule d'intubation trachéale sur le chariot.

Passant derrière le lit, il laissa Pamela gonfler encore une fois les poumons puis enfonça le laryngoscope et attacha un ballon de respirateur qu'il brancha sur l'arrivée d'oxygène du mur. Il posa son stéthoscope sur la poitrine de Bruce et demanda à Peter de s'arrêter un instant. Il comprima alors le ballon. Les côtes du malade se soulevèrent tout de suite.

« Au moins, il n'y a rien dans les voies respiratoires », conclut Jerry, autant pour lui que pour les autres.

On administra le bicarbonate et l'épinéphrine.

« Donnons-lui du chlorure de calcium, dit Jerry en observant le visage de Bruce revenir lentement à un rose normal.

– Combien? demanda Trudy, debout derrière le chariot.

– 5 cm^3 de la solution à 10 p. 100. Pourquoi est-il hospitalisé? demanda-t-il en se retournant vers Pamela.

– Chirurgie cardiaque, répondit-elle en ouvrant le dossier que Rose avait apporté. Il a été opéré il y a quatre jours. Tout va bien.

– Tout allait bien », corrigea Jerry.

Le teint de Bruce était presque normal mais ses pupilles étaient encore dilatées et l'ECG toujours plat.

« Il a dû avoir une crise cardiaque aiguë, dit Jerry. Peut-être une embolie pulmonaire. Vous avez dit qu'il était bleu quand vous l'avez trouvé?

– Bleu foncé », confirma Pamela.

Jerry secoua la tête. Aucun de ces diagnostics n'aurait dû entraîner des symptômes d'asphyxie. Ses pensées furent interrompues par l'arrivée d'un interne en chirurgie hébété de sommeil.

Jerry indiqua ce qu'il avait fait. Il leva une seringue d'épinéphrine pour en retirer les bulles d'air puis l'enfonça dans la poitrine de Bruce, perpendiculairement à la peau. On entendit nettement l'aiguille transpercer les chairs. Le seul autre bruit était celui de l'ECG débitant son papier, barré d'une ligne droite. Jerry tira sur le piston et le sang remonta dans la seringue. Sachant qu'il était bien dans le cœur, il appuya. Il fit signe à Peter de recommencer à comprimer la poitrine et à Rose de gonfler les poumons.

Toujours pas d'activité cardiaque. En ouvrant l'enveloppe extérieure de l'emballage stérile de l'électrode du stimulateur, Jerry souhaita ne s'être jamais lancé dans cette aventure. Mais maintenant qu'il avait commencé, il devait aller jusqu'au bout.

« Il me faudra un cathéter de 14 », fit Jerry.

Il se mit à préparer le site d'opération sur le côté gauche du cou de Bruce avec un coton imbibé de bétédine.

« Veux-tu que je le fasse? demanda l'interne en chirurgie, ouvrant enfin la bouche.

– Je crois que nous avons les choses en main », dit Jerry qui essayait de paraître plus confiant qu'il ne l'était.

Pamela l'aida à passer une paire de gants chirurgicaux. Ils étaient sur le point d'agir quand une silhouette passa la porte et repoussa l'étudiant. Jerry nota la réaction de l'interne en chirurgie. Ce lèche-botte se répandait en courbettes. Même les infirmières avaient nettement rectifié la position à l'entrée de Thomas Kingsley, le plus célèbre chirurgien cardiaque de l'hôpital.

Il était en blouse et arrivait sans aucun doute directement du bloc. Il s'approcha du lit et posa doucement sa main sur l'avant-bras de Bruce, comme s'il avait pu le guérir rien qu'au toucher.

« Que faites-vous? demanda-t-il à Jerry.

– Je pose un stimulateur », dit Jerry étonné et impressionné par la présence du Dr Kingsley.

En général, les pontes ne se déplaçaient pas pour les arrêts du cœur, surtout au milieu de la nuit.

« On dirait un arrêt cardiaque total », dit le Dr Kingsley en faisant défiler entre ses mains un morceau du long ruban de papier ECG. « Aucune trace de blocage AV. Un stimulateur a fort peu de chances de réussir. Je crois que vous perdez votre temps. »

Le Dr Kingsley chercha alors le pouls à l'aine de Bruce, levant les yeux vers Peter qui s'était mis à transpirer, il commenta :

« Le pouls est fort. Vous faites du bon travail. » Et se tournant vers Pamela : « Taille 8, s'il vous plaît. »

Pamela trouva rapidement les gants. Le Dr Kingsley les enfila et demanda le scalpel du chariot d'urgence.

« Pouvez-vous retirer ce pansement? » fit le Dr Kingsley à Peter.

A Pamela, il réclama de gros ciseaux à pansements.

Peter consulta Jerry du regard, arrêta son massage cardiaque et arracha le lacis d'adhésif et de gaze. Le chirurgien approcha du lit en soupesant le scalpel. Sans plus tarder, il en enfonça la pointe dans la plaie à moitié cicatrisée et tira fermement vers le bas. On entendit distinctement se couper chaque point de nylon bleu et translucide. Peter descendit du lit pour libérer la place.

« Pince », demanda calmement le Dr Kingsley que tous les spectateurs regardaient dans un silence ébahi. C'était le genre de scène qu'ils avaient lue dans les livres mais jamais vécue.

Le Dr Kingsley trancha les sutures en métal qui maintenaient le sternum. Il plongea ensuite les deux mains dans la plaie et écarta vigoureusement les moitiés du torse. Il y eut un craquement sec. Jerry Donovan essaya de jeter un coup d'œil dans la poitrine de Bruce mais le chirurgien lui bouchait la vue. La seule chose que Jerry pouvait dire, c'est qu'il n'y avait pas du tout de sang.

Le chirurgien enfonça sa main, les doigts en avant, dans la poitrine de Bruce et saisit l'apex du cœur. Il se mit à le presser régulièrement en indiquant à Rose quand elle pouvait oxygéner les poumons.

« Prenez son pouls », dit le Dr Kingsley.

Peter obéit.

« Fort, annonça-t-il.

– Un peu d'épinéphrine, ordonna le Dr Kingsley. Mais ça ne s'annonce pas bien. Je crois que l'arrêt n'est pas récent. »

Jerry eut envie de dire qu'il pensait la même chose mais préféra s'abstenir.

« Appelez le labo d'encéphalo, dit le Dr Kingsley sans cesser son massage. Vérifions s'il y a une activité cérébrale quelconque. »

Trudy alla téléphoner.

Kingsley injecta l'épinéphrine, mais sans résultat sur l'ECG.

« A qui est ce malade? demanda-t-il.

– Au Dr Ballantine », répondit Pamela.

Le chirurgien se pencha sur la plaie. Jerry devina qu'il évaluait la qualité du travail. Tout l'hôpital savait que, si on avait noté les chirurgiens de 1 à 10 pour leur technique opératoire, Kingsley aurait eu 10 et Ballantine, malgré son grade de chef du service de chirurgie, 3 environ.

Le Dr Kingsley releva brusquement la tête et fixa l'étudiant comme s'il le voyait pour la première fois.

« Qu'est-ce qui vous permet de dire tout de suite que ce n'est pas un cas de blocage AV? »

La visage de l'étudiant perdit toute couleur.

« Je ne sais pas, parvint-il finalement à marmonner.

– Prudent, sourit le Dr Kingsley. J'aimerais avoir osé admettre mon ignorance lorsque j'étais étudiant. » Puis, se tournant vers Jerry : « Que font ses pupilles? »

Jerry s'approcha et souleva les paupières de Bruce.

« Aucun changement.

– Donnez-lui une autre ampoule de bicarbonate, commanda le Dr Kingsley. Je suppose que vous avez administré du calcium. »

Jerry approuva de la tête.

Les minutes qui suivirent se passèrent en silence car le chirurgien massait le cœur. Un manipulateur se profila alors sur le seuil avec une vieille machine à EEG.

« Je veux seulement savoir si le cerveau a une quelconque activité électrique », dit le Dr Kingsley.

Le technicien fixa les électrodes sur le crâne et brancha la machine. Les ondes cérébrales donnèrent un tracé aussi plat que l'ECG.

« Malheureusement, c'est fini, fit le Dr Kingsley en retirant ses mains de la poitrine de Bruce avant d'enlever ses gants. Je crois que quelqu'un devrait prévenir le Dr Ballantine. Merci de votre aide. »

Et il quitta la pièce.

Pendant un moment, personne ne fit ni ne dit rien. Le manipulateur de l'EEG réagit le premier. Il dit avec gêne qu'il ferait bien de retourner au labo, décrocha son attirail et partit.

« Je n'ai jamais rien vu de semblable, dit Peter debout près de la poitrine béante de Bruce.

– Moi non plus, admit Jerry. Ça vous coupe le souffle. »

Les deux hommes vinrent près du lit et regardèrent la plaie.

« Je ne sais pas s'il faut plus de compétence que de confiance en soi pour découper quelqu'un ainsi, dit Jerry en s'éclaircissant la gorge.

– Les deux, trancha Pamela en débranchant l'ECG. Et si vous nous laissiez la place pour ranger? A propos, j'ai oublié de dire quelque chose. Quand j'ai trouvé M. Wilkinson, sa perfusion coulait rapidement alors qu'elle aurait dû être à peine ouverte, ajouta-t-elle avec un haussement d'épaules. J'ignore si c'est important mais je tenais à ce que vous le sachiez.

– Merci », fit Jerry sans y prêter attention.

Il glissa délicatement l'index dans l'ouverture et toucha le cœur de Bruce.

« On dit que le Dr Kingsley est un salaud arrogant mais je suis sûr d'une chose : si j'ai besoin d'un pontage demain, c'est lui qui le fera.

– Amen », fit Pamela en se faufilant entre Jerry et le lit pour commencer à préparer le corps.

I

« Il y a eu une nouvelle admission cette nuit », dit Cassandra Kingsley après un coup d'œil à ses notes. Elle se sentait vraiment mal à l'aise d'être ainsi projetée sur le devant de la scène pour cette réunion d'équipe, tôt le matin, dans le service de psychiatrie, Clarkson II. « Colonel William Bentworth. Individu mâle, de race blanche, quarante-huit ans, trois fois divorcé, admis aux urgences après un incident dans un bar homosexuel, état d'ébriété avancé, a malmené le personnel hospitalier. »

« Seigneur! » s'exclama en riant Jacob Levine, le chef de clinique en psychiatrie. Il retira ses lunettes cerclées de fer et se frotta les yeux. « Ta première garde de nuit en psychiatrie et tu tombes sur Bentworth!

– Le baptême du feu, dit Roxane Jefferson, la surveillante noire au solide bon sens, de Clarkson II. Personne ne pourra dire que la psychiatrie est routinière et ennuyeuse au Boston Memorial.

– Ce n'est pas tout à fait comme ça que je voyais le patient idéal », admit Cassandra avec un faible sourire.

Les commentaires de Roxane et de Jacob l'avaient un peu détendue et elle sentait que, si elle se rendait ridicule en présentant le cas, tout le monde lui pardonnerait : Bentworth n'était pas un inconnu à Clarkson II.

Cassi était interne en psychiatrie depuis moins d'une semaine. Normalement, on ne commence pas un internat en novembre mais ce n'est qu'en cours d'année, en juillet, qu'elle s'était décidée à passer de la pathologie à la psychiatrie et elle n'avait pu le faire que grâce au départ d'un interne de première année. Sur le moment, Cassi avait pensé avoir eu beaucoup de chance, mais elle n'en était plus aussi sûre. Commencer son internat sans autres collègues aussi inexpérimentés était beaucoup plus difficile qu'elle ne s'y attendait. Les autres première année avaient près de cinq mois d'avance sur elle.

« Je parie que Bentworth t'a réservé quelques noms d'oiseaux pour ton arrivée », compatit Joan Widiker, une interne de troisième année qui s'occupait du service des consultations psychiatriques et s'était tout de suite prise d'amitié pour Cassi.

« Je ne tiens pas à les répéter, admit Cassi avec un hochement de tête pour Joan. D'ailleurs, il a refusé de me parler, sauf pour me donner son avis sur les psychiatres et leur science. Il a quand même demandé une cigarette que je lui ai donnée, pensant que cela pourrait le détendre, mais au lieu de la fumer, il s'est mis à poser le bout allumé sur ses bras. Le temps que j'aille chercher de l'aide, il s'était déjà brûlé en six endroits.

– Il est vraiment charmant, dit Jacob. Cassi, tu aurais dû m'appeler. A quelle heure est-il arrivé?

– A 2 h 30 du matin.

– Je retire ce que j'ai dit, fit Jacob. Tu as fait pour le mieux. »

Tout le monde rit, même Cassi. Pour une fois, elle ne sentait pas cette hostilité sous-jacente qui avait teinté toutes ses années d'étude, ni ces commentaires mi-respectueux, mi-jaloux, qui la poursuivaient au Boston Memorial depuis son mariage avec Thomas Kingsley. Cassi aurait aimé pouvoir leur rendre leur gentillesse.

« Enfin, dit-elle en essayant de mettre de l'ordre dans ses pensées, M. Bentworth, ou plutôt le colonel Bentworth de l'armée américaine, s'est présenté en état d'ébriété caractérisée et fou de rage; état dépressif alternant avec des périodes d'angoisse, tentative d'automutilation et quatre kilos de dossiers sur ses hospitalisations précédentes. »

Le groupe partit d'un nouvel éclat de rire.

« Il faut, dit Jacob, porter à l'actif du colonel qu'il a

contribué à former toute une génération de psychiatres.

– C'est le sentiment que j'ai eu, approuva Cassi. J'ai essayé de découvrir les grandes lignes du dossier. Je crois qu'il est presque aussi épais que *Guerre et Paix*. En tout cas, cela m'a empêchée de tomber dans le ridicule et d'avancer un diagnostic. Il a été rangé parmi les personnalités frontières, les borderlines, avec brefs états psychotiques occasionnels.

« Après examen physique, il presentait des contusions multiples sur le visage et une petite plaie à la lèvre supérieure. Le reste de l'examen était normal, mis à part les brûlures qu'il venait de s'infliger. Il avait de légères cicatrices autour des poignets. Il a refusé de se soumettre à un examen neurologique complet mais rendez-vous a été pris. La présente admission étant identique à la précédente pour les symptômes et comme la dernière fois on avait prescrit avec grand succès de l'amytal sodium, on lui en a administré par intraveineuse 0,5 g. »

Presque à la seconde où Cassi terminait son exposé, son nom jaillit du haut-parleur de l'hôpital. Par réflexe, elle allait se lever mais Joan la retint en disant que la secrétaire du service s'en occupait.

« Crois-tu que le colonel risque de se suicider? demanda Jacob.

– Pas vraiment », fit Cassi en sachant qu'elle se défilait. La jeune femme savait qu'elle était aussi mal armée que le commun des mortels pour estimer les risques de suicide. « Se brûler avec une cigarette, c'était plutôt de l'automutilation que de l'autodestruction. »

Jacob joua avec une mèche de ses cheveux frisés et regarda Roxane qui travaillait à Clarkson II depuis plus longtemps que n'importe qui. Elle était devenue une sorte d'autorité et c'était une autre raison pour laquelle Cassi aimait ce service : on n'y retrouvait pas la structure rigide qui régnait ailleurs dans l'hôpital, avec les médecins regroupés au sommet de la pyramide. Ici, tout le monde, docteurs, infirmières, aides-soignants, faisait partie de l'équipe et était respecté en tant que tel.

« Je n'ai jamais bien fait la différence, mais je crois qu'il y en a une, dit Roxane. Il faut quand même faire attention, c'est un homme extrêmement complexe.

– C'est le moins qu'on puisse dire, fit Jacob. Ce type est monté comme une fusée dans l'armée, surtout pendant ses nombreuses missions au Vietnam. Il a même été décoré plusieurs fois, mais en regardant ses états de service, je me suis aperçu qu'apparemment un nombre anormal de ses hommes se faisaient tuer. Ses problèmes psychiatriques ne sont, semble-t-il, apparus que lorsqu'il a atteint son grade actuel de colonel. Comme si le succès l'avait détruit.

– Pour en revenir au risque de suicide, reprit Roxane en se tournant vers Cassi, je crois que le degré de dépression est la chose la plus importante.

– Ce n'est pas une dépression typique, avança cette dernière en pensant qu'elle s'aventurait sur une pente glissante. Il a dit qu'il se sentait vide, plus que triste. Il se comportait en dépressif mais l'instant d'après, il écumait de rage et d'insultes. Très contradictoire.

– Nous y voilà », s'exclama Jacob. C'était une de ses expressions favorites qui changeait de sens selon l'inflexion. Dans le cas présent, il était satisfait. « S'il fallait choisir un seul mot pour définir les borderlines, je crois que " contradictoire " serait celui-là. »

Cassi savoura le compliment. Son amour-propre n'avait eu que peu de choses à se mettre sous la dent depuis une semaine.

« Bon, alors, demanda Jacob, que penses-tu faire pour le colonel? »

L'euphorie de Cassi s'évanouit.

Alors un des internes lança :

« Je crois que Cassi devrait l'empêcher de fumer. »

Le groupe rit et sa tension disparut.

« Pour le colonel Bentworth, je prévois, commença Cassi, de... » Elle s'arrêta. « ... de lire beaucoup pendant la fin de semaine.

– Pas bête, admit Jacob. Pendant ce temps, je conseille un court traitement sous tranquillisant puissant. Les borderlines ne supportent pas bien les médicaments à long terme, mais cela peut les aider pour des états psychotiques passagers. Bien, que s'est-il passé d'autre cette nuit? »

Susan Cheaver, l'une des infirmières de psychiatrie, prit le relais. Avec son efficacité habituelle, elle résuma tout ce qui s'était produit d'important depuis la fin de l'après-midi de la veille. La seule chose sortant de l'ordinaire concernait un cas de violence physique sur une malade nommée Maureen Kavenaugh. Son mari était venu pour une de ses rares visites. La rencontre avait semblé bien se passer pendant un moment, puis il y eut un échange de mots, suivi d'une dégelée de gifles distribuée par M. Kavenaugh. Cela s'était produit au milieu de la salle des malades et avait beaucoup affecté les autres patients. Il avait fallu maîtriser le mari et le faire sortir du service sous bonne garde. Sa femme, elle, avait été mise sous sédatif.

« J'ai parlé plusieurs fois avec le mari, dit Roxane. C'est un chauffeur de poids lourd et il ne comprend rien, ou presque, à l'état de sa femme.

– Et que proposes-tu? demanda Jacob.

– Je crois, reprit Roxane, qu'il faut encourager M. Kavenaugh à venir voir sa femme, mais seulement en présence d'un tiers. Je ne pense pas que Maureen puisse aller mieux s'il ne participe pas à la thérapie d'une manière ou d'une autre. Et à mon avis, ce sera dur de le faire coopérer. »

Cassi regardait et écoutait, toute l'équipe participait. Une fois que Susan eut terminé, chaque interne put parler de ses patients. Puis l'ergothérapeute prit la parole, suivi de l'assistante sociale. Finalement, le Dr Levine demanda s'il y avait encore des problèmes. Personne ne dit mot.

« Parfait, lança-t-il. A cet après-midi pour la visite. »

Cassi ne se leva pas tout de suite. Elle ferma les yeux et respira à fond. Elle avait eu si peur de cette réunion qu'elle ne sentait plus sa fatigue. Maintenant que l'excitation était tombée, elle la ressentait pour de bon. Elle n'avait dormi que trois heures et, pour Cassi, le sommeil était important. Ah, qu'elle aurait aimé mettre sa tête sur son bras, là, sur la table!

« Je parie que tu es fatiguée », dit Joan Widiker en posant sa main sur le bras de Cassi. C'était un geste rassurant, amical.

Cassi se força à sourire. Joan s'intéressait sincèrement aux gens. Elle avait consacré encore plus de temps que les autres à faciliter la première semaine de Cassi.

« Ça va aller », dit Cassi. Puis elle ajouta : « J'espère.

– Ça ira très bien, la rassura Joan. D'ailleurs, tu t'es très bien débrouillée ce matin.

– Tu le crois vraiment? demanda Cassi dont les yeux noisette se mirent à briller.

– Absolument, affirma Joan. Tu as même tiré à Jacob quelque chose qui ressemblait à un compliment. Il a aimé ta définition du colonel Bentworth comme " contradictoire ".

– Ne m'en parle pas, fit tristement Cassi. En réalité, je ne reconnaîtrais pas un borderline si je dînais avec lui.

– Sans doute pas, admit Joan. Et beaucoup d'autres gens non plus si le patient n'est pas dans une période psychotique. Les borderlines compensent souvent très bien. Prends Bentworth, il est colonel dans l'armée.

– Ça m'a gênée, dit Cassi. Ça ne cadrait pas non plus.

– Bentworth dérange tout le monde, conclut Joan en serrant amicalement le bras de Cassi. Viens, je t'offre un café. On dirait que tu en as besoin.

– Exact, approuva Cassi. Mais je ne suis pas sûre d'avoir le temps.

– Ordre du docteur! » dit Joan en se levant. En prenant le couloir, elle ajouta : « J'ai eu Bentworth en première année et j'ai eu la même expérience que toi. Alors, je sais ce que tu ressens.

– C'est vrai? s'exclama Cassi, encouragée. Je n'ai pas voulu l'admettre à la réunion, mais le colonel me fait peur. »

Joan hocha la tête.

« Écoute! Le problème avec Bentworth, c'est qu'il est vicieux et intelligent. Il sait comment toucher les gens, trouver leur point faible. Ce pouvoir, ajouté à sa rage refoulée et à son hostilité, est dévastateur.

– Avec lui, je me suis sentie complètement nulle, dit Cassi.

– En tant que psychiatre, corrigea Joan.

– En tant que psychiatre, admit Cassi. Mais c'est ce que je suis censée être. Peut-être que si je trouvais des cas semblables pour me documenter...

– Ce n'est pas ça qui manque. Au contraire. Mais c'est un peu comme pour apprendre la bicyclette : tu peux tout lire sur les bicyclettes pendant des années et, quand tu te décides enfin à monter dessus, tu n'y arrives pas. La psychiatrie est autant l'expérience que la connaissance. Viens, allons boire ce café. »

Cassi hésita.

« Je devrais peut-être me mettre au travail.

– Tu n'as aucun rendez-vous prévu tout de suite, hein? demanda Joan.

– Non, mais...

– Alors, tu viens. »

Joan lui prit le bras et elles se mirent en route.

Cassi se laissait conduire. Elle voulait passer un peu de temps avec Joan. C'était encourageant et instructif... Peut-être Bentworth voudrait-il bien parler après une nuit de repos.

« Permets-moi de te dire quelque chose à propos de Bentworth, fit Joan comme si elle avait lu dans les pensées de Cassi. Tous ceux que je connais et qui s'en sont occupés, moi comprise, étaient certains de pouvoir le guérir. Malheureusement, les borderlines en général et Bentworth en particulier ne guérissent pas. On peut les améliorer progressivement mais pas les guérir. »

En passant devant le poste des infirmières, Cassi déposa le dossier de Bentworth et demanda qui l'avait appelée.

« C'était le Dr Seibert, répondit l'aide-soignante. Il a demandé que vous le rappeliez le plus tôt possible.

– Qui est le Dr Seibert? interrogea Joan.

– Un interne en pathologie, répondit Cassi.

– Le plus tôt possible! Apparemment tu ferais mieux de l'appeler.

– Ça ne t'ennuie pas? » s'inquiéta Cassi.

Joan secoua la tête et Cassi fit le tour du comptoir pour prendre le téléphone près du casier à dossiers. Roxane s'approcha de Joan.

« C'est une bonne petite, dit l'infirmière. Je crois qu'elle va apporter quelque chose au service. »

Joan fit oui de la tête et elles tombèrent d'accord sur le fait que le manque d'assurance et l'angoisse de Cassi venaient de son dévouement, de son engagement.

« Mais elle m'inquiète un peu, ajouta Roxane. Elle me semble particulièrement vulnérable.

– Je crois que ça ira, dit Joan. Après tout, elle ne doit pas être si faible que ça puisqu'elle a épousé Thomas Kingsley. »

Roxane sourit et s'éloigna. C'était une grande Noire élégante qui suscitait le respect pour son intelligence et sa personnalité. Elle portait des tresses rasta bien avant que ce soit la mode.

Quand Cassi reposa le téléphone, Joan l'examina attentivement. Roxane avait raison. Cassi semblait délicate. C'était peut-être à cause de sa peau pâle, presque translucide. Avec à peine plus d'un mètre soixante, elle était mince et gracieuse. Ses fins cheveux passaient du châtain lumineux au blond, selon l'angle et la lumière. Au travail, elle les portait souplement relevés sur la tête, maintenus par des épingles et de petits peignes. Mais, à cause de leur finesse, des mèches retombaient sur son visage en fils légers. Elle avait un visage fin et étroit, ses yeux remontaient très légèrement sur les tempes, ce qui lui donnait un air un peu exotique. Elle se maquillait peu et paraissait moins que ses vingt-huit ans. Ses vêtements étaient toujours nets, même si elle était restée debout presque toute la nuit et, aujourd'hui, elle portait une de ses nombreuses blouses blanches à col montant. Pour Joan, Cassi ressemblait à une vieille photo de jeune femme victorienne.

« Au lieu de prendre un café, lança Cassi avec enthousiasme, que dirais-tu de venir avec moi quelques minutes en pathologie?

– Pathologie? répéta Joan à regret.

– Je suis sûre que nous aurons du café là-haut, dit Cassi comme si cela expliquait l'hésitation de Joan. Viens. Tu vas trouver ça intéressant. »

Joan, se laissant entraîner le long du couloir principal, franchit la lourde porte coupe-feu qui donnait dans l'hôpital proprement dit. Les portes n'étaient pas fermées à Clarkson II. C'était un service « ouvert ». Certains patients n'étaient pas autorisés à quitter l'étage mais c'était à eux d'obéir. Ils savaient que s'ils ne respectaient pas la règle, ils risquaient d'être envoyés à l'hôpital d'État et là-bas, l'ambiance était tout à fait différente, bien moins agréable.

Quand la porte se referma derrière elle, Cassi se sentit

soulagée. Ici, dans le bâtiment principal de l'hôpital, contrairement au service de psychiatrie, il était facile de distinguer le personnel soignant des malades. Les médecins portaient soit un costume, soit la blouse blanche; les infirmières leur uniforme blanc; et les patients la tenue de l'hôpital. Dans Clarkson II, tout le monde était en civil.

En se frayant un chemin vers les ascenseurs, Joan demanda :

« Comment c'était, l'internat en pathologie? Tu t'y plaisais?

– J'ai adoré, s'écria Cassi.

– Ne prends pas mal ce que je vais te dire, fit Joan en riant, mais tu ne ressembles à aucun pathologiste de ma connaissance.

– C'est le drame de ma vie, expliqua Cassi. D'abord personne ne voulait croire que j'étais étudiante en médecine, puis on a dit que j'avais l'air trop jeune pour être docteur et, la nuit dernière, le colonel Bentworth a été assez aimable pour me dire que je n'avais pas une tête de psychiatre. Qu'en penses-tu? »

Joan ne répondit pas car, en fait, Cassi ressemblait plus à une danseuse ou à un mannequin qu'à un médecin.

Elles se mêlèrent à la foule devant la rangée des ascenseurs qui desservaient Scherington, le bâtiment principal. Il n'y avait que six ascenseurs, ce qui s'était révélé une gaffe monumentale de l'architecte. Il fallait parfois attendre une cabine dix minutes et s'arrêter ensuite à tous les étages.

« Pourquoi avoir changé de spécialité? demanda Joan qui regretta sa question dès qu'elle lui eut échappé. Tu n'as pas à répondre. Je ne veux pas être indiscrète. Ça doit être de la déformation professionnelle.

– Ce n'est pas grave, fit tranquillement Cassi. Et d'ailleurs, c'est assez simple. J'ai du diabète. En choisissant ma spécialité, je devais y penser. J'ai essayé de ne pas en tenir compte, mais c'est un véritable handicap. »

Devant la sincérité de Cassi, Joan était encore plus gênée. Mais, malgré son embarras, elle se dit que ce serait encore pire de ne pas répondre à tant d'honnêteté.

« J'aurais cru que dans ce cas, la pathologie était un bon choix.

– C'est ce que j'ai pensé au début, dit Cassi. Mais malheureusement, au cours de l'année dernière, je me suis mise à avoir des problèmes d'yeux. Ainsi, pour le moment, de l'œil gauche, je vois seulement l'ombre et la lumière. Je suis sûre que tu sais tout sur la rétinopathie diabétique. Je ne suis pas défaitiste mais, au pire, je pourrais pratiquer la psychiatrie même en devenant aveugle. Ce n'est pas le cas pour la pathologie. Viens, prenons cet ascenseur. »

Cassi et Joan furent entraînées dans la cabine. Les portes se fermèrent et la montée commença.

Joan ne s'était pas sentie aussi mal à l'aise depuis des années mais elle pensait devoir réagir.

« Depuis quand as-tu du diabète? »

Cette question simple renvoya Cassi dans le passé, à l'époque où elle avait huit ans et où sa vie avait basculé. Jusque-là, elle avait toujours aimé l'école. C'était une enfant passionnée et enthousiaste qui semblait aller au-devant de toute expérience nouvelle. Puis, au milieu du cours élémentaire, tout avait changé. Avant, elle était toujours prête en avance pour l'école, maintenant sa mère devait la cajoler et la pousser. Sa concentration baissait et l'institutrice commença à faire des observations à ce sujet. L'un des gros problèmes, quelque chose que personne ne remarqua, même pas Cassi, était que la petite fille devait aller aux toilettes de plus en plus souvent. Au bout d'un certain temps, l'institutrice, Mlle Rossi, se mit à refuser parfois l'autorisation à Cassi, pensant qu'elle allait aux toilettes pour ne pas travailler. Quand cela arrivait, Cassi connaissait la peur atroce de perdre le contrôle de sa vessie. Dans sa tête, elle s'imaginait ce qui se passerait si elle avait un « accident », l'urine coulant de son siège pour former une flaque sous son bureau. La peur entraîna la colère et la colère l'ostracisme. Les enfants commencèrent à se moquer de Cassi.

A la maison, un pipi au lit surprit autant Cassi que sa mère et les choqua. Mme Cassidy exigea une explication, mais Cassandra n'en avait pas et était tout aussi catastrophée. Quand M. Cassidy proposa d'aller voir le docteur de famille, sa femme refusa : elle était trop vexée pour le faire car elle était convaincue que c'était un trouble du comportement.

Des punitions variées n'eurent aucun effet, sauf peut-être d'aggraver le problème. Cassi se mit à piquer des crises de colère, elle perdit les quelques amis qui lui restaient et passa le plus clair de son temps dans sa chambre. A contrecœur, sa mère se mit à envisager de faire appel à un psychologue pour enfants.

C'est au début du printemps que tout éclata. Cassi se souvenait parfaitement de cette journée. A peine une demi-heure après une récréation, elle commença à avoir en même temps soif et envie de faire pipi. Prévoyant la réponse de Mlle Rossi, si peu après la récréation, Cassi essaya vainement d'attendre la fin du cours. Elle se tortillait sur son siège et serrait les poings. Elle avait la bouche si sèche qu'elle pouvait à peine avaler et, malgré tous ses efforts, elle sentit s'écouler quelques gouttes. Terrifiée, elle alla jusqu'à Mlle Rossi en marchant avec les pieds en dedans et demanda à sortir. L'institutrice, sans la regarder, lui dit d'aller s'asseoir. Cassi fit demi-tour et partit délibérément vers la porte. Mlle Rossi l'entendit s'ouvrir et leva les yeux.

Cassi courut aux toilettes avec l'institutrice sur ses talons. Elle avait déjà baissé sa culotte et ramassé sa robe entre ses bras avant que Mlle Rossi la rattrape. Avec soulagement, la petite fille se laissa tomber sur le siège. Mlle Rossi se planta là, les mains sur les hanches avec l'air de dire : « Tu ferais mieux de faire pipi, sinon... »

Cassi fit pipi. Elle commença à uriner et continua pendant un moment incroyablement long. Le visage en colère de l'institutrice s'adoucit.

« Pourquoi n'y es-tu pas allée pendant la récréation? interrogea-t-elle.

– J'y suis allée, fit Cassi d'un ton plaintif.

– Je ne te crois pas, rétorqua Mlle Rossi. Pas du tout. Et ce soir, après la classe, nous allons aller dans le bureau de M. Jankowsky. »

De retour dans la salle de classe, Mlle Rossi fit asseoir Cassi toute seule. Elle se souvenait encore de l'étourdissement qui s'empara d'elle. D'abord, elle ne vit plus le tableau noir, puis elle se sentit bizarre et pensa qu'elle allait vomir.

Mais non, elle s'évanouit. La seule chose dont Cassi se rappelait ensuite, c'est qu'elle s'était réveillée à l'hôpital. Sa mère se penchait sur elle. Elle apprit à Cassi qu'elle avait du diabète.

Cassi se retourna vers Joan, revenant au présent.

« J'ai été hospitalisée à neuf ans », dit-elle rapidement en espérant que Joan n'avait pas remarqué qu'elle rêvait en plein jour. « C'est là qu'on a fait le diagnostic.

– Ça a dû être une période difficile pour toi, commenta Joan.

– Pas trop. D'un certain côté, c'était un soulagement de savoir que mes symptômes avaient une cause physique. Et, une fois que les médecins eurent stabilisé mes besoins en insuline, je me suis sentie beaucoup mieux. Vers treize ans, je m'étais même habituée à me faire toute seule mes deux piqûres par jour. Ah! nous sommes arrivées. »

Cassi lui fit signe de sortir.

« Je suis impressionnée, dit Joan franchement. Je ne suis pas sûre que j'aurais pu faire mes études de médecine si j'avais été diabétique.

– Bien sûr que si, fit Cassi d'un ton désinvolte. Nous sommes tous plus adaptables que nous ne le croyons. »

Joan était loin d'en être certaine mais elle n'insista pas.

« Et ton mari? J'ai connu plusieurs chirurgiens, j'espère qu'il est compréhensif et te soutient.

– Oh, il l'est », répondit Cassi mais elle avait parlé trop vite pour ne pas alerter Joan.

Le service de pathologie constituait un monde à part, complètement séparé du reste de l'hôpital. Étant interne en psychiatrie, Joan ne l'avait jamais visité au cours de ses deux ans au Boston Memorial. Elle s'était préparée à retrouver l'atmosphère du siècle dernier, sombre, du service de pathologie de sa faculté, avec les mêmes vitrines miteuses remplies de bocaux de spécimens où des morceaux horribles flottaient dans du formol jaunâtre. Au lieu de cela, elle pénétra dans un monde futuriste, blanc, en carrelage, formica, acier inox et verre. Pas de spécimens, pas de fouillis et même pas d'odeurs bizarrement repoussantes. A l'entrée, il y avait plusieurs secrétaires, le casque sur les oreilles, en train de taper face à un écran. A gauche, se trouvaient les bureaux et vers le centre, une longue table de formica blanc portant des microscopes binoculaires.

Cassi entraîna Joan dans le premier bureau où un jeune homme tiré à quatre épingles bondit de sa chaise et accueillit Cassi en la serrant dans ses bras de façon fort peu professionnelle. Puis l'homme repoussa Cassi pour pouvoir la regarder.

« Eh bé, tu as l'air en pleine forme, s'écria-t-il. Mais attends! Tu ne t'es pas teint les cheveux, si?

– Je savais que tu le remarquerais, dit Cassi en riant. Tu es le seul.

– Bien sûr que je l'ai vu. Et c'est un nouveau chemisier. Lord and Taylor?

– Non, Saks.

– Superbe. » Il tâta le tissu. « Pur coton. Très joli.

– Oh pardon! s'exclama Cassi, se souvenant de Joan pour la présenter. Joan Widiker. Robert Seibert, deuxième année d'internat en pathologie. »

Joan prit la main tendue de Robert. Elle aima son sourire franc. Un éclair passa dans ses yeux et Joan eut l'impression d'avoir été tout de suite cataloguée.

« Robert et moi sommes allés à la fac ensemble, expliqua Cassi tandis que Robert lui passait le bras autour des épaules. Et puis, par hasard, nous avons fini tous les deux au Boston Memorial pour notre première année de pathologie.

– A vous voir, on vous croirait frère et sœur, dit Joan.

– On l'a dit, admit Robert, visiblement content. Nous nous sommes plu tout de suite pour un tas de raisons, notamment parce que nous avons tous les deux eu de graves maladies d'enfance. Cassi avait du diabète et moi un rhumatisme articulaire aigu.

– Et nous sommes tous les deux terrorisés par la chirurgie », ajouta Cassi, ce qui les fit éclater de rire, elle et Robert.

Joan se dit qu'il devait y avoir là un gag intime.

« En fait, ce n'est pas drôle, reprit Cassi. Au lieu de nous remonter le moral l'un l'autre, nous avons fini par nous faire encore plus peur. Robert devrait se faire retirer une dent de sagesse incluse et, moi, il faudrait faire disparaître cet hématome de mon œil gauche.

– Moi, je vais bientôt m'en occuper, dit Robert avec défi. Maintenant que je ne t'ai plus sur le dos!

– Je le croirai quand cela se fera, dit Cassi en riant.

– Tu verras, répliqua Robert. Mais, en attendant, revenons aux choses sérieuses. J'ai retardé l'autopsie jusqu'à ton arrivée. Mais, d'abord, j'ai promis d'appeler l'interne en médecine qui a essayé de réanimer le malade. »

Robert revint à son bureau et prit le téléphone.

« Autopsie! murmura Joan, inquiète. Je ne comptais pas là-dessus. Je ne suis pas sûre d'être ravie.

– Ça peut valoir la peine », fit innocemment Cassi, comme si les gens regardaient des autopsies pour leur plaisir. « Quand je travaillais dans le service, Robert et moi, nous sommes intéressés à une série de cas que nous avons baptisés MOS, Morts Opératoires Subites. Nous avons isolé un certain nombre d'opérés du cœur, morts moins d'une semaine après l'intervention, alors qu'apparemment tout allait bien. A l'autopsie, on n'a trouvé aucune cause anatomique du décès. Quelques cas, passe encore! mais en remontant sur dix ans dans les archives nous en avons trouvé dix-sept. Celui que Robert va autopsier maintenant serait le dix-huitième. »

Robert quitta le téléphone en annonçant que Jerry Donovan descendait tout de suite et proposa du café à ses hôtes. Avant qu'ils n'aient le temps de le boire, Jerry arriva au pas de course. La première chose qu'il fit fut d'embrasser Cassi. Joan fut impressionnée. Cassi semblait bien vue de tout le monde. Puis il envoya une claque sur l'épaule de Robert en disant :

« Salut vieux, merci du coup de fil. »

Robert grimaça sous la force du coup et se contraint à sourire. Aux yeux de Joan, Jerry était vêtu comme l'hospitalier type : sa veste blanche, froissée et sale, pendait du côté d'un carnet noir trop plein, mis dans sa poche droite; son pantalon était constellé d'une rangée de taches de sang à la hauteur des cuisses. A côté de Robert, on aurait cru que Jerry était balayeur dans une boucherie en gros.

« Jerry est allé à la même faculté que nous, expliqua Cassi, seulement, avant nous!

– Différence qui est toujours tristement visible, se moqua Jerry.

– Allons-y, demanda Robert. J'ai retenu assez longtemps la salle d'autopsie. »

Robert sortit le premier, suivi de Joan. Jerry s'effaça pour laisser passer Cassi, puis la rattrapa.

« Tu ne devineras jamais qui j'ai eu le plaisir de voir hier, dit Jerry tandis qu'ils contournaient la table des microscopes.

– Je n'essaye même pas, répliqua Cassi qui s'attendait à de l'humour à froid.

– Ton mari! Le Dr Thomas Kingsley.

– Vraiment? fit Cassi. Que fabriquait un généraliste comme toi au bloc?

– Je n'y étais pas, répondit Jerry. J'étais à l'étage de chirurgie pour essayer de réanimer le patient que nous allons autopsier. Ton mari est arrivé. Il m'a impressionné. Je crois que je n'ai jamais vu un tel sens de la décision. Il a ouvert la poitrine du type et fait un massage à cœur ouvert sur le lit. Ça m'a soufflé. Dis-moi, ton mari est aussi impressionnant à la maison? »

Cassi foudroya Jerry du regard. Si ce commentaire était venu de n'importe qui d'autre que lui, elle aurait répliqué. Elle s'attendait à de l'humour noir et elle était servie. Alors, pourquoi se fâcher? Elle préféra laisser tomber.

Sans tenir compte de la réaction glaciale de Cassi, Jerry reprit :

« Ce qui m'a le plus impressionné, ce n'est pas tellement le découpage de la poitrine du type mais plutôt la décision d'ouvrir. C'est si fichtrement irréversible. Je ne comprends pas que quelqu'un puisse le faire. Moi, je me torture pour savoir si je dois mettre un malade sous antibiotiques.

– Les chirurgiens s'habituent à ce genre de choses, dit Cassi. Ça devient comme un tonique. D'un certain côté, ils aiment ça.

– Aiment ça! répéta Jerry incrédule. C'est dur à croire, mais je suppose qu'ils y sont obligés. Autrement, il n'y aurait pas de chirurgiens. Peut-être que la différence entre un médecin et un chirurgien, c'est la possibilité de prendre des décisions irréversibles. »

En entrant dans la salle d'autopsie, Robert mit un tablier de caoutchouc noir et des gants. Les autres se rassemblèrent autour du cadavre livide dont la poitrine était toujours béante. Les lèvres de la plaie avaient foncé et séché. Mis à part le tube endotrachéal qui sortait incongrument de sa bouche, le patient avait un air serein. Heureusement, il avait les yeux fermés.

« Dix contre un pour une embolie pulmonaire, lança Jerry, très confiant.

– Je te parie dix dollars, répliqua Robert tout en manœuvrant la pédale qui réglait à bonne hauteur le micro qui descendait du plafond. Tu m'as dit toi-même que le patient était cyanosé. Je ne pense pas que nous allons trouver d'embolie. En fait, si mon intuition est bonne, nous n'allons rien trouver du tout. »

En commençant son examen, Robert se mit à dicter au micro :

« Mâle de race blanche, bien développé, bien nourri, pesant environ quatre-vingts kilos pour une taille d'un mètre soixante-dix-huit, apparemment âgé des quarante-deux ans annoncés... »

Pendant que Robert continuait l'énumération des autres traces visibles de l'opération de Bruce Wilkinson, Joan regardait avec de grands yeux Cassi en train de boire tranquillement son café. Elle fixa sa propre tasse. Rien qu'à l'idée de boire, son estomac se révulsait.

« Toutes les MOS étaient identiques? » demanda Joan en essayant de ne pas voir la table où Robert disposait scalpels, ciseaux et scies avant d'ouvrir et d'éviscérer le cadavre.

Cassi secoua la tête.

« Non. Certains sont cyanosés comme celui-ci, d'autres semblent être morts d'un arrêt cardiaque, d'autres d'un problème respiratoire et d'autres de convulsions. »

Robert entama l'incision d'autopsie classique en forme de Y en partant du haut de l'épaule pour retomber sur l'ouverture de la poitrine. Joan entendait la lame crisser sur les os.

« Quel genre d'opération? » demanda-t-elle.

Elle entendit craquer les côtes et ferma les yeux.

« Tous avaient eu une opération à cœur ouvert, mais pas nécessairement dans les mêmes conditions. Nous avons vérifié l'anesthésie, la durée d'assistance, l'utilisation ou non de l'hypothermie. Aucune corrélation. C'est ça qui est énervant.

– Alors, pourquoi essayez-vous de trouver un point commun?

– Excellente question, admit Cassi. Cela tient à la mentalité du pathologiste. Quand tu as fini une autopsie, il est très frustrant de ne pas avoir la vraie cause du décès. Et quand tu as une série de cas semblables, c'est démoralisant. C'est trouver la solution qui rend la pathologie passionnante. »

Involontairement le regard de Joan se posa un instant sur la table. Bruce Wilkinson semblait avoir été ouvert avec une fermeture Eclair. La peau et les structures sous-cutanées de la poitrine et du thorax étaient repliées comme les feuilles d'un livre géant. Joan ne tenait plus sur ses jambes.

« Il est important de savoir, continuait Cassi sans se rendre compte des difficultés de Joan. Les futurs patients peuvent en profiter directement si l'on découvre une cause évitable. Et, dans ce cas, nous avons isolé une tendance inquiétante. Les premiers patients semblaient beaucoup plus vieux et malades. En réalité, la plupart étaient dans un coma irréversible. Mais, depuis peu, les cas ont moins de cinquante ans et sont en meilleure santé, comme ce Wilkinson. Joan, qu'est-ce qui t'arrive? »

Cassi s'était tournée et avait enfin remarqué que son amie paraissait sur le point de s'évanouir.

« Je vais attendre dehors », dit Joan.

Elle fit demi-tour et partit vers la porte mais Cassi lui prit le bras.

« Tu vas bien?

– Pas de problème, fit Joan. J'ai seulement besoin de m'asseoir. »

Elle s'enfuit par la porte d'acier inox.

Cassi allait la suivre lorsque Robert l'appela pour lui montrer quelque chose. Il avait le doigt sur une contusion de la taille d'une pièce d'un dollar, à la surface du cœur.

« Qu'en penses-tu? demanda-t-il.

– Sans doute dû à la tentative de réanimation, fit Cassi.

– Au moins, nous sommes d'accord là-dessus », dit Robert en reportant son attention sur le système respiratoire et le larynx. Il les ouvrit adroitement. « Aucun obstacle. S'il y en avait eu, cela aurait expliqué la cyanose. »

Jerry grogna et dit :

« Ça va être une embolie. Je le sens.

– Pari risqué », maugréa Robert en secouant la tête.

Poursuivant son autopsie, il examina les principaux vaisseaux des poumons et du cœur.

« Voilà le pontage bien en place. »

Il s'écarta pour que Cassi et Jerry puissent voir.

Puis, soulevant un scalpel, Robert lança :

« Bon, docteur Donovan, vous feriez bien de mettre votre argent sur la table. »

Il se pencha et ouvrit les artères pulmonaires. Pas de caillot. Puis il ouvrit l'auricule droit. Là aussi le sang était liquide. Il finit par la veine cave. Il y eut un peu de tension pendant que le scalpel fendait les vaisseaux mais ils étaient vides eux aussi. Pas d'embolie.

« Merde! s'exclama Jerry dégoûté.

– Et tu me dois dix dollars, fit Robert d'un air avantageux.

– Qu'est-ce qui a bien pu faire passer ce type? demanda Jerry.

– Je n'ai pas l'impression que nous allons le savoir, fit Robert. Je crois que nous tenons notre numéro dix-huit.

– Si on doit trouver quelque chose, ajouta Cassi, ce sera dans la tête.

– A quoi penses-tu? interrogea Jerry.

– Si le malade était vraiment cyanosé, expliqua-t-elle, et que nous n'avons pas découvert de shunt droite-gauche, il faut que ça soit dans le cerveau. Le patient a cessé de respirer mais le cœur a continué à pomper du sang non oxygéné. D'où la cyanose.

– Quel est ce vieux dicton? dit Jerry : les pathologistes savent tout et font tout mais trop tard.

– Tu as oublié le début, corrigea Cassi. Les chirurgiens

ne savent rien mais agissent. Les médecins savent tout mais ne font rien. C'est là seulement que vient la phrase sur les pathologistes.

– Et pour les psychiatres? demanda Robert.

– C'est facile, répliqua Jerry en riant. Les psychiatres ne savent rien et ne font rien. »

Robert termina rapidement l'autopsie. A première vue, le cerveau semblait normal. Aucune trace de caillot ou autre traumatisme.

« Alors? s'enquit Jerry en contemplant les circonvolutions luisantes du cerveau de Bruce. Les deux petits génies ont-ils une autre idée lumineuse?

– Pas exactement, dit Cassi. Robert va peut-être trouver la preuve d'une attaque.

– Même si c'est le cas, coupa Robert, ça n'expliquerait pas la cyanose.

– C'est vrai, convint Jerry en se grattant la tête. L'infirmière s'est peut-être trompée? Le type était peut-être seulement gris.

– Les infirmières du service de cardio sont incroyablement compétentes, protesta Cassi. Si elles disent qu'un patient est bleu foncé, il est bleu foncé.

– Alors j'abandonne, fit Jerry en tirant un billet de dix dollars pour le glisser dans la poche de la blouse blanche de Robert.

– Tu n'as pas besoin de payer, dit Robert. Je plaisantais.

– Foutaises, s'écria Jerry. Si ça avait été une embolie, j'aurais pris ton argent. »

Le jeune homme alla à l'endroit où pendait sa blouse blanche.

« Félicitations, Robert, dit Cassi. On dirait que tu tiens ton cas dix-huit. Par rapport au nombre d'opérations à cœur ouvert pratiquées en dix ans, ça commence à avoir une signification statistique. Tu vas pouvoir en tirer un papier.

– Pourquoi " moi "? demanda Robert. Tu veux dire " nous ". »

Cassi secoua la tête.

« Non, Robert. C'est toi qui as eu l'idée dès le début. De

plus, maintenant que je fais psychiatrie, je ne peux pas assumer ma part de travail. »

Robert prit un air lugubre.

« Allez, allez, reprit Cassi. Quand la communication paraîtra, tu seras ravi de ne pas avoir à la cosigner avec un psychiatre.

– J'espérais que cette étude t'amènerait ici plus souvent.

– Ne sois pas ridicule, dit Cassi. Je continuerai à monter, surtout quand tu trouveras de nouvelles MOS.

– Cassi, allons-y », s'écria impatiemment Jerry.

Il maintenait la porte ouverte avec son pied.

Cassi posa une bise sur la joue de Robert et sortit en courant. Jerry lui lança une bourrade amicale quand elle passa la porte. Elle réussit non seulement à esquiver le coup mais aussi à tirer la cravate de Jerry au passage.

« Où est ton amie? » demanda Jerry lorsqu'ils arrivèrent dans la partie centrale du service de pathologie. Il essayait encore de remettre sa cravate d'aplomb.

« Probablement dans le bureau de Robert, proposa Cassi. Elle a dit qu'elle avait besoin de s'asseoir. Je crois que l'autopsie était au-dessus de ses forces. »

Joan était restée les yeux fermés. Quand elle entendit Cassi rentrer, elle se leva prudemment.

« Alors, qu'avez-vous appris? »

Elle essayait de paraître désinvolte.

« Pas grand-chose, répondit Cassi. Joan, ça va?

– A part un coup mortel à ma fierté, oui. J'aurais dû savoir que regarder une autopsie...

– Je suis absolument navrée... commença Cassi.

– Ne sois pas idiote, coupa Joan. Je suis venue de mon plein gré. Mais je partirais volontiers si tu es prête. »

Ils repartirent vers les ascenseurs. Là, Jerry décida de descendre à pied car il n'était qu'à quatre étages du service de médecine. Il fit un geste de la main avant de disparaître.

« Joan, dit Cassi en se retournant vers elle, je suis vraiment désolée de t'avoir obligée à monter. Je suis tellement habituée aux autopsies, après mon internat en pathologie, que j'ai oublié combien c'est atroce. J'espère que ça ne t'a pas trop frappée.

– Tu ne m'as pas obligée à monter, rectifia Joan. De plus, si je suis une petite délicate, c'est mon problème, pas le tien. C'est vraiment gênant. On pourrait croire qu'en quatre ans de faculté, je l'aurais surmonté! De toute manière, j'aurais dû le savoir et vous attendre dans le bureau de Robert au lieu de me conduire comme une idiote. Je ne sais pas ce que j'essayais de prouver.

– Au début, j'ai eu du mal pour les autopsies, dit Cassi, mais peu à peu, c'est devenu plus facile. C'est extraordinaire ce à quoi on peut s'habituer si on le fait assez souvent, surtout si on peut conceptualiser.

– Certainement, approuva Joan, ravie de changer de sujet. A propos, tes amis? Ce sont des tombeurs! Et Jerry Donovan? Il est libre?

– Je crois que oui, répondit Cassi en appuyant encore une fois sur le bouton de l'ascenseur. Il s'est marié à la faculté puis a divorcé.

– Je connais l'histoire.

– Je ne pense pas qu'il sorte avec quelqu'un en particulier, ajouta Cassi. Mais je peux le savoir. Ça t'intéresse?

– Ça ne m'ennuierait pas de dîner avec lui, fit Joan d'un air pensif. Mais seulement si je suis sûre qu'il me mettra au lit le premier soir! »

Le commentaire de Joan mit un instant avant de faire éclater de rire Cassi.

« Je crois que tu l'as bien saisi.

– Le médecin macho, dit Joan. Et Robert? « Joan baissa la voix en entrant dans l'ascenseur. » Est-il homosexuel?

– Je crois, dit Cassi. Mais nous n'en avons jamais parlé. C'est un si bon ami, ça n'a jamais compté. A la fac, il avait l'habitude de noter mes petits amis et je l'écoutais, jusqu'à ce que je rencontre mon mari, parce que Robert avait toujours raison. Mais il devait être jaloux de Thomas car il ne l'a jamais aimé.

– Il est encore de cet avis? demanda Joan.

– Je n'en sais rien, répliqua Cassi. C'est le seul sujet dont nous ne parlions jamais. »

II

« Le patient vous attend dans la salle de cathétérisme cardiaque n° 3 », annonça une manipulatrice de rayons X. Elle n'entra pas dans le bureau mais passa juste la tête par la porte. Le temps que le Dr Riggin se retourne pour montrer qu'il avait entendu, la jeune femme était partie.

En soupirant, Joseph retira ses pieds du bureau, jeta sur l'étagère le journal qu'il lisait et avala une dernière gorgée de café. Il prit son tablier de plomb accroché derrière la porte et le revêtit.

Pour Joseph, le couloir de radiologie, à 10 h 30, ressemblait à un jour de soldes chez Bloomingdale's. Il y avait des gens partout, faisant la queue debout, assis ou couchés sur des chariots. Leurs visages avaient un air vide d'attente. Joseph s'en voulut de ressentir de l'ennui. Cela faisait quatorze ans qu'il pratiquait la radiologie et il s'avouait maintenant que toute l'excitation l'avait quitté. Chaque jour ressemblait au précédent. Rien de nouveau ne se produisait plus. Si le scanner n'était pas arrivé quelques années plus tôt, Joseph se demandait s'il n'aurait pas abandonné. En poussant la porte du n° 3, il essaya de deviner ce qu'il pourrait faire s'il quittait l'hôpital. Malheureusement, aucune idée géniale ne lui venait.

La salle de cathétérisme n° 3 était la plus grande des cinq. Elle disposait d'un équipement dernier cri et même d'écrans incorporés. En entrant, Joseph vit qu'on avait laissé les radios de quelqu'un d'autre. Il avait bien dû répéter cent fois à ses manipulateurs qu'il voulait une piède vide avant de commencer un examen. En plus, comme si ça ne suffisait pas, il n'y avait pas d'assistant dans la salle.

Joseph sentit son pouls battre plus vite. Il y avait une loi formelle : un patient ne doit jamais rester seul. « La barbe », marmonna Joseph. Le malade était allongé sur la table à rayons, sous un mince drap blanc. Il avait apparemment quinze ans, un visage large et des cheveux coupés court. Son regard noir suivait intensément Joseph. A côté de la table, un goutte-à-goutte dont le tuyau serpentait sous le drap.

« Bonjour », lança Joseph en se forçant à sourire malgré sa colère.

Le malade ne bougea pas. Tout en prenant le dossier, Joseph s'aperçut que le garçon avait un cou épais et musclé. Un autre coup d'œil à son visage le prévint que ce n'était pas un patient ordinaire. Il avait des yeux mongoloïdes et une langue énorme qui passait entre ses dents.

« Alors, que faisons-nous là? » demanda Joseph, mal à l'aise.

Il aurait voulu que le garçon dise quelque chose ou, au moins, regarde ailleurs. Le médecin ouvrit le dossier et lut l'observation d'entrée.

« Sam Stevens, individu mâle, de race blanche, âgé de vingt-deux ans, interné à quatre ans pour arriération mentale avérée. Entré pour liquidation définitive d'une anomalie cardiaque congénitale, provenant sans doute d'une perforation septale. »

La porte s'ouvrit bruyamment, et Sally entra en coup de vent, une pile de cassettes dans les bras.

« Bonjour, docteur Riggin, lança-t-elle.

– Que fait ce patient tout seul? »

Sally s'arrêta court devant la machine à rayons.

« Seul?

– Seul! répéta Joseph visiblement en colère.

– Où est Gloria? Elle devait...

– Nom de Dieu, Sally, hurla Joseph. Les patients ne doivent jamais rester seuls. Ce n'est pas dur à comprendre.

– Je ne suis partie que quinze à vingt minutes, répliqua Sally avec un haussement d'épaules.

– Et puis toutes ces radios? Que font-elles là? »

Sally leva un œil vers les écrans.

« Je ne suis pas au courant. Elles n'étaient pas là quand je suis sortie. »

La jeune femme se mit rapidement à retirer les radios pour les ranger dans une enveloppe, sur le haut du meuble. C'était une coronarographie et elle ne savait pas du tout ce qu'elle pouvait faire là.

Toujours maugréant, Joseph déplia une blouse stérile et l'enfila. D'un coup d'œil sur le patient, il vit que le garçon n'avait pas bougé mais continuait à suivre le moindre de ses mouvements.

Avec un grand claquement, Sally réussit à enfoncer les cassettes dans la machine, puis elle revint pour retirer le drap stérile du plateau de cathétérisme.

En enfilant ses gants de caoutchouc, Joseph se rapprocha du visage du malade.

« Comment vas-tu, Sam? »

Bizarrement, le fait de savoir que le garçon était retardé poussait Joseph à parler plus fort que d'habitude. Mais Sam ne répondit pas.

« Tu te sens bien, Sam? interrogea Joseph. Je vais devoir te piquer avec une petite aiguille, d'accord? »

Sam aurait pu être taillé dans du granit.

« Je veux que tu restes tranquille, hein? » insista Joseph.

Fidèle à son habitude, Sam ne bougea pas un cil. Joseph était sur le point de retourner au plateau de cathétérisme quand son attention fut retenue par la langue de Sam. Le bout qui dépassait était sec et crevassé. En y regardant de plus près, Joseph s'aperçut que les lèvres n'étaient pas en meilleur état. On aurait dit que le garçon s'était perdu dans le désert.

« Toi soif, Sam? » s'enquit Joseph.

Le médecin leva les yeux vers la perfusion et remarqua qu'elle ne coulait pas. Il l'ouvrit d'un geste du poignet. Aucun intérêt à ce que le garçon se déshydrate.

Joseph alla jusqu'au plateau et retira la gaze des préparations.

Un hurlement aigu et inhumain transperça le calme de la

cabine. Joseph pivota d'un bloc, le cœur au bord des lèvres.

Sam avait rejeté son drap et s'acharnait sur le bras portant la perfusion. Ses pieds commencèrent à battre de haut en bas sur la table de radio. Un cri strident s'échappait de ses lèvres.

Joseph se reprit assez pour éloigner le fluoroscope des jambes de Sam. Il posa ses mains sur les épaules du garçon pour le repousser sur la table. Mais Sam saisit le bras du docteur avec une telle force que celui-ci geignit de douleur. Sans rien pouvoir faire, Joseph, horrifié, regarda Sam attirer sa main vers sa bouche desséchée puis planter ses dents dans la base du pouce.

Ce fut alors au tour de Joseph de hurler. Il essaya d'arracher son bras à la prise de Sam mais le garçon était beaucoup trop fort. Ne sachant plus que faire, Joseph leva le pied jusqu'à la table et poussa. Il tomba en arrière, attirant Sam sur lui.

Joseph sentit Sam lâcher son bras mais retrouva les mains du garçon autour de son cou. Le sang lui montait à la tête à mesure que le garçon serrait. Avec la force du désespoir, il tenta d'arracher les mains de Sam, mais elles étaient comme de l'acier. La pièce se mit à tourner. Puisant dans ses dernières réserves de force, Joseph enfonça son genou dans l'aine du garçon.

Presque à cet instant, le corps de Sam se souleva dans une brusque contraction, rapidement suivie d'une autre, puis encore une autre. Sam avait une attaque d'épilepsie et Joseph était cloué au sol par le corps traversé de convulsions.

Sally reprit enfin ses esprits et aida Joseph à se dégager. Les yeux de Sam avaient basculé dans ses orbites et le sang s'échappait de sa langue mutilée en une mare qui s'étalait lentement.

« Va chercher du secours », haleta Joseph en pressant son poignet pour arrêter le sang.

Entre les lèvres déchiquetées de la plaie, il apercevait la surface brillante d'un os mis à nu.

Avant l'arrivée des secours, les violents spasmes de Sam s'atténuèrent puis cessèrent. Le temps que Joseph se rende compte que le malade ne respirait plus, l'équipe d'urgence était là. Ils travaillèrent fiévreusement, mais sans succès. Au bout d'un quart d'heure, on emmena le Dr Riggin se faire, à contrecœur, poser des points de suture et Sally Marcheson se mit à ranger les radios.

En se lavant les mains, Thomas sentit monter en lui l'excitation qui le prenait toujours avant une opération. Il savait qu'il était né chirurgien, depuis le jour où il avait aidé au bloc quand il n'était qu'externe, et son art n'avait pas mis longtemps à être reconnu dans tout l'hôpital. Maintenant, meilleur chirurgien cardiovasculaire du Boston Memorial, il jouissait d'une réputation internationale.

Il rinça la mousse, puis leva les mains pour éviter que l'eau ne lui coule le long des bras. De la hanche, il ouvrit la porte du bloc. Il entendit la conversation s'éteindre en un silence contraint. Il accepta une serviette de l'infirmière, Teresa Goldman. Pendant une seconde, leurs regards se croisèrent au-dessus des masques faciaux. Thomas aimait bien Teresa. Elle avait un corps superbe que même l'informe blouse chirurgicale ne parvenait pas à cacher. De plus, au besoin, il pouvait l'engueuler en sachant qu'elle n'éclaterait pas en sanglots. Non seulement elle était assez intelligente pour reconnaître en Thomas le meilleur chirurgien du Memorial mais, en plus, elle le lui disait.

Thomas s'essuya méthodiquement les mains tout en vérifiant les paramètres vitaux du patient. Puis, comme un général passant ses troupes en revue, il fit le tour de la pièce et salua de la tête Phil Baxter, le réanimateur, debout derrière son cœur-poumon artificiel déjà bourdonnant, prêt à oxygéner et faire circuler le sang pendant que le chirurgien opérerait.

Puis Thomas interrogea du regard Terence Halainen, l'anesthésiste.

« État stationnaire », lui apprit Terence sans cesser de presser le ballon.

« Parfait », fit Thomas.

Se débarrassant de la serviette, Thomas enfila la blouse que lui tendait Teresa, puis les gants de caoutchouc spécial marron. Comme sur un signal, le Dr Larry Owen, chirurgien en second, leva les yeux du champ opératoire.

« M. Campbell est prêt », annonça Larry, laissant la place à Thomas pour qu'il s'approche de la table.

Le patient était allongé, la poitrine grande ouverte, en attendant que le célèbre Dr Kingsley procède au pontage. Au Boston Memorial, il était habituel qu'un interne commence et termine de telles opérations.

Thomas prit position à droite du patient. Comme il le faisait toujours à cet instant, il enfonça lentement sa main dans la poitrine et toucha le cœur battant. La matière très fine de ses gants lui rendait perceptibles tous les mouvements mystérieux de l'organe palpitant.

Le contact de ce cœur ramena la pensée de Thomas à son premier cas important, quand il était interne en chirurgie du thorax. Il avait participé à de nombreuses opérations avant, mais toujours comme premier ou second assistant, dans le bas de l'échelle des responsabilités. Puis, un patient nommé Walter Nazzaro avait été admis à l'hôpital. Nazzaro avait fait une grave crise cardiaque et normalement n'aurait pas dû s'en tirer. Non seulement il survécut à son infarctus mais aussi aux sévères examens que lui firent subir les médecins. Les résultats étaient spectaculaires. Tout le monde se demandait comment Walter Nazzaro avait pu vivre aussi longtemps : il avait une occlusion de l'artère coronaire droite, celle qui avait engendré la crise cardiaque; l'artère coronaire gauche présentait aussi une occlusion et les traces d'un ancien infarctus. De plus, il avait une insuffisance des valvules mitrale et aortique. Alors, comme si ce n'était pas suffisant, Walter avait fait un anévrisme, ou dilatation de la paroi du ventricule gauche, à la suite de sa dernière crise cardiaque. Sans oublier son rythme cardiaque irrégulier, sa tension forte et ses reins faibles.

Walter était une telle mine de problèmes anatomiques et physiologiques qu'il fut présenté à toutes les conférences et chacun donnait son avis. Le seul aspect sur lequel tout le monde tombait d'accord, c'est que Walter était une véritable bombe à retardement ambulante. Personne ne voulait opérer, sauf un interne nommé Thomas Kingsley qui soutenait que seule la chirurgie ferait échapper Walter à la mort.

Thomas continua à discuter jusqu'à fatiguer tout le monde; alors, le chef de clinique accepta de laisser Thomas opérer.

Le jour de l'intervention, Thomas, qui travaillait sur une méthode expérimentale d'assistance cardiaque, inséra un ballon à hélium de contrepulsion dans l'aorte de Walter. Comme il s'attendait à des problèmes avec le ventricule gauche, Thomas voulait être prêt. Ce n'est qu'après le début de l'opération qu'il comprit pleinement la situation. L'excitation se changea en anxiété tandis qu'il suivait le programme qu'il s'était fixé. Il ne devait jamais oublier ce qu'il avait ressenti en arrêtant le cœur de Walter pour prendre dans sa main la masse palpitante du muscle malade. A cet instant, il sut qu'il avait le pouvoir de rendre la vie. Refusant de penser à l'échec, Thomas commença par faire un pontage, ce qui était encore expérimental à l'époque. Puis il incisa la zone dilatée du cœur du malade et sutura avec plusieurs rangs de grosse soie. Il termina par la prothèse des deux valvules.

Une fois le rafistolage achevé, Thomas essaya de débrancher Walter du respirateur artificiel. A ce moment-là, une bonne foule de spectateurs s'était réunie sans que Thomas le sache. Il y eut un murmure de tristesse quand il devint évident que le cœur n'aurait pas la force de repartir. Sans se laisser intimider, Thomas mit en marche le système de contrepulsion aortique qu'il avait installé avant l'opération.

Il se souviendrait toujours de sa joie quand le cœur de Walter avait réagi. Non seulement on supprima le cœur artificiel mais encore, trois heures plus tard, dans la salle de réveil, l'assistance n'était plus nécessaire. Thomas avait l'impression d'avoir créé la vie. Cette excitation était comme une drogue. Pendant des mois, il fut transporté par la chirurgie à cœur ouvert. Aller toucher le cœur, défier la mort de ses deux mains nues... il était comme un dieu. Il découvrit bientôt qu'il était très déprimé quand il n'avait pas plusieurs opérations semblables par semaine. Quand il prit un poste, il en programma une, deux, ou même trois par jour. Sa réputation était si grande que le flot des patients ne cessait de croître. Tant que l'hôpital lui offrait assez de temps au bloc, Thomas était totalement heureux. Mais, quand un autre service ou les profs de CHU cherchaient à diminuer ses horaires, Thomas devenait aussi nerveux qu'un drogué privé de sa dose quotidienne. Il lui fallait opérer pour survivre. Il devait se prendre pour Dieu pour ne pas penser qu'il avait raté sa vie. Il avait besoin du respect, mêlé de crainte, des autres... de l'approbation sans bornes qu'il lisait dans les yeux de Larry Owen qui demandait à cet instant :

« Avez-vous décidé si nous faisions un pontage simple ou double? »

La question ramena Thomas dans le présent.

« Tu as bien dégagé, commenta Thomas. Nous pourrions en faire trois si tu as assez de veine saphène.

– Plus qu'assez », répondit Larry avec enthousiasme.

Avant d'ouvrir la poitrine, Larry avait soigneusement prélevé un morceau de veine sur l'aine de M. Campbell.

« Parfait, dit Thomas d'un ton décidé. En avant. La pompe est prête?

– Absolument », approuva Phil Baxter en vérifiant cadrans et contrôles.

« Forceps et scalpel », commanda Thomas.

Il se mit au travail rapidement mais sans hâte. En quelques minutes, le patient était branché sur le cœur artificiel. La technique opératoire de Thomas était précise et sans gestes superflus. Ses connaissances anatomiques étaient encyclopédiques, comme son sens du toucher pour le tissu. Il posait les sutures avec une économie de mouvements qui mettait en joie les futurs chirurgiens. Chaque point était parfaitement en place. Il avait fait tant de pontages qu'il aurait presque pu travailler les yeux fermés, mais le fait de travailler sur un cœur le réveillait toujours.

Quand il eut fini et fut certain que les pontages étaient bons et ne saignaient pas trop, Thomas recula et enleva ses gants avec un claquement.

« Je suis sûr que tu sauras remettre cette poitrine dans l'état où tu l'as trouvée, Larry, fit Kingsley en se tournant pour partir. S'il y a un problème, je suis là. »

En quittant la salle, il entendit le murmure d'approbation des internes.

Devant le bloc, le couloir était bondé. A cette heure, au milieu de l'après-midi, la plupart des trente-six blocs étaient encore en activité. Allant ou revenant de chirurgie, les patients étaient véhiculés sur des chariots, parfois entourés d'une équipe de surveillance. Thomas fendit la foule et entendit plusieurs fois murmurer son nom.

En passant sous la pendule du magasin central, il s'aperçut qu'il avait mis moins d'une heure pour M. Campbell. De fait, aujourd'hui, il avait terminé trois pontages dans le temps nécessaire à la plupart des chirurgiens pour en faire un, ou deux dans le meilleur des cas.

Thomas se dit qu'il aurait pu prévoir une autre opération mais il admit que ce n'était pas vrai. Il n'en avait fait que trois à cause de cette stupide nouvelle règle : tous les chirurgiens devaient assister à la conférence de chirurgie cardiaque du vendredi. C'était une invention récente du chef de service, le Dr Norman Ballantine. Thomas n'y allait pas parce que c'était obligatoire mais parce que c'était devenu le comité d'entrée en chirurgie cardiaque. Il essayait de ne pas y penser car cela le rendait toujours furieux.

« Docteur Kingsley », héla une voix sèche qui interrompit ses pensées.

Priscilla Grenier, l'autoritaire directrice du bloc, agitait un stylo dans sa direction. Thomas admettait qu'elle travaillait dur et longtemps. Ce n'était pas une mince affaire de faire tourner rond les trente-six salles d'opération du Boston Memorial. Néanmoins, il ne tolérait pas qu'elle se mêle de ses affaires, chose qu'elle semblait adorer. Elle avait toujours un ordre à lui donner.

« Docteur Kingsley, répéta Priscilla. La fille de M. Campbell est dans la salle d'attente et vous devriez la voir avant de vous changer. »

Sans attendre de réponse, Priscilla se remit au travail.

Thomas contint difficilement son énervement et continua sans faire de commentaires. Il perdit une partie de l'euphorie gagnée au bloc. Depuis peu, le plaisir que lui apportaient ses victoires chirurgicales semblait s'estomper plus vite.

Thomas pensa d'abord passer outre, mettre son costume et aller voir ensuite la fille de M. Campbell. Mais il se sentait quand même tenu de rester en vêtements de travail jusqu'à ce que le patient arrive en salle de réveil, en cas de complication inattendue.

Ouvrant brusquement la porte de la salle des chirurgiens, Thomas s'arrêta devant le portemanteau et y chercha une longue blouse blanche à enfiler sur ses vêtements stériles. En la mettant, il repensa aux inutiles énervements qu'on lui infligeait. Les infirmières n'étaient vraiment plus comme avant! Et Priscilla Grenier! Le temps où ces gens-là restaient à leur place lui semblait si proche. Et les conférences obligatoires du vendredi après-midi... Seigneur!

Distraitement, Thomas partit vers la salle d'attente. On l'avait créée assez récemment dans un ancien magasin de fournitures. Le nombre des pontages du service ayant beaucoup augmenté, il avait été décidé de mettre, tout près du bloc, une pièce à la disposition des familles pour qu'elles attendent la sortie de leurs proches. C'était l'idée d'un assistant administrateur et elle s'était révélée une vraie mine d'or pour les relations publiques de l'hôpital.

Quand Thomas entra dans la pièce élégamment peinte en bleu clair avec des moulures blanches, il tomba en pleine tragédie.

« Pourquoi? Pourquoi? hurlait une petite femme éperdue.

– Là, là, répétait le Dr George Sherman en essayant de calmer la femme sanglotante. Je suis sûr qu'ils ont fait tout ce qu'ils pouvaient pour sauver Sam. Nous savions que son cœur n'était pas normal. Ça aurait pu arriver n'importe quand.

– Mais il était heureux dans sa maison. Nous aurions dû le laisser. Pourquoi m'avez-vous convaincue de l'amener ici? Vous parliez de risques à l'opération, pas pendant les examens. Oh, mon Dieu! »

La mère était en larmes. Elle chancela et le Dr Sherman la rattrapa par le bras.

Thomas se précipita pour l'aider à soutenir la femme. Il échangea un regard avec George qui leva les yeux au ciel d'un air éloquent. Thomas n'estimait pas beaucoup George Sherman, en tant que cardiologue mais, en pareil cas, il se sentait obligé de lui prêter assistance. Ensemble, ils assirent la mère effondrée. Elle enfouit son visage dans ses mains, ses épaules voûtées tressautaient au rythme de ses sanglots.

« Son fils a fait un arrêt cardiaque pendant un cathétérisme, chuchota George. Il était très attardé et avait aussi des problèmes physiques. »

Avant que Thomas ne puisse répondre, un prêtre et un autre homme, le mari apparemment, entrèrent. Ils se tombèrent tous dans les bras, ce qui sembla redonner des forces à la femme. Ils sortirent de la pièce ensemble.

George se redressa. Visiblement la situation lui pesait. Thomas eut envie de répéter les questions de la mère : pourquoi retirer un enfant de l'institution où il semblait heureux? mais il n'en eut pas le courage.

« Quelle façon de gagner sa vie! » marmonna George avec gêne en quittant la pièce.

Thomas observa le visage des gens qui restaient. Ils le regardaient avec un mélange de compréhension et de peur. Ils avaient tous un membre de leur famille sur le billard et une telle scène était particulièrement dérangeante. Thomas chercha la fille de M. Campbell. Elle était assise près de la fenêtre, pâle et dans l'expectative, bras sur les genoux, mains jointes. Thomas alla vers elle et baissa les yeux. Il l'avait déjà vue dans son bureau et savait qu'elle s'appelait Laura. C'était une jolie femme d'environ trente ans, avec une longue queue-de-cheval qui tirait en arrière ses fins cheveux châtains.

« Tout s'est bien passé », annonça-t-il doucement.

Pour toute réponse, Laura se leva d'un bond et sauta au cou de Thomas.

« Merci, bafouilla-t-elle en pleurant. Merci. »

Thomas resta de glace devant cet étalage d'émotion. Elle l'avait pris par surprise. Il s'aperçut que des gens regardaient et chercha à se dégager mais Laura ne le lâchait pas. Thomas se souvint qu'après le succès de sa première opération à cœur ouvert, les proches de Nazzaro s'étaient montrés tout aussi hystériques. La famille entière l'avait serré dans ses bras et Thomas avait répondu. Il n'avait pas été sans prendre la mesure du respect et de la gratitude qu'ils éprouvaient. Ça avait été une expérience étonnamment grisante et Thomas y songeait avec nostalgie. Maintenant, il savait que ses réactions étaient plus complexes. Il faisait souvent trois à cinq pontages par jour. Dans la plupart des cas, il ne connaissait pratiquement rien du patient, en dehors de son dossier préopératoire. M. Campbell en était un bon exemple.

« J'aimerais pouvoir faire quelque chose pour vous, murmura Laura dont les bras étaient toujours étroitement serrés autour du cou de Thomas. N'importe quoi. »

Thomas baissa les yeux sur la courbe de ses reins, souligné par la robe de soie qui épousait ses formes. Il sentait trop bien ses cuisses pressées contre les siennes et il sut qu'il devait partir.

Levant les bras, il dénoua l'étreinte de Laura.

« Vous pourrez parler avec votre père demain matin », dit-il.

Elle hocha la tête, soudain gênée de sa conduite.

Thomas la quitta et sortit de la salle d'attente avec un sentiment d'angoisse qu'il ne comprenait pas. Il se demanda si c'était de la fatigue, mais il n'était pas las, avant, même après avoir passé une bonne partie de la nuit sur une opération d'urgence. Reposant la blouse blanche, il essaya de changer le cours de ses pensées.

Avant d'aller se changer, Thomas passa par la salle de réveil. Ses deux cas précédents, Victor Marlborough et Gwendolen Hasbruck, étaient stationnaires, comme on pouvait s'y attendre. Pourtant, en regardant leur visage, il sentit s'accroître son malaise : il ne les aurait jamais reconnus dans la rue, alors que, quelques heures plus tôt, il tenait leur cœur dans sa main.

Un peu nerveux et irrité par la camaraderie forcée de la salle de réveil, Thomas battit en retraite dans la salle des chirurgiens. Il n'aimait pas vraiment le goût du café mais il s'en servit un et l'emporta dans un des fauteuils de cuir trop rembourrés, au fond de la pièce. La page « spectacles » du *Boston Globe* traînait par terre et il la ramassa, comme bouclier plus que pour la lire. Thomas n'était pas d'humeur à se laisser entraîner dans une conversation mondaine par quelqu'un du bloc. Mais le truc ne marcha pas.

« Merci de ton aide dans la salle d'attente. »

Thomas baissa son journal et leva les yeux vers le visage

rond de George Sherman. Sa barbe poussait vite et, à cette heure de l'après-midi, on aurait dit qu'il avait oublié de se raser. C'était un homme râblé, à l'allure athlétique, avec cinq ou six centimètres de moins que Thomas, mais l'épaisseur de ses cheveux blonds, bouclés, faisait qu'ils paraissaient de la même taille. Il s'était déjà remis en costume de ville : une chemise bleue, froissée, qui ne semblait jamais avoir vu un fer à repasser, une cravate rayée et une veste de velours un peu râpée aux coudes.

George était l'un des rares chirurgiens célibataires. Ce qui le rendait unique, c'est qu'à quarante ans, il n'avait jamais été marié. Les autres célibataires étaient divorcés ou séparés. De plus, George était le favori des jeunes infirmières. Elles adoraient se moquer de sa vie sentimentale agitée et l'aidaient de diverses manières. L'humour et l'intelligence de George lui permettaient de tout accepter gaiement et de prendre les choses du bon côté. Cela exaspérait Thomas.

« La pauvre femme était très émue », laissa tomber ce dernier.

Il dut, une fois encore, s'interdire de faire un commentaire sur l'inutilité d'hospitaliser un cas pareil. Il leva son journal.

« C'était une complication inattendue, continua George comme si de rien n'était. J'ai cru comprendre que cette belle fille dans la salle d'attente était une parente de ton malade... »

Thomas baissa lentement son journal.

« Je n'ai pas remarqué qu'elle était particulièrement séduisante, fit-il sèchement.

– Alors, tu me les donnes, son nom et son téléphone? » gloussa George. Il changea avec tact de sujet devant l'absence de réaction de Thomas. « Tu as entendu parler du décès d'un des malades de Ballantine pendant la nuit?

– Vaguement, dit Thomas.

– Le type était notoirement homosexuel, ajouta George.

– Je l'ignorais, répliqua Thomas sans montrer d'intérêt. Je ne savais pas non plus que la présence ou l'absence d'homosexualité faisait partie des examens classiques de chirurgie cardiaque.

– Cela devrait, soutint George.

– Et pourquoi, à ton avis? s'enquit Thomas.

– Tu vas le savoir, dit George en levant un sourcil. Demain, aux Grands Rounds.

– Je suis mort d'impatience, ironisa Thomas.

– A tout à l'heure, mon vieux », dit George en tapant joyeusement sur l'épaule de Thomas.

Thomas le regarda s'éloigner d'un pas nonchalant. Il détestait être tripoté ainsi. Cela faisait si puéril. Pendant qu'il le regardait, George se joignit à un groupe d'internes et d'infirmières vautrés sur des chaises, près de la fenêtre. Des rires et des éclats de voix traversaient la pièce. En vérité, Thomas ne supportait pas George Sherman. Il était persuadé que George avait tendance à accumuler les signes extérieurs du succès pour dissimuler la profonde médiocrité de sa technique opératoire. Thomas ne connaissait que trop tout cela. L'un des maux inhérents aux CHU est que les nominations y sont plus politiques qu'autre chose. Et George avait le sens de la politique, servi par un don incontestable de la repartie, et un caractère sociable. Point très important, il était dans son élément au sein des divers comités bureaucratiques de l'hôpital. Il avait appris depuis longtemps que, pour réussir, mieux valait lire Machiavel que Mondor.

Thomas savait qu'à la racine du problème, il y avait un antagonisme, au sein de l'équipe d'enseignement, entre les médecins, comme lui-même, ayant un secteur privé et des honoraires, et les docteurs comme George, employés à plein-temps par la faculté de médecine et salariés. Dans le secteur privé, on gagne bien mieux sa vie tout en étant plus libre; on n'a pas de comptes à rendre. Les médecins à plein-temps ont un horaire moins chargé et des titres impressionnants, mais il y a toujours quelqu'un au-dessus d'eux pour leur dicter leur conduite.

L'hôpital se trouvait entre les deux : appréciant la clientèle et l'argent apportés par le secteur privé tout en bénéficiant de la crédibilité et du statut des CHU.

« Le cas Campbell est presque terminé, annonça Larry interrompant le fil des pensées de Thomas. Les externes referment. Tous les paramètres sont stables et normaux. »

Jetant le journal, Thomas quitta son fauteuil et suivit Larry vers le vestiaire. En passant derrière George, il l'entendit parler de la création d'un nouveau genre de comité d'enseignement. Cela n'arrêtait jamais! Pas plus que la pression que George, chef du secteur enseignement, et Ballantine, chef de service, exerçaient sur Thomas afin de le convaincre de laisser tomber sa clientèle pour rejoindre les rangs du plein-temps. Ils essayaient de l'attirer en lui offrant le professorat mais, même si cela avait pu intéresser Thomas à une époque, ça ne l'inspirait plus du tout actuellement. Il garderait sa clientèle, son autonomie, son revenu et son équilibre psychique. Thomas savait qu'autrement, sous peu, on lui dirait qui opérer. Sous peu, on lui donnerait des cas ridicules comme ce pauvre gamin arriéré de la salle de cathétérisme.

Tendu et énervé, Thomas entra dans le vestiaire et ouvrit son placard. En retirant ses vêtements avant de les jeter dans le panier, il se souvint du corps souple de Laura Campbell serré contre le sien. C'était une image agréable et bienvenue car elle détendit ses nerfs en pelote. Depuis qu'il était sorti du bloc, son plaisir d'opérer s'était évanoui, le laissant de plus en plus nerveux.

« Comme d'habitude, vous avez fait un travail superbe », dit Larry qui avait remarqué le visage tiré de Thomas et espérait lui faire plaisir.

Thomas ne réagit pas. Dans le passé, il aurait adoré ce type de compliment mais, maintenant, cela le laissait de glace.

« C'est dommage que personne n'apprécie les détails, reprit Larry en boutonnant sa chemise. Sinon ils auraient une autre idée de la chirurgie; ils feraient plus attention à qui les opère! »

Thomas ne souffla toujours pas mot, mais il souligna de la tête la justesse de la phrase. En enfilant sa chemise, il pensa à Norman Ballantine, ce vieux médecin à cheveux blancs, si amical, que tout le monde aimait et dont on disait tant de bien. La dure réalité, c'était que Ballantine n'aurait plus dû opérer, mais personne n'avait le courage de le lui dire. Dans le service, tout le monde savait que l'une des tâches du premier interne en thorax était de s'inscrire pour tous les cas de Ballantine afin de pouvoir aider le patron s'il faisait une bourde. Autant pour la médecine universitaire! se dit Thomas. Ballantine, grâce aux internes, ne s'en tirait pas trop mal; il était idolâtré par ses patients et leur famille, malgré ce qui se passait une fois le malade anesthésié.

Thomas ne pouvait que donner raison à Larry. Il trouvait aussi qu'il serait beaucoup plus normal que lui, le Dr Thomas Kingsley, se trouve à la tête du service. Après tout, c'est lui qui faisait le plus gros du travail, bon sang! C'était lui, plus que n'importe qui d'autre, qui avait fait du Boston Memorial l'endroit où il « fallait » se faire opérer du cœur. Même *Time Magazine* l'avait dit.

Pourtant Thomas ne savait plus s'il avait tellement envie d'être patron. A une époque, il ne pensait qu'à ça. C'était ce qui le poussait en avant, vers des efforts plus grands et des sacrifices personnels. Cela faisait apparemment partie de la progression naturelle et ses collègues avaient commencé à en parler quand il n'était encore que chef de clinique. Mais cela remontait à plusieurs années, avant que l'hydre de l'administration ne pointe son vilain nez et prouve combien elle pouvait le gêner dans son travail.

Thomas cessa de s'habiller et resta le regard perdu. Il se sentait vide. Il était déprimant de s'apercevoir qu'un des rêves de toujours ne l'attirait plus, surtout quand le but se trouvait enfin à portée de la main. Peut-être n'avait-il plus de progrès à faire... peut-être avait-il atteint son apogée. Seigneur, quelle horrible pensée!

« Je suis absolument désolé pour votre femme, dit Larry en s'asseyant pour mettre ses chaussures. Quel dommage!

– Que veux-tu dire? » demanda Thomas en détachant chaque syllabe, immédiatement offensé qu'un subordonné comme Larry croit pouvoir se permettre d'être aussi familier.

Larry, sans tenir compte de la réaction de Thomas, se pencha pour lacer ses souliers.

« Je parle de son diabète et de son problème d'œil. J'ai entendu dire qu'elle allait subir une vitrectomie. C'est moche.

– L'opération n'est pas encore décidée », répondit sèchement Thomas.

Remarquant enfin la colère de Thomas, Larry leva les yeux :

« Je ne voulais pas dire ça, parvint-il à prononcer. Je suis navré d'avoir soulevé ce sujet. Ça doit être difficile pour vous. J'espérais seulement qu'elle allait bien.

– Ma femme est en parfaite santé, maugréa Thomas. De plus, je ne trouve pas que ça te regarde.

– Excusez-moi. »

Il y eut un silence gêné pendant que Larry finit rapidement de se chausser. Thomas fit le nœud de sa cravate et s'arrosa à grands gestes irrités d'eau de Cologne Yves Saint-Laurent.

« Où as-tu entendu parler de ça? demanda le chirurgien.

– Un interne en pathologie, dit Larry. Robert Seibert. »

Larry ferma son placard et dit à Thomas qu'il serait en salle de réveil en cas de besoin.

Thomas passa un peigne dans ses cheveux, essayant de se calmer. Ce n'était pas sa journée. Tout le monde semblait vouloir le mettre de mauvaise humeur. L'idée que la maladie de sa femme soit un sujet de conversation pour les internes, curieusement, lui semblait irritante... et même humiliante.

Remettant le peigne dans son placard, Thomas aperçut un petit flacon. A cause d'un début de mal de tête et pour calmer son énervement, il l'ouvrit. Cassant en deux un des cachets jaunes, il en jeta une moitié dans sa bouche. Après une hésitation, il avala l'autre moitié. Après tout, il le méritait bien!

Les cachets étaient amers et il dut boire pour les faire passer. Il sentit presque aussitôt son angoisse se dissiper.

La conférence de chirurgie cardiaque du vendredi se déroulait dans la salle de cours Turner, juste en face de l'unité de soins intensifs. C'était un don d'un certain J.P. Turner, mort à la fin des années trente, et le décor sentait l'Art Déco. La pièce pouvait contenir une soixantaine de personnes assises, la moitié de l'effectif de la faculté de médecine en 1939. Au fond, se dressait une estrade, un tableau noir poussiéreux, une armoire pleine de vieilles planches d'anatomie et un squelette debout.

C'était sur l'insistance du Dr Ballantine que la conférence avait lieu dans cette salle car elle était près des chambres et, comme disait Ballantine : « C'est des malades qu'il s'agit. » Mais le petit groupe, de douze personnes environ, semblait perdu dans la mer des sièges vides et franchement mal à l'aise derrière les bureaux spartiates.

« Je crois que nous pouvons commencer », lança le Dr Ballantine pour couvrir le murmure des conversations.

Tout le monde s'assit. Sur les huit chirurgiens du service, six étaient présents; notamment Ballantine, Sherman et Kingsley ainsi que plusieurs autres docteurs, responsables administratifs et un nouveau venu, Rodney Stoddard, philosophe.

Thomas regarda s'asseoir Stoddard. Il paraissait moins de trente ans malgré son front dégarni; les cheveux restants étaient si clairs qu'on les voyait à peine. Il portait de fines lunettes cerclées de fer et semblait fort content de lui. Pour Thomas, c'était Monsieur « Si-vous-avez-un-problème, parlez-m'en, je-connais-la-réponse ».

Stoddard avait été engagé sous la pression de l'université. Jusqu'à une date récente, les médecins cherchaient à sauver tous les malades. Avec l'arrivée de techniques aussi coûteuses et sophistiquées que la chirurgie à cœur ouvert, les greffes et les organes artificiels, les hôpitaux devaient choisir qui faire profiter de ces opérations miracles. Pour l'instant, l'application de ces techniques était limitée par leur coût vertigineux et l'espace exigé par les unités de réa suréquipées. En général, les enseignants favorisaient les patients à lésions polyviscérales qui ne s'en tiraient pas toujours, tandis que les médecins privés, comme Thomas, préféraient en faire bénéficier les membres productifs de la société, en bon état général.

En regardant Rodney, Thomas laissa un sourire ironique flotter sur ses lèvres. Il se demanda la tête qu'il ferait avec le cœur d'un homme entre les mains. Là, il s'agissait de décider, pas de bavarder. Pour Thomas, la présence de Rodney illustrait, une fois de plus, le marais bureaucratique dans lequel s'enlisait la médecine.

« Avant de commencer, annonça le Dr Ballantine en tendant les mains, paumes en avant comme pour apaiser la foule, je tiens à m'assurer que tout le monde a lu l'article du *Time* de cette semaine qui place le Boston Memorial en tête pour les pontages. Je crois que nous le méritons et je tiens à remercier chacun de vous de nous avoir permis d'atteindre cette position. »

Ballantine applaudit, suivit par George et quelques autres.

Thomas, qui s'était assis près de la porte au cas où il serait appelé en salle de réveil, rayonnait. Ballantine et les autres médecins s'appropriaient quelque chose dont le mérite lui revenait principalement... ainsi qu'à deux autres chirurgiens absents ce jour-là. En choisissant chirurgie, Thomas avait cru éviter la chienlit qui entourait la plupart des autres professions. Ce serait lui et les malades contre la mort! Mais en faisant des yeux le tour de la pièce, il comprit que presque tous pouvaient le gêner dans son travail à cause d'un problème qui empirait : le nombre limité de lits en chirurgie cardiaque et le temps opératoire. Le Memorial était devenu si célèbre que tout le monde semblait vouloir y faire faire son pontage. Les gens devaient littéralement faire la queue. Surtout la clientèle de Thomas. On l'avait limité à dix-neuf vacations par semaine et il avait plus d'un mois de retard.

« Pendant que George fait circuler le programme de la semaine prochaine, dit le Dr Ballantine en tendant une liasse de papiers agrafés à George, j'aimerais résumer celle-ci. »

Il se mit à ronronner tandis que Thomas se plongeait dans l'horaire. Ses propres rendez-vous étaient pris par sa secrétaire qui réunissait les informations et les donnait à la secrétaire de Ballantine qui tapait le tout. Il fallait un bref résumé des antécédents médicaux de chaque patient, la liste des points importants pour le diagnostic et une explication de la nécessité de l'opération. En principe, à la conférence, chacun devait passer en revue les patients pour être sûr que l'intervention était recommandable. En fait, cela arrivait rarement, sauf si l'on n'assistait pas à la réunion. Lors d'une absence de Thomas, le service d'anesthésiologie avait annulé plusieurs de ses cas, ce qui avait produit une bagarre que personne n'était près d'oublier. Thomas continua à feuilleter jusqu'à ce que Ballantine parle de décès. Il leva les yeux.

« Malheureusement, deux opérés sont morts cette semaine, expliquait le Dr Ballantine. Le premier dans l'unité d'enseignement, Albert Bigelow, un vieux monsieur de quatre-vingt-deux ans qui n'a pas pu passer le cap de l'assistance après le remplacement d'une double valvule. Il était entré en urgence. Des nouvelles de l'autopsie, George?

– Pas encore. Je dois souligner que ce Bigelow n'était pas frais, frais. Son foie était imbibé d'alcool. Nous savions que nous prenions un risque en opérant. On gagne souvent, on perd parfois. »

Un silence suivit. Thomas pensa sarcastiquement que le malheureux décès de Bigelow avait provoqué une « discussion stimulante ». Le côté énervant, c'est que ce genre de patient faisait attendre les malades de Thomas.

Ballantine regarda autour de lui et, comme personne ne parlait, il reprit :

« Le second décès était un de mes patients, M. Wilkinson. Il est mort hier soir. On a procédé à l'autopsie ce matin. »

Thomas vit Ballantine regarder George qui fit un imperceptible signe de tête.

Ballantine s'éclaircit la gorge et annonça que les deux cas seraient examinés lors de la prochaine séance de nécro.

Thomas s'interrogea sur ce message muet. Il repensa à l'étrange commentaire de George dans la salle et hocha la tête.

Il se tramait quelque chose entre Ballantine et George; Thomas se sentit mal à l'aise. Ballantine occupait une position unique dans le centre médical. Comme patron de chirurgie, il avait une chaire à la faculté et recevait un salaire. Mais il avait aussi une clientèle privée. Ballantine était une relique du passé, il faisait le lien entre les salariés à plein-temps, comme George, et le secteur privé. Récemment, Thomas s'était pris à penser que Ballantine, dont l'habilité baissait visiblement, se mettait à préférer le prestige du professorat aux agréments de la clientèle. Si c'était vrai, cela poserait des problèmes en rompant l'équilibre entre le plein-temps et le privé, alors que dans le passé ce dernier secteur avait toujours été le plus fort.

« Maintenant, si vous voulez bien passer à la dernière page, dit le Dr Ballantine, je voudrais vous signaler un important changement d'horaire. »

Il y eut un bruissement général quand tout le monde tourna les pages. Thomas fit de même, en posant les papiers sur l'accoudoir de son fauteuil. Il n'aimait pas entendre parler de grands changements dans les horaires.

La dernière page était divisée en quatre colonnes verticales, représentant les quatre blocs de chirurgie à cœur ouvert. Horizontalement, la feuille était découpée en cinq, pour chaque jour de la semaine. Dans chaque case, figurait le nom du chirurgien prévu. Le bloc n° 18 était celui de Thomas. Étant le plus rapide et le plus demandé, on lui confiait quatre cas par jour, sauf le vendredi où il n'en avait que trois à cause de la conférence. En regardant la feuille, Thomas vérifia d'abord le bloc n° 18. Ses yeux s'agrandirent d'étonnement. D'après le programme, il descendait à trois cas par jour du lundi au jeudi. Il avait perdu quatre vacations!

« La faculté nous a autorisés à engager un autre plein-temps pour l'enseignement, disait fièrement le Dr Ballantine, et nous nous sommes mis en quête d'un chirurgien de cardiologie infantile. C'est évidemment un grand pas en avant pour le service. En raison de cette nouvelle situation, nous élargissons de quatre cas par semaine le secteur enseignement.

– Docteur Ballantine, commença Thomas en se dominant soigneusement, d'après le programme, les quatre vacations supplémentaires sont prises sur mon temps. Dois-je supposer que c'est seulement pour la semaine prochaine?

– Non, répondit Ballantine. Ce programme est valable jusqu'à nouvel ordre. »

Thomas respira à fond avant de répondre :

« Permettez-moi de protester. Il n'est pas juste que je sois le seul à perdre du temps opératoire.

– En fait, tu monopolisais environ 40 p. 100 du temps de bloc, fit George. Et nous sommes dans un hôpital d'enseignement.

– Je participe aux cours, rétorqua Thomas.

– Nous le savons, intervint Ballantine. Il ne faut pas en faire une affaire personnelle. Il s'agit simplement de répartir plus équitablement le temps opératoire.

– J'ai déjà un mois de retard pour mes malades, plaida Thomas. Il n'y a pas autant de demandes pour les cas d'école. Il n'y a déjà pas assez de malades pour utiliser les vacations.

– Ne t'inquiète pas, répondit George, nous les trouverons. »

Thomas connaissait le vrai problème. George, comme la plupart des autres, était jaloux du nombre de patients qu'il traitait et de l'argent qu'il gagnait. Il eut envie de se lever pour aller flanquer son poing dans la gueule de George. Regardant autour de lui, il s'aperçut que les autres médecins étaient soudain plongés dans leurs notes, papiers et autres affaires. Il ne pouvait compter sur personne.

« Ce que nous devons tous comprendre, poursuivait Ballantine, c'est que nous faisons partie du système universitaire. Et enseigner est notre tâche prioritaire. Si vous vous sentez pressés par vos malades privés, il faut les envoyer dans d'autres institutions. »

La rage de Thomas l'empêchait de réfléchir. Il savait, et tout le monde savait, qu'il ne pouvait pas lever le pied et partir pour un autre hôpital. La chirurgie cardiaque exige une équipe bien entraînée. Thomas avait contribué à bâtir l'organisation du Memorial et il dépendait de cette structure.

Priscilla Grenier intervint pour dire qu'on pourrait créer un autre bloc si l'on obtenait une subvention pour un nouveau cœur artificiel et le réanimateur qui allait avec.

« C'est une idée, admit Ballantine. Thomas, peut-être serez-vous d'accord pour présider une comité ad hoc afin d'étudier la possibilité d'un tel agrandissement. »

Thomas remercia le patron en cherchant à ne pas être trop sarcastique. Il précisa qu'avec tout le travail qu'il avait en ce moment, il ne pouvait accepter tout de suite l'offre de Ballantine, mais qu'il y penserait. Pour l'instant, il devait s'occuper de faire patienter des malades qui risquaient de mourir avant d'être opérés. Des malades sûrs de guérir à

99 p. 100, et de mener une vie longue et productive si leur temps d'opération n'avait pas été sacrifié au profit d'un soûlard sclérotique sur lequel les enseignants voulaient faire des expériences.

La réunion prit fin sur cette note amère.

Peinant pour garder son calme, Thomas s'approcha de Ballantine. Évidemment, George l'avait devancé.

« Puis-je vous parler une minute? demanda Thomas.

– Bien sûr, accepta Ballantine.

– Seul, ajouta sèchement Thomas.

– De toute manière, j'allais en réa, fit aimablement George. Je serai dans mon bureau si vous avez besoin de moi. »

Il tapa sur l'épaule de Thomas avant de s'éloigner.

Pour Thomas, Ballantine représentait le médecin « version Hollywood », avec ses fins cheveux blancs tirés sur un visage très marqué, mais bronzé et assez beau. Le seul détail qui gâchait l'ensemble, c'étaient les oreilles : elles étaient énormes. Pour l'instant, le chirurgien avait envie de les saisir et de secouer.

« Allez, Thomas, fit rapidement Ballantine. Je ne veux pas que vous en fassiez une affaire. Vous devez comprendre que la faculté a exercé des pressions pour que nous consacrions plus de temps à l'enseignement, surtout depuis l'article de *Time*. Ce genre de publicité fait merveille pour nos subventions. Et, comme George l'a souligné, vous totalisiez un nombre d'heures anormal. Je suis navré que vous l'ayez appris ainsi, mais...

– Mais quoi? coupa Thomas.

– Vous faites partie du secteur privé, expliqua Ballantine. En revanche, si vous acceptiez le plein-temps, je peux vous promettre le professorat et...

– Mon titre de chef de clinique me suffit », dit Thomas.

Il comprit tout à coup : le nouvel horaire était encore une tentative pour qu'il abandonne sa clientèle privée.

« Thomas, vous savez bien que le patron de chirurgie cardiaque qui me succèdera doit être à plein-temps.

– Alors, je dois prendre cette réduction de mon temps opératoire comme un fait accompli? dit Thomas sans relever les sous-entendus de Ballantine.

– J'en ai peur, Thomas. A moins que nous n'ayons un autre bloc mais, comme vous le savez, ça prend du temps. »

Brusquement, Thomas, tourna les talons.

« Vous penserez au plein-temps, hein? lança Ballantine.

– Certainement », répliqua Thomas en sachant qu'il mentait.

Le chirurgien quitta la salle et prit l'escalier. Il s'arrêta au premier palier. Accroché à la rampe, les yeux fermés, il se laissa aller à un tremblement de pure colère. Pour un instant. Puis il se reprit. Après tout, c'était un individu rationnel et il se heurtait depuis assez longtemps aux absurdités bureaucratiques. Il soupçonnait Ballantine et George de mijoter quelque chose. Maintenant, il savait! Mais il se demanda si c'était tout. Il y avait peut-être pire que le changement d'horaire. Il ne pouvait se défaire du sentiment diffus qu'on lui cachait autre chose.

III

Cassi était toujours un peu angoissée quand elle faisait ses tests d'urine. Il était toujours possible que le réactif change de couleur, indiquant qu'elle perdait du sucre. Elle savait bien qu'un peu de sucre, ce n'était pas très grave, surtout si cela arrivait rarement. C'était plus pour elle une question d'émotivité : si elle perdait du sucre, elle sentait la situation lui échapper et psychologiquement, ça la gênait.

Il y avait peu de lumière dans les toilettes et Cassi dut ouvrir la porte pour bien voir. Le papier n'avait pas changé. Après avoir si peu dormi cette nuit et mangé un simple yaourt aux fruits à midi, elle n'aurait pas été étonnée de déceler une légère hypoglycémie. Cassi était contente de voir confirmé le bon équilibre entre sa dose d'insuline et son régime. Son médecin, le Dr Malcolm McInery, parlait parfois de lui poser une pompe à insuline autonome mais Cassi reculait. Elle n'avait pas envie de changer un système qui paraissait efficace. Cela ne l'ennuyait pas de se faire deux piqûres par jour, avant le petit déjeuner et avant le dîner. C'était devenu si habituel qu'elle ne le remarquait même plus.

Fermant l'œil droit, Cassi regarda le test. Rien qu'une vague impression de lumière, comme si elle voyait à travers un dépoli. Elle aurait voulu ne pas avoir ce problème d'œil car, d'une certaine manière, l'idée d'être aveugle lui faisait plus peur que celle de mourir. Elle pouvait nier la mort, comme tout le monde, mais il était plus difficile de nier la cécité, alors que son œil le lui rappelait tout le temps. C'était venu brusquement. On lui avait dit qu'un vaisseau sanguin s'était rompu et que le sang avait pénétré dans la chambre vitrée.

En se lavant les mains, Cassi s'examina dans le miroir. Ce plafonnier est aimable, pensa-t-elle. Sa lumière redonne des couleurs à ma peau. Elle regarda son nez : trop petit pour son visage. Et ses yeux : ils se relevaient de façon peu naturelle vers les tempes, comme si ses cheveux étaient trop tirés. Elle essaya de se voir sans s'arrêter sur un détail. Était-elle aussi séduisante qu'on le disait? Elle ne s'était jamais sentie jolie. Elle avait toujours pensé que son diabète était inscrit en lettres de feu sur son front. Elle était convaincue que sa maladie était une faille énorme qui sautait aux yeux de tout le monde.

Il n'en avait pas toujours été ainsi. Au lycée, Cassi avait essayé de la minimiser, de la mettre dans une case à part. Et, bien que traitant avec sérieux ses médicaments et son régime, elle ne tenait pas à y penser sans cesse.

Or cette position inquiétait ses parents et surtout sa mère, pour des raisons assez faciles à comprendre. Ils trouvaient que la seule façon de maintenir la discipline imposée par la maladie était de se centrer sur elle. En tout cas, c'était comme ça que Mme Cassidy vivait le problème.

Le conflit éclata au moment du bal de l'école.

Cassi revint du cours folle de joie. Le bal devait avoir lieu dans un club à la mode avec petit déjeuner au retour. Ensuite, toute la classe devait aller sur la côte du New Jersey pour la fin du week-end.

Alors qu'elle ne s'y attendait pas du tout, Cassi avait été invitée par Tim Bartholomew, l'un des garçons les plus populaires du lycée. Il avait discuté avec Cassi plusieurs fois après un cours de physique qu'ils prenaient ensemble. Mais il n'était jamais sorti avec elle et l'invitation fut donc une complète surprise. L'excitation de sortir avec un garçon si désirable pour la plus grande fête de l'année était presque plus que Cassi ne pouvait supporter.

Le père de Cassi fut le premier à apprendre la bonne nouvelle. Professeur de géologie à l'université Columbia, cet homme assez sec ne partagea pas l'enthousiasme de sa fille mais fut content de sa joie.

La mère de Cassi fut encore moins ravie. Sortant de la cuisine, elle lui dit qu'elle pouvait aller au bal mais devait revenir à la maison pour le petit déjeuner.

« On ne fait pas de cuisine pour diabétiques dans ces trucs-là, expliqua Mme Cassidy. Quant à aller sur la côte pour le week-end, il n'en est pas question. »

Comme Cassi n'avait pas prévu ce NON catégorique, elle n'y était pas préparée. Elle plaida à travers ses larmes qu'elle était sérieuse avec son traitement, qu'elle l'avait prouvé et qu'il fallait lui donner la permission d'y aller.

Sa mère resta inflexible en disant que c'était pour son bien. Puis elle ajouta que Cassi devait accepter le fait qu'elle n'était pas normale.

Cassi hurla qu'elle l'était, car elle s'était débattue avec ce problème pendant toute son adolescence.

Mme Cassidy avait pris sa fille par les épaules pour lui marteler qu'elle souffrait d'une maladie chronique à vie et que, plus tôt elle l'accepterait, mieux elle se porterait.

Cassi s'enfuit dans sa chambre et ferma la porte à clé. Elle refusa de parler à qui que ce soit avant le lendemain. Alors, elle informa sa mère qu'elle avait appelé Tim pour lui dire qu'elle n'irait pas au bal « pour cause de maladie ». Elle précisa que Tim avait été étonné, car il ne savait pas qu'elle avait du diabète.

Contemplant son reflet dans la glace de l'hôpital, Cassi revint au présent. Elle se demanda jusqu'à quel point elle avait intellectuellement dominé son mal. Oh! elle en savait long sur le sujet maintenant et pouvait citer plein de chiffres et de faits. Mais cette science valait-elle tous ces sacrifices? Elle ne connaissait pas la réponse et ne le saurait sans doute jamais. Ses yeux se posèrent sur son chignon défait.

Elle retira peignes et épingles puis secoua la tête. Ses fins cheveux tombèrent sur son visage en une masse désordonnée. D'un geste habituel, elle les remit soigneusement en place et, en sortant des toilettes, elle se sentit rafraîchie.

Les quelques affaires qu'elle avait apportées pour passer la nuit à l'hôpital rentraient facilement dans son sac de toile bien qu'il contînt déjà un grand classeur de communications médicales. Elle portait ce sac en bandoulière depuis le lycée et c'était un vieil ami, un peu sali et usé par endroits. Il avait un gros cœur rouge sur le côté. Pour fêter sa sortie de fac, on lui avait donné un attaché-case mais elle préférait le sac de toile. L'attaché-case faisait trop prétentieux et puis, elle mettait plus de choses dans le sac.

Cassi regarda sa montre. Il était 5 h 30, un minutage parfait. Elle savait que Thomas allait descendre recevoir les derniers patients à son cabinet. En prenant ses affaires, elle se dit que la régularité des horaires était un autre avantage de la psychiatrie. Pendant l'externat ou l'internat, elle ne terminait jamais avant 6 h 30 ou 7 heures et travaillait parfois plus tard. En psychiatrie, elle était sûre d'être libérée après la réunion, entre 4 heures et 5 heures, si elle n'était pas de garde.

Retournant dans le couloir, elle fut étonnée de le trouver vide. Puis elle se souvint que c'était l'heure du repas des malades et, en passant devant la salle commune, elle vit la plupart des patients manger leur plateau devant la télévision. Cassi plongea dans son minuscule bureau et prit les dossiers qu'elle avait sortis. Elle n'avait que quatre patients, dont le colonel Bentworth, et elle avait passé une partie de l'après-midi à étudier leur cas en remplissant des fiches.

Le sac sur l'épaule et les dossiers dans les bras, elle se rendit au poste des infirmières. Joel Hartman, qui était de garde, était assis dans la pièce, en grande discussion avec deux infirmières. Cassi rangea les dossiers dans leur casier et dit au revoir. Joel lui souhaita un bon week-end et lui dit de ne pas s'en faire, il aurait guéri ses patients à elle avant lundi. Il affirma qu'il saurait s'y prendre avec Bentworth car il avait fait les EOR.

En descendant au premier, Cassi sentit qu'elle se détendait. Sa première semaine en psychiatrie avait été une dure épreuve, elle n'aurait pas voulu recommencer.

Cassi prit le chemin intérieur jusqu'au bâtiment des consultations. Le bureau de Thomas se trouvait au second. Elle s'arrêta devant la porte de chêne ciré et contempla les lettres de bronze : THOMAS KINGSLEY. CHIRURGIE DU CŒUR ET DU THORAX, et se sentit toute fière.

La salle d'attente était décorée avec goût de copies de meubles Chippendale et d'un grand tapis Tabriz. Les murs étaient bleu mat avec des tableaux joliment disposés. La porte menant au cabinet était gardée par un bureau d'acajou où siégeait Doris Stratford, l'infirmière réceptionniste. Lorsque Cassi entra, Doris leva rapidement les yeux puis se remit à taper en voyant qui c'était.

Cassi s'approcha du bureau.

« Comment va Thomas?

– Très bien » répondit Doris sans lever les yeux.

Doris ne regardait jamais Cassi en face. Au fil des années, Cassi s'était habituée à ce que certains soient mal à l'aise devant sa maladie. Doris faisait partie de ceux-là.

« Pouvez-vous lui dire que je suis là? »

Cassi aperçut brièvement l'œil marron de Doris. Il y avait dans son expression une dose d'impertinence trop peu appuyée pour que Cassi puisse s'en plaindre mais assez nette pour lui faire comprendre qu'elle n'appréciait pas d'être interrompue. Elle ne répondit pas mais enfonça le bouton de l'interphone et annonça l'arrivée du Dr Cassidy. Elle se remit tout de suite au travail.

Ne voulant pas se laisser énerver par Doris, Cassi s'installa sur le divan rose et prit ses articles sur les borderlines. Elle commença à lire puis se retrouva en train de regarder Doris par-dessus ses papiers.

Cassi se demanda pourquoi Thomas gardait Doris. D'accord, elle était efficace mais elle semblait irritable et soupe-au-lait, des défauts gênants dans un cabinet médical. Elle était présentable mais pas particulièrement séduisante. Un visage rond avec des traits lourds et des cheveux châtains, ternes, qu'elle ramenait en chignon. Sa silhouette était parfaite, cela Cassi devait l'admettre.

Posant à nouveau son regard sur l'article, Cassi s'obligea à se concentrer.

Par-dessus la surface polie de son bureau, Thomas observait son dernier patient de la journée : Herbert Lowell, un avocat de cinquante-deux ans. Le cabinet de Thomas était décoré comme la salle d'attente, mais les murs étaient vert sapin et, surtout, les meubles étaient authentiques. Le bureau à lui seul valait une petite fortune.

Thomas avait examiné plusieurs fois M. Lowell et avait

revu les coronarographies réalisées par le cardiologue de l'avocat, le Dr Whiting. Pour Thomas, la situation était claire. M. Lowell souffrait d'une angine de poitrine, avait déjà subi une petite attaque et les examens montraient une circulation artérielle difficile. L'homme avait besoin d'une opération et Thomas le lui avait dit. Maintenant, il voulait conclure.

« C'est une décision tellement irréversible, disait nerveusement M. Lowell.

– Mais néanmoins une décision qu'il faut prendre, coupa Thomas qui se leva et ferma le dossier. Malheureusement, mon temps est compté. Si vous avez autre chose à me demander, vous pouvez téléphoner. »

Thomas se dirigea vers la porte comme un bon vendeur sachant la question réglée.

« Que pensez-vous d'un deuxième avis? demanda timidement Lowell.

– Monsieur Lowell, fit Thomas, vous pouvez prendre tous les avis que vous voudrez. Je vais envoyer une lettre au Dr Whiting et vous en parlerez avec lui. » Thomas ouvrit la porte de la salle d'attente. « En fait, monsieur Lowell, je devrais vous encourager à voir un autre chirurgien car je n'aime pas beaucoup travailler avec des gens négatifs. Maintenant, si vous me permettez... »

Thomas referma la porte sur Lowell, certain que ce dernier se ferait opérer. Il s'assit et rassembla les documents nécessaires à son exposé aux Grands Rounds le lendemain matin puis signa les lettres que Doris lui avait laissées.

Quand Thomas sortit avec les lettres signées, il ne fut pas surpris de trouver M. Lowell dans la salle d'attente. Thomas jeta un coup d'œil à Cassi, la salua d'un bref signe de tête puis se tourna vers son patient.

« Docteur Kingsley, j'ai décidé de faire cette opération.

– Parfait, répondit Thomas. Appelez Mlle Stratford la semaine prochaine et elle fixera une date. »

M. Lowell remercia Thomas et sortit en refermant doucement la porte.

Tenant les articles comme si elle les lisait, Cassi regarda son mari parcourir quelques notes avec Doris. Elle avait remarqué avec quelle maestria il s'était occupé de Lowell. Il ne semblait jamais hésiter. Il savait ce qu'il fallait faire et le faisait. Elle avait toujours admiré son sang-froid, qualité qu'elle croyait ne pas posséder. Cassi sourit pendant que son regard parcourait les lignes nettes de son profil, ses cheveux couleur sable et son corps athlétique. Elle le trouvait extraordinairement attirant.

Après les épreuves du jour, et même de la semaine, Cassi avait envie de courir à lui pour se jeter dans ses bras. Elle savait néanmoins d'instinct qu'il n'aimerait pas cette démonstration d'affection, surtout en présence de Doris. Et Cassi savait qu'il avait raison. Le cabinet n'était pas l'endroit pour ça. Elle remit donc ses papiers dans le classeur et celui-ci dans le sac en toile.

Thomas en avait fini avec Doris, mais il ne parla pas à Cassi avant que la porte se referme sur eux.

« Je dois aller en réa, dit-il d'une voix sans timbre. Tu peux venir ou m'attendre dans le hall. Comme tu veux. Je ne serai pas long.

– Je viens », dit Cassi qui avait tout de suite deviné que Thomas avait eu une rude journée. Elle dut presser le pas.

« Pas trop d'ennuis aujourd'hui? hasarda-t-elle.

– Les opérations se sont bien passées. »

Cassi préféra ne pas poser d'autres questions. Il était difficile de parler en se frayant un chemin dans le bâtiment Scherington. De plus, elle avait appris par expérience qu'il valait mieux, le plus souvent, laisser Thomas parler de lui-même quand ça n'allait pas.

Dans l'ascenseur, elle le regarda : il ne quittait pas des yeux l'affichage des étages. Il semblait tendu et préoccupé.

« Je serais contente d'être à la maison ce soir, dit Cassi. J'ai besoin d'une bonne nuit de sommeil.

– Tes fadas t'ont réveillée la nuit dernière?

– Je ne veux pas entendre tes opinions de chirurgien sur la psychiatrie », coupa Cassi.

Thomas ne répondit pas, mais un sourire ironique flotta sur ses lèvres et il parut se détendre un peu.

Les portes de l'ascenseur s'ouvrirent au seizième et ils descendirent, Thomas en premier. Malgré toutes ses années d'hôpital, Cassi avait toujours la même réaction en pénétrant dans l'étage de chirurgie. Si ce n'était pas de la peur, ça lui ressemblait bien. L'atmosphère de crise sapait la muraille qu'elle avait dressée entre elle et sa propre maladie. Ce qui étonnait Cassi, c'est qu'elle ne réagissait pas ainsi au service de médecine où, pourtant, il y avait immanquablement des patients à complication diabétique.

Quand Thomas et Cassi approchèrent de la réa, plusieurs parents de malade reconnurent Thomas. Comme une star de rock ou de cinéma, il fut instantanément entouré. Une vieille femme essayait de le toucher comme s'il avait été un dieu. Thomas garda son calme, disant à chacun que l'opération s'était déroulée normalement et que le personnel soignant les tiendrait au courant. Il réussit enfin à se dégager, non sans peine, et entra dans le service où personne n'osa le suivre, sauf Cassi.

Au milieu de la foule des machines, des écrans d'oscilloscopes et des bandages, Cassi sentit ses terreurs muettes monter d'un cran. D'ailleurs, les patients semblaient oubliés, perdus comme ils l'étaient dans la jungle des appareils. A dire vrai, les infirmières et les médecins semblaient s'occuper surtout de ceux-ci.

Thomas passa de lit en lit. Dans le service, chaque malade avait sa propre infirmière spécialisée à qui Thomas parlait, sans un regard pour le patient, sauf si elle attirait son attention sur un signe anormal. Il contrôlait tous les paramètres affichés par les appareils, étudiait la balance des liquides organiques, levait les radios vers le plafonnier et scrutait les valeurs des électrolytes et des gaz du sang. Cassi en savait assez pour être consciente de son ignorance.

Comme Thomas l'avait promis, il ne fut pas long. Tous ses patients allaient bien. Avec Larry Owen à leur tête, l'équipe d'internes saurait résoudre tous les petits problèmes de la nuit. Quand Thomas et Cassi ressortirent, les familles lui tombèrent encore dessus. Il dit qu'il regrettait de ne pas avoir plus de temps mais que tout le monde allait bien.

« Ce doit être très satisfaisant de susciter tant d'admiration », dit Cassi en allant vers l'ascenseur.

Thomas ne répondit pas tout de suite. La phrase de Cassi lui rappelait le plaisir qu'il avait ressenti, des années plus tôt, lorsque les Nazzaro l'avaient accueilli. Leur gratitude avait un sens. Puis il repensa à la fille de M. Campbell. Il jeta un coup d'œil derrière lui, se rendant compte qu'il ne l'avait pas vue.

« Oui, c'est agréable que les parents apprécient, fit Thomas sans grande conviction. Mais ce n'est pas très important. Ce n'est certainement pas pour ça que j'opère.

– Bien sûr que non, répliqua Cassi. Ce n'est pas ce que je voulais dire.

– Pour moi, l'approbation de mes professeurs et supérieurs a toujours été plus importante », expliqua Thomas.

L'ascenseur arriva et ils y entrèrent.

« L'ennui, continua Thomas, c'est que maintenant, c'est moi le professeur. »

Cassi leva les yeux. A sa grande surprise, il avait parlé d'une voix mélancolique fort peu habituelle. Il regardait droit devant lui et semblait absorbé en lui-même comme un rêveur éveillé.

Les pensées de Thomas revinrent à son internat en chirurgie du thorax, une période d'aventures et d'exaltation incroyable. Il se souvint qu'il avait vécu à l'hôpital pendant trois ans, ne retournant dans son sinistre deux pièces que pour recharger ses batteries en dormant quelques heures. Pour devenir le meilleur, il avait travaillé plus dur qu'il n'aurait cru possible. Et finalement, on l'avait nommé chef de clinique. Par bien des côtés, Thomas trouvait que cela avait été le couronnement de sa vie. Il dominait enfin un groupe de gens aussi doués et bagarreurs que lui. Thomas n'oublierait jamais l'instant où chacun de ses assistants l'avait félicité. Il se dit qu'alors, sans aucun doute, la chirurgie et la vie en général étaient plus passionnantes qu'aujourd'hui. Des parents en adoration, c'était bien, mais ça ne remplaçait pas tout.

Quand Cassi et Thomas sortirent de l'hôpital, ils furent méchamment giflés par le vent mouillé de Boston. Des rafales faisaient tourbillonner furieusement la pluie. A 6 h 15, il faisait déjà nuit. La seule clarté venait des lumières de la ville, reflétées par le plafond des nuages bas. Cassi prit Thomas par la taille et, ensemble, ils coururent au parking voisin.

Une fois à l'abri, ils tapèrent des pieds pour égoutter l'eau et remontèrent plus lentement la rampe de béton. Le sol mouillé avait une odeur étonnamment âcre. Thomas ne se conduisait toujours pas normalement et Cassi essayait de deviner ce qui le tourmentait. Elle avait le sentiment désagréable qu'il s'agissait de quelque chose qu'elle avait fait, mais elle ne voyait pas quoi. Ils ne s'étaient pas vus depuis leur arrivée à l'hôpital, jeudi matin, et tout allait apparemment bien.

« Tu es fatigué de ta dernière nuit? demanda Cassi.

– Oui, probablement. Encore que je n'ai pas eu le temps d'y penser.

– Et tes opérations? Ça s'est bien passé?

– Je te l'ai déjà dit : très bien, dit Thomas. D'ailleurs, j'aurais fait un autre pontage si on m'avait laissé le programmer. J'ai terminé trois cas dans le temps nécessaire à George Sherman pour en faire deux et Ballantine, notre patron sans peur et sans reproche, un.

– Tu devrais être content alors », répondit Cassi.

Ils s'arrêtèrent devant une Porsche 928, gris anthracite métallisé. Thomas hésita et regarda Cassi par-dessus le toit de la voiture.

« Mais je ne suis pas satisfait. Comme d'habitude, il y a eu une foule de petites choses exaspérantes qui ont compliqué mon travail. Tout paraît empirer au lieu de s'améliorer au Memorial, j'en ai vraiment marre. Et puis, pour couronner le tout, on m'a appris, pendant la conférence de chirurgie, qu'on me piquait quatre vacations par semaine afin que George puisse inscrire davantage de ses foutus cas d'enseignement. Ils n'ont déjà pas assez de patients pour remplir leurs horaires sans aller chercher des malades qui n'ont aucun droit aux précieux lits de l'hôpital. »

Thomas ouvrit la porte, monta et s'étira pour atteindre celle de Cassi.

« De plus, reprit Thomas en agrippant le volant, j'ai l'impression qu'il se prépare autre chose. Entre George et Ballantine. Merde! J'en ai assez de ce foutoir! »

Thomas démarra en trombe, en arrière puis en avant, et les pneus hurlèrent. Cassi s'accrocha au tableau de bord pour rester droite. Quand il glissa sa carte dans la porte automatique, elle prit la ceinture derrière son épaule. En la bouclant, elle dit :

« Thomas, je crois que tu devrais attacher la tienne.

– Pour l'amour du ciel, tonna Thomas. Cesse de me faire braire!

– Pardon », s'excusa bien vite Cassi, maintenant certaine d'être en partie responsable de la mauvaise humeur de son mari.

Thomas slalomait dans le trafic, faisant des queues-de-poisson à des conducteurs furieux. Cassi avait peur de dire quelque chose, de crainte de l'énerver encore plus. C'était comme un départ de Grand Prix.

Une fois au nord de la ville, la circulation devint plus fluide. Bien que Thomas roulât à plus de cent vingt, Cassi commença à se détendre.

« Je suis désolée de t'avoir ennuyé, surtout après une journée difficile », dit-elle enfin.

Thomas ne répondit pas mais ses traits étaient moins crispés et il serrait moins fort le volant. Cassi tenta plusieurs fois de demander si elle avait une part dans son énervement mais elle ne trouvait pas les mots qu'il fallait. Pendant un moment, elle se contenta de regarder défiler la route luisante de pluie.

« J'ai fait quelque chose qui ne t'a pas plu? risqua-t-elle enfin.

– Exact », fit-il d'un ton cassant.

Ils roulèrent un moment en silence. Cassi savait que cela finirait par venir.

« Apparemment Larry Owen connaît sur le bout du doigt nos problèmes médicaux personnels, lança Thomas.

– Mon diabète n'est pas un secret, répliqua Cassi.

– Non, parce que tu en parles trop souvent. Pour moi, moins tu en parles, mieux ça vaut. Je ne tiens pas à être au centre de ragots de couloir. »

Cassi ne se souvenait pas avoir discuté avec Larry, mais la question n'était pas là. Elle savait bien qu'elle avait parlé à plein de gens de son diabète, à commencer par Joan Widiker le jour même. Pour Thomas, comme pour sa mère, la maladie de Cassi n'était pas un fardeau à partager, même avec des amis proches.

Cassi regarda Thomas. Les phares des voitures qu'ils croisaient faisaient jouer les ombres sur son visage, dissimulant son expression.

« Je n'ai jamais pensé que parler de mon diabète pouvait nous causer du tort, dit Cassi. Désolée. Je ferai plus attention.

– Tu connais les hôpitaux : les gens ne perdent jamais une occasion de bavasser. Mieux vaut ne rien leur donner à se mettre sous la dent. Larry n'était pas seulement au courant pour ton diabète. Il savait que tu te ferais peut-être opérer des yeux. Tu avoueras qu'il est incroyablement bien renseigné! Il dit qu'il l'a su par ton ami Robert. »

Maintenant, Cassi comprenait. Elle savait bien qu'elle n'avait rien dit à Larry.

« J'ai effectivement discuté avec Robert, admit-elle. Ça m'a paru naturel. Nous nous connaissons depuis si longtemps et puis, il m'a parlé de son opération. On doit lui retirer une dent de sagesse incluse. Avec son antécédent de fièvre rhumatismale, il doit entrer à l'hôpital et être traité aux antibiotiques en perfusion. »

Ils quittèrent la route 128, vers le nord, vers l'océan. Ils tombèrent brusquement sur des nappes d'épais brouillard et Thomas ralentit.

« Néanmoins, je ne crois pas que ce soit une bonne idée de parler de ces problèmes, dit Thomas en scrutant la nuit à travers le pare-brise. Surtout à quelqu'un comme Robert Seibert. Je ne comprendrai jamais comment tu peux supporter un homosexuel aussi peu discret.

– Nous ne discutons jamais des penchants sexuels de Robert, coupa sèchement Cassi.

– Je ne vois pas comment vous pouvez l'éviter.

– Robert est un homme intelligent et un pathologiste fichtrement doué.

– C'est toujours ça de pris sur l'ennemi », ironisa Thomas, non sans savoir qu'il allait un peu trop loin.

Cassi ravala sa réponse. Elle savait que Thomas était en colère et cherchait à la provoquer; elle n'ignorait pas que perdre son sang-froid n'arrangerait rien. Après un court silence, elle tendit la main pour masser le cou de Thomas. Il résista d'abord, mais elle le sentit réagir au bout de quelques minutes.

« Je suis désolée d'avoir parlé de mon diabète, dit-elle, ainsi que de l'état de mes yeux. »

Continuant son massage, Cassi regardait par la fenêtre sans voir. Une terreur sourde lui fit se demander si Thomas ne commençait pas à en avoir assez de sa maladie. Peut-être se plaignait-elle trop, surtout avec tous les tracas du changement de service. En y repensant, Cassi dut admettre que Thomas s'éloignait d'elle depuis quelques mois, il était plus brutal et moins tolérant. Cassi se promit de moins parler de son diabète. Elle savait, mieux que personne, à quelle tension Thomas était soumis et elle ne tenait pas à l'aggraver.

Tout en massant le cou de son mari, Cassi pensa qu'il serait bon de changer de sujet.

« Est-ce que quelqu'un a fait un commentaire après que tu as bouclé trois pontages pendant que les autres en faisaient un ou deux?

– Non, personne n'a rien dit parce que c'est toujours comme ça. Il n'y a vraiment personne pour rivaliser avec moi.

– Et si tu faisais un match avec le meilleur : toi! lança Cassi avec un sourire.

– Oh non! s'écria Thomas. Pas de pseudopsychologie avec moi.

– La compétition est-elle si importante? demanda Cassi en redevenant sérieuse. La satisfaction d'aider des gens à reprendre la vie active ne te suffit pas?

– C'est agréable, admit Thomas. Mais cela ne m'aide pas à obtenir des lits ou du temps, même si les patients que je propose sont les plus appropriés d'un point de vue physique autant que social. Et leur gratitude ne me fera sans doute jamais patron, encore que je ne sois plus certain de vouloir ce poste. A vrai dire, la griserie de l'intervention ne dure plus autant. Depuis peu, je me sens vide. »

Le mot vide rappelait quelque chose à Cassi. Un rêve? Elle regarda l'intérieur de la voiture, aspira l'odeur du cuir, écouta le frottement lancinant des essuie-glaces, en laissant son esprit vagabonder. Où était l'association? Puis elle se souvint... « vide » était le mot qu'avait employé le colonel Bentworth pour décrire ses dernières années. Colère et vide, c'est ce qu'il avait dit.

Sortant de la forêt dénudée, ils foncèrent à travers les marais salants. Par la fenêtre battue de pluie, Cassi saisissait des bribes du maussade paysage de novembre. L'automne était terminé et la pluie avait délavé les derniers lambeaux de couleur des troncs nus. L'hiver arrivait, annoncé par la froide humidité de la nuit. Ils prirent le dernier tournant, passèrent bruyamment sur un pont de bois et entrèrent dans l'allée. Dans la lumière tressautante des phares, Cassi distingua les contours de leur maison. Contruite à la fin du siècle dernier dans le style typique de la Nouvelle-Angleterre pour servir de résidence d'été à un riche négociant, on l'avait aménagée pour l'hiver dans les années quarante. Sa ligne basse et l'arête irrégulière du toit lui donnaient une silhouette unique. Cassi aimait la maison, peut-être plus en été qu'en hiver. Son plus gros avantage était sa situation. Elle était nichée dans une petite anse avec vue, au nord, sur la mer. Bien qu'à quarante minutes de Boston, Cassi trouvait que cela valait la peine.

En remontant la grande allée, Cassi repensa à l'époque où elle avait commencé à voir Thomas. Ils s'étaient rencontrés quand elle avait été envoyée au Memorial pour son stage de médecine interne, en troisième année. Un jour, elle avait vu le Dr Thomas Kingsley en salle. Avec un groupe d'internes qui le suivaient comme des petits chiens, il était en train d'évaluer une crise cardiaque due à un choc cardiogénique. Cassi avait été fascinée. Elle avait entendu parler de lui et fut stupéfaite de le découvrir si jeune. Elle le trouvait très séduisant mais elle n'aurait jamais pensé qu'un type avec autant d'allure lui consacrerait plus d'un regard, sinon, peut-être, pour lui poser une colle. Si Thomas l'avait remarquée ce jour-là, rien ne le laissa soupçonner.

Une fois au sein de l'hôpital, Cassi se trouva moins intimidée qu'elle ne le craignait. Elle travailla beaucoup et découvrit, à sa grande surprise, qu'elle était très appréciée. Avant, elle n'avait pas le temps de sortir mais, au Boston Memorial, le travail et le loisir se confondaient. Cassi se retrouva assidûment poursuivie par la plupart des médecins... et ils lui apprirent beaucoup de choses, frivoles et autres. Bientôt, même les plus jeunes des assistants entrèrent en lice, notamment un élégant ophtalmologiste qui n'acceptait pas les refus. Cassi n'avait jamais rencontré quelqu'un d'aussi têtu, surtout chez lui, à Beacon Hill, devant un feu de bois. Mais tout ça n'était pas bien sérieux jusqu'à ce que George Sherman sorte avec elle. Elle ne l'encouragea pas beaucoup mais il se mit à lui envoyer des fleurs, des petits cadeaux et puis, brusquement, lui proposa le mariage.

Cassi ne refusa pas tout de suite. Elle aimait bien George, mais pas d'amour. Pendant qu'elle réfléchissait encore au meilleur moyen de réagir, il se passa quelque chose de plus inattendu : Thomas Kingsley lui demanda de sortir avec lui.

Cassi se souvenait de sa folle excitation de se trouver avec Thomas. Il avait une confiance en lui que certains auraient pu taxer d'arrogance. Pas Cassi. Pour elle, il savait tout simplement ce qu'il voulait et prenait ses décisions avec une rapidité stupéfiante. Quand Cassi avait essayé de lui parler de son diabète, au début de leurs relations, Thomas avait écarté le sujet comme relevant du passé. Il lui redonna la confiance en elle qui lui manquait.

Cassi avait vécu un moment difficile pour dire en face à George qu'elle ne l'épouserait pas et, qu'en plus, elle était tombée amoureuse d'un de ses collègues. George prit la chose avec un calme apparent et dit qu'il souhaitait rester son ami. Quand elle le croisait dans l'hôpital, il semblait s'inquiéter plus de son bonheur à elle que du fait qu'elle l'ait rejeté.

Thomas était charmant, attentionné et galant; pas du tout ce à quoi Cassi s'attendait. Elle avait entendu dire qu'il était célèbre pour ses liaisons intenses mais brèves. Il lui disait rarement qu'il l'aimait mais le montrait de bien des manières. Il emmenait Cassi aux cours, avec les chefs de clinique, et même au bloc pour les cas intéressants. Pour leur premier Noël ensemble, il lui avait acheté un bracelet ancien en diamants. Puis, le jour de l'an, il demanda sa main.

Cassi n'avait jamais voulu se marier pendant ses études. Mais Thomas Kingsley était le genre d'homme auquel elle s'était interdit de rêver. Elle n'aurait sans doute jamais plus l'occasion de rencontrer quelqu'un comme lui et, puisque Thomas était lui-même médecin, elle sentait que cela ne gênerait pas son travail. Cassi dit oui et Thomas fut fou de joie.

Ils se marièrent sur la pelouse devant la maison de Thomas, face à la mer. Presque tout l'hôpital était là et on en parla ensuite comme de l'événement de l'année. Cassi se souvenait de chaque minute de cette superbe journée de printemps. Le ciel d'un bleu tropical, presque celui des yeux de Thomas, la mer relativement calme, avec des petits moutons blancs soulevés par la brise d'ouest.

Le buffet fut somptueux, la pelouse piquée de tentes d'allure médiévale avec une oriflamme flottant au sommet de chacune. Cassi n'avait jamais été aussi heureuse et Thomas semblait fier, attentif aux moindres détails.

Après le départ des invités, ils avaient marché le long de la grève, ignorant les vagues glacées qui leur léchaient les chevilles.

Cassi ne s'était jamais sentie si proche du bonheur ou de la sécurité. Ils passèrent la nuit au Ritz Carlton de Boston avant de s'envoler pour l'Europe.

En rentrant de leur lune de miel, Cassi s'était remise à ses études mais elle n'oubliait jamais son puissant mentor. Thomas aidait sa femme de toutes les façons possibles. Elle avait toujours été assez brillante mais, avec l'aide et les encouragements de Thomas, elle réussissait au-delà de ses espérances les plus folles. Il continua à l'inviter souvent au bloc et, quand elle passa en chirurgie, la prit comme assistante, expériences dont les autres étudiants pouvaient seulement rêver. Deux ans plus tard, au moment de choisir sa spécialité, ce fut le service de pathologie qui demanda Cassi et non l'inverse.

Le souvenir qui réchauffait sans doute le plus son cœur était le week-end où elle avait reçu son diplôme. Thomas était resté un peu distant depuis leur réveil, ce que Cassi avait attribué à une opération difficile qui l'attendait. La veille, pendant le dîner, il avait parlé à Cassi d'un patient qui devait lui arriver par avion. Il s'était excusé de ne pas pouvoir l'accompagner au repas de fête. Bien que déçue, Cassi avait assuré à Thomas qu'elle comprenait.

Pendant la cérémonie, Thomas s'était ridiculisé, et elle avec, en la suivant jusqu'au podium pour la bombarder de photos au flash avec son Pentax. Puis, alors que Cassi s'attendait à le voir partir brusquement pour opérer, il l'avait conduite à travers la pelouse vers une limousine. Un peu perdue, Cassi monta dans la longue Cadillac noire. Dedans, il y avait deux flûtes et une bouteille bien fraîche de Dom Pérignon.

Comme dans un rêve, Cassi fut entraînée à l'aéroport Logan, puis dans un avion pour Nantucket. Elle essaya de protester, disant qu'elle n'avait rien à se mettre et ne pouvait pas partir sans passer par la maison, mais Thomas lui promit qu'il s'était occupé de tout et c'était vrai. Il lui montra un sac contenant ses produits de beauté et ses médicaments, ainsi que des vêtements neufs et surtout une robe rose de Ted Lapidus, la plus sexy que Cassi avait jamais vue.

Ils n'étaient restés qu'une nuit, mais quelle nuit! Ils logeaient dans la chambre d'honneur de la résidence d'un vieux capitaine au long cours transformée en un ravissant relais de campagne. Le décor était très victorien, avec un énorme lit à baldaquin et du papier peint d'époque. Il n'y avait pas la télévision et, surtout, pas de téléphone. Cassi eut l'impression délicieuse d'être totalement chez elle.

Elle ne s'était jamais sentie si amoureuse et Thomas n'avait jamais été si prévenant. Ils avaient passé l'après-midi à parcourir à bicyclette les sentiers de campagne et à courir dans les vagues froides. Le dîner se déroula dans un restaurant français proche. La table, éclairée aux bougies, était nichée dans une fenêtre en avancée qui ouvrait sur le port de Nantucket. Les feux des bateaux à l'ancre étincelaient sur l'eau comme des pierreries. A la fin, Cassi reçut son plus joli cadeau. A sa grande surprise, elle tira doucement d'un petit écrin de velours le plus beau ras du cou à trois rangs de perles qu'elle avait jamais vu. L'attache était sur le devant : une grosse émeraude entourée de diamants. En l'aidant à mettre le collier, Thomas lui expliqua que l'agrafe était un héritage, rapporté d'Europe par son arrière-grand-mère.

Plus avant dans la nuit, ils s'aperçurent que l'imposant lit à baldaquin de leur chambre cachait une tare inattendue : il grinçait sans pitié à chaque mouvement. Cette découverte les fit mourir de rire mais ne gâcha pas leur plaisir. Cela fut, pour Cassi, un souvenir de plus de ce merveilleux week-end.

La rêverie de Cassi fut interrompue par un choc : Thomas venait d'arrêter brutalement la Porsche devant le garage. Il tendit le bras et appuya, dans la boîte à gants, sur le bouton d'ouverture automatique.

Le garage, vieillot lui aussi, était complètement séparé de la maison. Il y avait un appartement au premier, prévu au départ pour les domestiques, où vivait la mère de Thomas, Patricia, dont le mari était mort. Elle avait quitté la grande maison après leur mariage.

La Porsche entra en tonnant dans le garage, puis le moteur s'éteignit après un dernier vrombrissement. Cassi sortit en faisant bien attention à ne pas heurter sa Chevrolet garée à côté. Thomas tenait à sa voiture comme à la prunelle de ses yeux. Elle ferma ensuite la portière tout doucement. Elle avait l'habitude de claquer les portières, ce qui était indispensable avec la vieille berline Ford de la famille. Thomas était devenu blême plusieurs fois quand elle était retombée dans cette mauvaise habitude, malgré tous ses discours sur la perfection des Porsche.

« Il est bien temps », lâcha Harriet Summer, la bonne, quand ils entrèrent. Pour souligner son mécontentement, elle regarda ostensiblement sa montre. Harriet travaillait déjà pour les Kingsley avant la naissance de Thomas. C'était le type même de la vieille servante et il fallait la traiter comme telle. Cassi n'avait pas mis longtemps à l'apprendre.

« Le dîner sera sur la table dans une demi-heure. Si vous n'êtes pas là, il refroidira. Ce soir, il y a mon émission de télé préférée, Thomas, alors je pars à 8 h 30, quoi qu'il arrive.

– Nous serons là, affirma Thomas en retirant son manteau.

– Et accroche cet imper, lança Harriet. Je ne vais pas ramasser tes affaires toute la sainte journée. »

Thomas obéit.

« Et Mère? demanda-t-il.

– Comme toujours, répliqua Harriet. Elle a bien déjeuné et elle vous attend pour le dîner, alors, ouste. »

En montant au premier, Cassi s'émerveilla du changement de son mari : à l'hôpital, il était très agressif et autoritaire mais, dès l'instant où Harriet ou sa mère lui demandaient quelque chose, il s'exécutait.

En haut de l'escalier, Thomas tourna vers son bureau et dit à Cassi qu'il la verrait dans quelques minutes. Il n'attendit pas de réponse. Cassi n'en fut pas surprise et continua le couloir jusqu'à leur chambre. Elle savait qu'il aimait son bureau qui était presque le reflet de celui de l'hôpital, mis à part la vue sur le garage pittoresque et les marais salants au-delà. Seulement, depuis quelques mois, Thomas y passait de plus en plus de temps et dormait même parfois sur le divan. Cassi n'avait pas fait de commentaires, sachant qu'il souffrait d'insomnies mais, comme il passait de moins en moins de nuits avec elle, elle commençait à se désespérer.

La grande chambre était tout au bout du couloir, au nord-est. Les portes-fenêtres ouvraient sur un balcon dominant la pelouse qui descendait jusqu'à la mer. A côté, se trouvait une pièce donnant à l'est. Aux beaux jours, elle était inondée de soleil. Entre les deux pièces, on avait mis la salle de bains.

C'étaient les seules pièces de la maison redécorées par Cassi. Elle avait récupéré des meubles en osier blanc dédaigneusement abandonnés au garage, choisi des chintz clairs pour assortir l'édredron, les rideaux et les coussins des sièges. La chambre était tendue de papier à raies verticales et le boudoir peint en jaune pâle. L'ensemble était clair et joyeux, offrant un contraste saisissant avec le reste de la maison aux tons sombres et lourds.

Cassi avait investi le boudoir pour en faire son bureau car Thomas n'aimait pas y aller. Dans la cave, elle avait trouvé une table de cuisine qu'elle avait peinte en blanc et elle avait acheté des étagères en pin qu'elle laqua de la même couleur. L'une des étagères avait un rôle double : elle servait aussi à dissimuler un petit réfrigérateur contenant les médicaments de Cassi.

Après un autre test d'urine, Cassi alla au réfrigérateur et prit un paquet d'insuline normale et un de lente. Avec la même seringue, elle tira un demi-cm^3 de U 100 normale et un dizième de cm^3 de U 100 lente. Sachant qu'elle s'était fait une piqûre dans la cuisse gauche le matin, elle piqua dans la droite. Le tout n'avait pas pris cinq minutes.

Après une douche rapide, Cassi frappa à la porte du bureau de Thomas. En entrant, elle sentit qu'il était plus détendu. Il venait de finir d'enfiler une chemise propre et l'avait boutonnée de travers.

« Tu fais un beau chirurgien! plaisanta-t-elle en rectifiant la chose. J'ai rencontré un interne que tu as impressionné cette nuit. Heureusement qu'il ne t'a pas vu boutonner ta chemise. »

Cassi aspirait à une conversation légère.

« Qui était-ce? demanda Thomas.

– Tu l'as aidé pour une tentative de réanimation.

– Pas très efficace. L'homme est mort.

– Je sais, fit Cassi. J'ai vu l'autopsie ce matin. »

Thomas s'assit sur le divan pour enfiler ses mocassins.

« Pourquoi diable assistais-tu à une autopsie? interrogea-t-il.

– Parce que c'était un cas de chirurgie cardiaque où la cause du décès n'était pas claire. »

Thomas se releva et se mit à brosser ses cheveux mouillés.

« Le service de psychiatrie tout entier est monté voir? ironisa-t-il.

– Bien sûr que non, se défendit Cassi. Robert m'a appelée et... »

Cassi s'arrêta. Avant de parler de Robert, elle avait oublié leur discussion dans la voiture. Heureusement Thomas continua à se coiffer.

« Il a dit qu'il pensait avoir un autre cas pour la série des MOS. Tu te souviens, je t'en ai déjà parlé.

– Morts Opératoires Subites, débita Thomas comme s'il était à l'école.

– Et il avait raison, reprit Cassi. Il n'y avait pas de cause évidente du décès. L'homme avait eu un pontage par Ballantine.

– Je trouve cela suffisant, coupa Thomas. Le vieux a sans doute fait un point de suture au niveau d'un faisceau. Ça peut perturber la conductibilité cardiaque, c'est déjà arrivé.

– C'est ce que tu as pensé en essayant de le réanimer? demanda Cassi.

– Ça m'a traversé la cervelle. Je me suis dit que c'était une sorte d'arythmie aiguë.

– Les infirmières ont dit que le patient était cyanosé quand elles l'ont trouvé », ajouta-t-elle.

Thomas finit de se coiffer et montra qu'il était prêt pour le dîner. En prenant la parole, il fit un geste vers le couloir.

« Ça ne m'étonne pas. Il a dû suffoquer. »

Cassi précéda son mari. Par l'autopsie, elle savait que les poumons et les bronches du patient étaient libres, il ne s'était donc pas étouffé. Mais elle ne le dit pas à Thomas. Son ton suggérait qu'il en avait assez de ce sujet.

« J'aurais cru que commencer un nouvel internat t'occuperait, lança Thomas en commençant à descendre. Même un internat en psychiatrie. On ne te donne pas assez de travail?

– Plus qu'assez, répliqua Cassi. Je ne me suis jamais sentie aussi incompétente. Mais Robert et moi suivons cette série de MOS depuis un an. Nous aurions pu publier quelque chose. Et puis, bien sûr, j'ai quitté la pathologie mais je crois sincèrement que Robert est sur une piste intéressante. Enfin, quand il m'a appelée ce matin, j'ai pris le temps de monter.

– La chirurgie est un truc sérieux, dit Thomas, surtout la chirurgie cardiaque.

– Je sais bien, plaida Cassi, mais Robert a dix-sept cas maintenant, et peut-être dix-huit. Il y a dix ans, les MOS ne se produisaient apparemment que chez des malades dans le coma. Mais depuis peu, ça change. Des malades qui sont sortis frais et roses de la salle d'opération meurent sans raison pendant la période postopératoire.

– Si tu penses au nombre de cas de cardio traités au Memorial, dit Thomas, tu dois bien voir que tu parles d'un pourcentage ridicule. Le taux de décès du Memorial n'est pas seulement en dessous de la moyenne, c'est le plus bas.

– Je le sais aussi, répondit Cassi. Néanmoins, c'est une tendance qui, en elle-même, est intrigante. »

Thomas saisit soudain le bras de Cassi.

« Écoute, c'est déjà assez difficile que tu aies pris la

psychiatrie comme spécialité, alors n'essaye pas de gêner le service de chirurgie avec ses échecs. Nous sommes conscients de nos fautes. C'est pour ça que nous avons une séance de nécro.

– Je n'ai jamais voulu vous causer d'ennuis, protesta Cassi. En plus, l'étude des MOS, c'est le domaine de Robert. Je lui ai dit aujourd'hui qu'il devait continuer sans moi. N'empêche que je trouve ça vraiment fascinant.

– L'atmosphère compétitive de la médecine rend toujours fascinants les pépins des autres, dit Thomas en poussant doucement Cassi sous la voûte de la salle à manger. Que ce soit des erreurs humaines ou une décision de Dieu. »

La justesse de cette dernière remarque donna mauvaise conscience à Cassi. Elle n'avait jamais envisagé les choses ainsi, mais c'était vrai.

Quand ils entrèrent dans la salle à manger, Harriet leur lança un regard noir : ils étaient en retard. La mère de Thomas était déjà à table.

« Il était temps que vous vous montriez tous les deux, lança-t-elle de sa voix rauque. Je suis vieille. Je ne peux pas attendre si longtemps.

– Pourquoi ne manges-tu pas plus tôt? demanda Thomas en s'asseyant.

– Je suis restée seule deux jours, se plaignit Patricia. J'ai besoin de contacts humains.

– Alors, je ne suis pas humaine, hein? lança Harriet énervée. La vérité vient enfin d'éclater.

– Vous savez ce que je veux dire, Harriet », fit Patricia avec un geste de la main.

Harriet leva les yeux au ciel et commença à servir le ragoût.

« Thomas, quand vas-tu te faire couper les cheveux? demanda Patricia.

– Dès que j'aurais un peu de temps, répliqua son fils.

– Et combien de fois faudra-t-il que je te dise de mettre ta serviette? » gronda Patricia.

Thomas retira la serviette de son rond en argent et la jeta sur ses genoux.

Mme Kingsley mit une miette de nourriture dans sa bouche et commença à mâcher. Ses yeux d'un bleu brillant, comme ceux de Thomas, balayaient la salle à manger, épiant Harriet dans l'attente de la moindre bévue. Patricia était une dame à cheveux blancs, assez jolie et dotée d'une volonté de fer. Elle fumait des Lucky Strike depuis des années et des plis profonds partaient de sa bouche comme les rayons d'une roue. Elle était visiblement très seule et Cassi se demandait pourquoi elle ne déménageait pas pour un endroit où elle aurait des amis de son âge. Mais elle savait que cette pensée était teintée d'égoïsme : après avoir dîné plus de trois ans avec Patricia presque tous les soirs, la jeune femme aspirait à une fin de journée plus romantique. Malgré ses regrets, Cassi ne disait jamais rien. La vérité, c'est qu'elle avait toujours été intimidée par cette femme, qu'elle n'avait pas envie de l'offenser et, par là, d'encourir la colère de Thomas.

Tout bien pesé, les deux femmes s'entendaient assez bien, en tout cas selon Cassi à qui cela faisait de la peine de la voir vivre dans ce trou perdu, au-dessus du garage de son fils.

Une fois qu'Harriet eut servi, le dîner se passa en silence, ponctué par le cliquetis des couverts en argent contre la porcelaine et les murmures de refus quand Harriet reproposait les plats avec insistance. Ils avaient presque terminé lorsque Thomas rompit ce silence :

« Mes opérations se sont bien passées aujourd'hui.

– Je ne veux pas entendre parler de mort ni de maladie », trancha Mme Kingsley. Puis elle se tourna vers Cassi et dit : « Thomas est comme son père, il veut toujours parler boutique. Il n'a jamais pu discuter de quelque chose d'important ou de culturel. Parfois, je me dis que j'aurais mieux fait de ne pas me marier.

– Vous ne pouvez pas dire ça, s'exclama Cassi. Sinon, vous n'auriez pas eu ce fils extraordinaire.

– Ha! » explosa brutalement Patricia. Son rire résonna dans la pièce et fit tinter le lustre de cristal. « La seule chose vraiment extraordinaire avec Thomas, c'est combien il ressemble à son père. Au point d'être né avec un pied-bot. »

Cassi laissa tomber sa fourchette. Thomas ne lui en avait jamais parlé. L'imaginer petit bébé avec le pied tordu provoqua en elle une vague de tendresse, mais il était clair, en regardant Thomas, qu'il était furieux de la révélation de sa mère.

« C'était un bébé merveilleux, continuait celle-ci sans tenir compte de la rage à peine contenue de son fils. Et un joli petit garçon très gentil. En tout cas jusqu'à la puberté.

– Mère, prononça Thomas d'une voix calme et égale, je crois que tu as assez parlé.

– Foutaises! comme vous dites aujourd'hui, rétorqua Patricia. A ton tour d'être sage, je suis restée seule ici, sans compter Harriet, pendant deux jours, alors, il faut me laisser parler. »

Après l'avoir fusillée du regard, Thomas plongea dans son assiette.

« Thomas, appela Patricia après un bref silence. Veux-tu retirer tes coudes de la table? »

Il recula sa chaise et se dressa, le visage rouge. Sans un mot, il jeta sa serviette et sortit. Cassi l'entendit monter d'un pas lourd. Puis la porte du bureau claqua. Le lustre de cristal tinta à nouveau doucement.

Comme d'habitude prise entre deux feux, Cassi hésita, ne sachant pas ce qu'il valait mieux faire. Au bout d'un instant, elle se leva aussi dans le but de suivre Thomas.

« Cassandra », lança sèchement Patricia. Puis, d'une voix plus douce, elle ajouta : « Asseyez-vous, s'il vous plaît. Laissez-le faire l'enfant. Mangez. Je sais que les diabétiques doivent manger. »

Cassi s'assit, troublée.

Thomas arpentait son bureau en maugréant. Il n'était pas juste qu'il ait à subir pareil traitement à la maison après une dure journée d'hôpital. Avec colère, il se demanda pourquoi Cassi était restée avec sa mère au lieu de venir le rejoindre. Il pensa un instant retourner à l'hôpital en rêvant à la fille de M. Campbell et à la gratitude qu'elle voudrait bien lui témoigner. Il se souvint de ce qu'elle avait dit à propos de « faire quelque chose pour lui ».

Mais la pluie froide qui battait le carreau rendit trop déplaisante l'idée de retourner en ville. Il prit donc un journal sur l'énorme pile et s'étala dans le fauteuil de cuir bordeaux, près de la cheminée.

Thomas essaya de lire mais son esprit vagabondait. Il se demandait pourquoi, après toutes ces années, sa mère pouvait toujours l'irriter si facilement. Puis il pensa à Cassi et à la série des MOS sur laquelle elle travaillait avec Robert. Dans son esprit, il n'y avait pas le moindre doute que la publicité qu'entraînerait une telle étude causerait beaucoup de tort à l'hôpital. Il savait aussi que Robert cherchait seulement à voir son nom imprimé, sans se préoccuper de ceux qu'il mettrait en cause.

Thomas jeta le journal sans le lire et alla dans la salle de bains attenante au bureau. Se contemplant dans le miroir, il regarda ses yeux. Il s'était toujours trouvé jeune pour son âge mais là, il n'en était plus aussi sûr. Il avait des cernes noirs et ses paupières étaient rouges et gonflées.

Retournant dans la pièce, il s'assit à son bureau et ouvrit le deuxième tiroir de droite pour y prendre un flacon. Il avala un cachet jaune puis, après une courte hésitation, un second. Au bar, il se servit un scotch et s'assit sur le fauteuil de cuir qui avait appartenu à son père. Il sentait déjà son énervement disparaître. Il reprit le journal sur la petite table et essaya de lire.

Il n'arrivait pas à se concentrer. Il était encore trop en colère. En pensée, il retourna à sa première semaine de clinicat en chirurgie cardiaque, aux prises avec une unité de réa bondée et deux internes qui réclamaient de la place. Par manque de lits, tout le programme opératoire s'était trouvé engorgé. Thomas se souvenait de sa visite du service de réa, passant soigneusement en revue tous les malades pour voir si certains pouvaient être transférés. Il finit par choisir deux « légumes » en coma irréversible. Ils avaient besoin de services d'une infirmière vingt-quatre heures sur vingt-quatre, mais il n'était pas moins vrai qu'ils n'avaient aucun espoir de guérison. Pourtant, quand Thomas demanda qu'on les déménage, leur médecin devint livide et le personnel soignant refusa d'obéir. Thomas revivait encore son humiliation quand l'avis des infirmières prit le dessus dans le service. Non seulement le problème n'avait pas été résolu, mais en plus Thomas s'était fait des ennemis. C'était comme si personne ne comprenait que la chirurgie – cette science qui donne la vie –, comme le coûteux service de réanimation, était destinée à des patients susceptibles de guérir, pas aux morts vivants.

Retournant au bar, Thomas se resservit un peu de whisky. La glace avait fondu dans le scotch et cassé son goût. En regardant le fauteuil de cuir rouge, Thomas repensa à son père, l'homme d'affaires, et se demanda ce qu'il aurait pensé de son fils s'il avait vécu... Thomas n'en savait rien car, comme Patricia, M. Kingsley n'avait jamais beaucoup soutenu ni encouragé Thomas; il était plus critique que constructif. Aurait-il approuvé pour Cassi? Thomas devinait que son père n'aurait pas pensé grand bien d'une diabétique.

Cassi, de son côté, était inquiète du départ de Thomas. Comme il était déjà de mauvaise humeur avant de descendre dîner, elle craignait qu'il ne soit en train d'écumer de rage au premier. Elle chercha désespérément à relancer la conversation, mais ne put tirer que des « oui, non » de Patricia qui semblait contente d'avoir fait partir Thomas.

« Son pied-bot était grave? demanda-t-elle finalement dans l'espoir de rompre le silence.

– Épouvantable. Exactement comme son père, qui a été handicapé toute sa vie.

– Je ne savais pas. Je n'aurais jamais cru.

– Bien sûr que non. Contrairement à son père, il a été traité.

– Grâce au Ciel », s'écria sincèrement Cassi.

Elle essaya de penser à Thomas boitillant. Elle avait du mal rien qu'à imaginer un Thomas mutilé, même enfant.

« La nuit, nous devions l'enfermer dans une prothèse corrective, expliqua Patricia. C'était désagréable car il criait et se débattait comme si je le torturais. »

Patricia se tapota les lèvres avec sa serviette.

Cassi se représenta Thomas enfant, ligoté dans son appareil contraignant. Cela avait certainement dû être pour lui une forme de torture.

« Bien, dit Patricia se levant brusquement. Pourquoi ne montez-vous pas? Il a visiblement besoin de quelqu'un. Ce n'est pas un garçon solide malgré son agressivité. J'y serais bien allée mais, apparemment, il vous a préférée. Les hommes sont tous les mêmes. On leur donne tout et ils vous abandonnent. Bonne nuit, Cassandra. »

Sidérée par la sortie de Patricia, Cassi resta assise seule un instant. Elle l'entendit discuter avec Harriet puis la porte d'entrée claqua. La maison était calme, mis à part le grincement du portillon que des rafales de vent faisaient bouger.

Elle se leva et commença à monter, un sourire aux lèvres en pensant que Thomas et elle avaient eu un point commun dans leur enfance : ils avaient tous les deux eu une maladie congénitale. Frappant à la porte du bureau, Cassi se demanda de quelle humeur elle allait trouver Thomas. Après sa manière d'être dans la voiture, plus Patricia pour lui casser les pieds, elle s'attendait au pire. Heureusement, en entrant dans la pièce, elle fut tout de suite soulagée. Thomas était assis en biais, les jambes posées sur l'accoudoir du fauteuil, un verre à la main et un journal dans l'autre. Il était beau et détendu. Plus important encore, il souriait.

« J'espère que Mère et toi êtes restées en bons termes, dit-il en levant les sourcils, comme s'il avait pu en être autrement. Je suis désolé de mon départ précipité mais elle a failli me rendre fou. Je ne me sentais pas d'attaque pour une scène. »

Thomas fit un clin d'œil.

« Tu es tellement prévisiblement imprévisible, fit Cassi en souriant. Ta mère et moi avons eu une conversation passionnante. Thomas, je ne savais pas pour ton pied-bot. Pourquoi ne m'en as-tu pas parlé? »

Elle se posa sur le bras du fauteuil, l'obligeant à s'asseoir normalement. Il ne répondit pas et contempla son verre.

« Ce n'est pas grave, reprit Cassi, mais je m'y connais en maladies infantiles. Je trouve rassurant que nous partagions une telle expérience. Je crois que cela nous donne un regard différent sur la vie.

– Je ne me souviens d'aucun pied-bot, coupa Thomas. A ma connaissance, je n'en ai jamais eu. Tout ça est une invention machiavélique de ma mère. Elle veut t'impressionner par tout ce qu'elle a souffert en m'élevant. Regarde mes pieds. Ont-ils l'air déformés? »

Thomas retira ses chaussures et leva les jambes.

En baissant les yeux, Cassi dut admettre qu'ils avaient l'air tout à fait normaux. Elle savait que Thomas n'avait pas de mal à marcher et avait même été un bon sportif à l'école. Pourtant, elle ne savait toujours pas qui avait menti.

« Cela paraît incroyable que ta mère puisse inventer un truc pareil. »

Son intonation était plus interrogative qu'affirmative mais Thomas le prit pour argent comptant.

Jetant le journal médical, il se leva d'un bond, manquant renverser Cassi.

« Écoute, je me fiche de savoir qui tu crois, s'écria-t-il. Mes pieds vont bien, ont toujours été parfaits et je ne veux plus entendre parler de pied-bot.

– D'accord, d'accord », fit Cassi d'une voix apaisante.

Elle regarda son mari d'un œil professionnel, notant que son équilibre n'était pas bon et qu'il avait du mal à contrôler ses gestes. Cassandra l'avait déjà remarqué à plusieurs reprises dans les mois précédents, mais sans en tenir compte. C'était son droit le plus strict de boire de temps à autre et elle savait qu'il aimait le scotch. Ce qui l'étonnait, c'est qu'il était sorti de table depuis très peu de temps. Il avait dû avaler plusieurs verres à la suite.

Avant tout, Cassi voulait que Thomas se détende. Si une discussion à propos d'un hypothétique pied-bot devait l'énerver, elle était d'accord pour laisser tomber, à jamais au besoin. Glissant du fauteuil, elle essaya de lui passer les bras autour du cou.

Il la repoussa et but une gorgée de scotch, comme pour la défier. Il avait l'air de chercher la bagarre. De près, Cassi remarqua que ses pupilles ne formaient plus que de petites taches noires dans ses iris bleus. Oubliant son irritation d'avoir été repoussée, Cassi dit :

« Thomas, tu dois être épuisé. Tu as besoin d'une bonne nuit de sommeil. » Elle leva encore les bras et, cette fois, il la laissa l'enlacer. « Viens te coucher avec moi », souffla-t-elle tendrement.

Thomas soupira mais ne dit rien. Il posa son verre entamé et laissa sa femme l'entraîner dans le couloir, jusqu'à leur chambre. Il commença à déboutonner sa chemise mais Cassi repoussa ses mains et le fit à sa place. Elle le déshabilla lentement, jetant les vêtements en tas sur le sol. Une fois qu'il fut sous les draps, elle se déshabilla vite et se glissa près de lui. C'était une délicieuse sensation de goûter la fraîcheur des draps repassés, le doux poids des couvertures et la chaleur du corps de Thomas. Dehors le vent de novembre faisait tinter les clochettes japonaises du balcon.

Cassi commença par lui masser le cou et les épaules. Ensuite, elle descendit lentement. Sous ses doigts, elle le sentait se détendre et réagir. Il bougea pour l'enlacer. Elle l'embrassa et posa doucement la main entre ses cuisses. Il n'avait même pas un début d'érection.

A l'instant où Thomas sentit la main de Cassi le toucher, il se redressa et la repoussa.

« Ne t'imagine pas que je vais te satisfaire cette nuit.

– Je ne pensais qu'à ton plaisir, murmura doucement Cassi, pas au mien.

– Ben voyons, répliqua méchamment son mari. N'essaye pas tes conneries de psychanalyste sur moi.

– Thomas, que nous fassions l'amour ou pas n'a aucune importance. »

Passant les jambes hors du lit, Thomas saisit ses vêtements d'un geste brusque et mal coordonné.

« Difficile à avaler! »

Il sortit dans le couloir en claquant si fort la porte que les doubles vitrages vibrèrent dans leur cadre.

Cassi se trouva rejetée dans la nuit solitaire. Le hurlement du vent, qui la rassurait quelques secondes avant, maintenant l'inquiétait. La vieille peur d'être abandonnée revint la hanter. Malgré la chaleur des couvertures, Cassi frissonna. Et si Thomas la quittait? Elle essaya de toutes ses forces de repousser cette pensée qu'elle ne pouvait supporter. Peut-être était-il seulement ivre. Elle se souvint de son manque d'équilibre et de ses mots brouillés. Pendant le court instant où elle avait bavardé avec Patricia, il semblait impossible qu'il ait absorbé assez d'alcool pour en arriver là mais, en y repensant, elle dut admettre que ce n'était pas la première fois depuis deux ou trois mois.

Roulant sur le dos, Cassi contempla le plafond où la lumière extérieure, passant à travers l'arbre dénudé, dessinait une gigantesque toile d'araignée. Effrayée, elle se mit sur le côté, mais elle trouva la même ombre sur le mur, en face de la fenêtre. Thomas se droguait-il? Une fois admise cette possibilité, elle s'aperçut qu'elle niait l'évidence depuis des mois. C'était encore une preuve que Thomas n'était pas heureux avec elle, que leur vie avait dramatiquement changé et qu'il s'était transformé.

Dans le cabinet de toilette du bureau, Thomas examinait son corps nu dans la glace. Il en était furieux, mais il devait convenir qu'il paraissait plus vieux. Encore plus inquiétant : son sexe ratatiné. En le touchant, il ne sentait presque rien et cette absence de réaction le remplit d'une immense terreur. Qu'est-ce qui ne tournait pas rond avec sa sexualité? Quand Cassi l'avait massé, ça lui avait donné envie de faire l'amour. Apparemment, son sexe n'était pas de cet avis.

Ce doit être la faute de Cassi, pensa-t-il, à moitié convaincu, en retournant dans son bureau pour se rhabiller. Reprenant son verre, il s'assit à son bureau et ouvrit le second tiroir sur la droite. Tout au fond, caché derrière le papier à lettre, il y avait plusieurs flacons de plastique. Pour dormir, il lui fallait un autre cachet. Rien qu'un! Il lança adroitement une des pastilles jaunes dans son gosier et la fit descendre avec le scotch. La rapidité avec laquelle il sentit le calme l'envahir l'étonna lui-même.

IV

Le lendemain matin, Cassi prit son insuline et avala son petit déjeuner sans apercevoir Thomas. A 8 heures, elle s'inquiéta. D'habitude, le samedi, ils partaient vers 8 h 15 afin que Thomas puisse voir ses patients avant les Grands Rounds et Cassi avancer son travail.

Reposant sur le bureau l'article qu'elle lisait, Cassi resserra la ceinture de sa robe de chambre et sortit du boudoir pour écouter à la porte de Thomas. Aucun bruit. Elle frappa doucement et attendit. Toujours rien. Elle tourna la poignée. La porte n'était pas fermée. Thomas était profondément endormi, son réveil dans la main. Il était clair qu'il l'avait arrêté et s'était rendormi.

Cassi alla à lui et le secoua gentiment. Pas de réaction. Elle le secoua plus fort et il ouvrit des yeux aux paupières lourdes, mais sans paraître la reconnaître.

« Désolée de te réveiller, mais il est 8 heures passées. Tu veux aller aux Grands Rounds?

– Grands Rounds? » répéta Thomas, un peu perdu. Puis il parut comprendre. « Bien sûr. Je serai en bas dans quelques secondes pour avaler une tartine. Nous serons partis à vingt, au plus tard.

– Je ne vais pas à l'hôpital aujourd'hui, dit Cassi aussi gaiement que possible. On ne m'attend pas en psychiatrie et j'ai plein de choses à lire. J'ai rapporté tout un sac d'articles.

– Comme tu veux, fit Thomas en s'asseyant. Ce soir, je

suis de garde, alors je ne sais pas quand je rentrerai. Je te le ferai savoir. »

Cassi descendit à la cuisine préparer pour Thomas de quoi manger dans la voiture.

Thomas s'assit sur le bord du lit car la pièce tournait autour de lui. Il attendit que sa vision s'éclaircisse, chaque battement de son cœur résonnant dans sa tête comme un marteau sur une enclume. Il tituba d'abord jusqu'au bureau où il prit un de ses flacons. Puis il alla à la salle de bains.

Évitant son reflet, il essaya de faire sortir une petite pilule triangulaire orange. Ce n'était pas facile et il en fit tomber plusieurs avant d'en mettre une sur sa langue et de l'avaler. Il risqua alors un coup d'œil à son visage : mieux qu'il ne craignait et qu'il ne se sentait. Avec un peu plus d'adresse, il prit un autre cachet, passa sous la douche et l'ouvrit en grand.

Cassi resta à la fenêtre du salon pour regarder Thomas entrer dans le garage. Malgré la vitre, elle entendit le grondement de la Porsche qui démarrait. Elle se demanda quel bruit cela faisait dans l'appartement de Patricia. Cette pensée lui rappela qu'elle n'était jamais allée lui rendre visite; pas une seule fois en trois ans.

Elle attendit que la Porsche ait accéléré au bout de l'allée et disparu dans le matin brumeux qui traînait sur les marais salants. Bien après que la voiture fut hors de vue, on entendait son rugissement grave quand Thomas changeait de vitesse. Le bruit finit par s'évanouir et le calme de la maison vide enveloppa Cassi.

Regardant ses paumes, elle vit qu'elles étaient moites. Elle pensa d'abord qu'elle avait une petite crise, mais s'aperçut que c'était de la nervosité. Elle allait violer le bureau de Thomas! Elle avait toujours estimé que la confiance et la discrétion jouent un rôle essentiel dans les rapports de couple, mais elle devait savoir. Depuis des mois, elle fermait les yeux, espérant que leur couple allait se ressouder. Maintenant, elle savait qu'elle ne pouvait pas continuer à attendre passivement.

En ouvrant la porte du bureau, elle eut l'impression d'être un voleur, un bien vilain voleur. Tous les petits bruits de la maison la faisaient sursauter.

« Seigneur, fit Cassi à haute voix, tu te conduis comme une idiote. »

Sa propre voix l'apaisa. Étant la femme de Thomas, elle avait le droit d'entrer dans toutes les pièces de la maison. Pourtant, par bien des côtés, elle se sentait encore en visite.

Le bureau était assez en désordre. Le divan-lit était encore ouvert, les couvertures en tas par terre. Cassi regarda le grand bureau puis aperçut la porte ouverte de la salle de bains. Elle ouvrit brutalement l'armoire à pharmacie. Dedans, il y avait de quoi se raser, le fouillis habituel de médicaments courants, quelques vieilles brosses à dent et des antibiotiques trop vieux, de la tétracycline. Elle vérifia toutes les boîtes, rien d'inquiétant.

Elle était sur le point de partir quand elle aperçut du coin de l'œil une tache de couleur sur le carrelage blanc. En se penchant, elle prit dans la main une petite pilule orange, triangulaire, marquée SKF-E-19. Ça lui rappelait quelque chose, mais quoi? Dans le bureau de Thomas, elle chercha un *Vidal* dans les rayons. N'en trouvant pas, elle retourna dans le boudoir et prit le sien. Elle passa rapidement au chapitre identification des médicaments. C'était de la Dexedrine!

Le cachet au creux de la main, Cassi contempla la mer. A un quart de mille, un voilier progressait lentement dans la houle. Le suivre un instant des yeux lui permit de mettre un peu d'ordre dans ses pensées. Elle ressentait un bizarre mélange de soulagement et d'angoisse. L'angoisse venait du fait qu'effectivement Thomas prenait des drogues. Le soulagement naissait de la nature du cachet qu'elle avait trouvé : de la Dexedrine. Cassi imaginait très bien un fonceur comme Thomas prendre occasionnellement un euphorisant pour accomplir son travail presque surhumain. Cassi savait combien d'opérations Thomas réalisait. Elle imaginait sans peine comment il avait pu se laisser prendre au piège d'avaler un cachet pour aiguiser ses sens quand il était épuisé. Pour Cassi, cela semblait aller avec sa personnalité. Mais malgré tous ses efforts, elle avait encore peur. Elle connaissait les dangers d'un abus de Dexedrine et se demandait dans quelle mesure elle en était responsable.

Elle posa l'innocent cachet sur la table et rangea le *Vidal*. L'espace d'un instant, elle regretta d'être allée dans le bureau de Thomas et d'y avoir trouvé ce comprimé. Il aurait été plus facile de tout ignorer. Après tout, ce n'était sans doute que passager. Si elle abordait le sujet avec Thomas, elle ne ferait que le rendre fou de rage.

« Tu dois faire quelque chose », s'exclama Cassi en essayant de se convaincre. Aussi ridicule que ça paraisse, la seule personne qui avait de l'autorité sur Thomas, c'était Patricia. Cassi n'avait aucune envie d'en parler à quelqu'un, mais elle s'attendait, au moins, à ce que Patricia ait à cœur l'intérêt de son fils. Pesant rapidement le pour et le contre, elle décida d'aller en discuter avec sa belle-mère. Si Thomas prenait de la Dexedrine depuis longtemps, quelqu'un devait intervenir.

Cassi se dit que la première chose à faire était de se rendre présentable. Arrachant peignoir et chemise de nuit, elle passa sous la douche.

Thomas adorait présenter des malades aux Grands Rounds. Les services au complet étaient là : médecine et chirurgie, même les internes et les étudiants. Aujourd'hui, l'amphithéâtre McPherson était si plein qu'il avait fallu s'asseoir sur les marches. Thomas attirait toujours une foule, même quand, comme ce jour-là, il partageait son temps avec George.

Quand Thomas finit son intervention, intitulée « Suivi à long terme des pontages coronariens », l'amphi entier éclata en applaudissements enthousiastes. A lui seul, le volume de travail de Thomas aurait suffit à impressionner n'importe qui et, étant donné ses bons résultats, les statistiques étaient dignes d'un surhomme.

Quand il demanda s'il y avait des questions, quelqu'un hurla du troisième gradin qu'il aimerait connaître le régime qui donnait tant d'énergie à Thomas. Le public rit bien fort, ravi de cet instant d'humour.

Quand les rires s'éteignirent, Thomas conclut :

« Je crois qu'après les statistiques que je vous ai présentées, il ne peut rester aucun doute sur l'efficacité du pontage coronarien. »

Il ramassa ses notes et s'assit à la table derrière l'estrade, à côté du Dr George Sherman.

Le sujet de l'exposé de George était « Un cas d'enseignement intéressant ».

Thomas ronchonna intérieurement et jeta un regard d'envie vers la sortie. Il avait un mal de tête carabiné qui avait empiré depuis son arrivée à l'hôpital. Quel sujet imbécile, pensa Thomas. Il regarda avec un énervement grandissant George monter sur l'estrade puis souffler dans le micro pour être sûr qu'il était branché. Comme si ça ne suffisait pas, il le frappa de sa chevalière. Satisfait, il se mit à parler.

Il s'agissait d'un homme de vingt-huit ans, nommé Jeoffry Washington, qui avait souffert d'un rhumatisme articulaire aigu à dix ans. Il était malade à l'époque et avait été hospitalisé longtemps. Une fois la crise passée, l'enfant avait gardé un fort souffle systolique, indiquant que la valvule mitrale était sérieusement touchée. Au fil des années, le problème s'était aggravé, à tel point qu'il fallait opérer pour remplacer la valvule défaillante.

A ce moment-là, on fit entrer Jeoffry Washington sur un fauteuil roulant, pour le présenter au public. C'était un Noir mince, l'air perdu, aux traits anguleux et nets, les yeux brillants et la peau couleur de chêne clair. Il releva la tête et observa la foule des visages qui le regardaient d'en haut.

Quand on remmena Jeoffry, il croisa le regard de Thomas. Jeoffry sourit et hocha la tête. Thomas lui rendit son geste. Le chirurgien ne pouvait s'empêcher d'être triste pour le jeune homme. Pourtant, même si son histoire était tragique, elle était classique. Thomas avait personnellement opéré des centaines de patients présentant les mêmes lésions.

Après le départ de Jeoffry, George remonta sur l'estrade :

« M. Washington va subir un remplacement de valvule mitrale, mais pendant les examens, on a fait une découverte intéressante. M. Washington a eu une crise de pneumocystose à carinii il y a un an. »

Un murmure d'excitation passa dans le public.

« Je suppose, tonna George pour couvrir le bruit des voix, qu'il n'est pas nécessaire de vous rappeler qu'une telle maladie fait penser au SIDA ou syndrome immunodépresseur acquis, que nous avons effectivement décelé chez ce patient. En fait, les penchants sexuels de Jeoffry Washington l'ont fait entrer dans la catégorie d'individus – les homosexuels de sexe mâle – dont le genre de vie conduit, apparemment, à l'immunosuppression. »

Maintenant Thomas savait ce que George avait voulu dire, la veille, dans la salle des chirurgiens. Il ferma les yeux pour essayer de contrôler la colère qui montait en lui. Jeoffry Washington était exactement le type de patient qui enlevait à ceux de Thomas des lits et du temps opératoire. Thomas n'était pas le seul à émettre des réserves sur l'opération de Jeoffry. L'un des internistes leva la main et George le reconnut.

« Permettez-moi d'émettre des doutes sur l'opportunité d'une opération complexe au vu du SIDA du patient, déclara l'interniste.

– Bonne question, répondit George. Je peux préciser que le bilan immunologique de Washington n'est pas très anormal actuellement. Il sera opéré la semaine prochaine, mais nous suivrons la population de ses cellules T et cytomégalovirus pour en dépister une chute soudaine. Le Dr Sorenson, du service d'immunologie, n'estime pas que le SIDA soit une contre-indication absolue pour une intervention. »

Une forêt de mains se leva dans le public et George passa aux questions. La discussion animée dépassa l'horaire prévu et, même après que la séance fut levée, des groupes de gens restaient agglutinés pour continuer.

Thomas essaya de partir tout de suite mais Ballantine s'était levé et lui barrait le chemin.

« Excellente présentation », rayonna-t-il.

Thomas approuva. Tout ce qu'il voulait, c'était sortir. Il avait la tête dans un étau.

George Sherman arriva derrière Thomas et lui tapa dans le dos.

« Toi et moi les avons vraiment passionnés ce matin. Nous aurions dû faire payer l'entrée. »

Thomas se retourna lentement pour faire face au visage souriant et satisfait de George.

« Pour parler franc, je trouve en effet que ça avait tout de la fête foraine. »

Il y eut un silence désagréable pendant que les deux hommes se toisaient au milieu de la foule.

« Bon, dit enfin George, je suppose que tu as le droit de penser ce que tu veux.

– Dis, ce pauvre type, Washington, que tu as montré comme un ours savant, il occupe un lit de chirurgie?

– Évidemment, répliqua George dont la rage montait. Où crois-tu que je l'ai mis? Dans la cafétéria?

– Ça suffit, tous les deux, dit Ballantine.

– Je vais te dire où, coupa Thomas en frappant la poitrine de George de l'index. Il devrait être en médecine, pour le cas où on pourrait résoudre son problème immunologique. Ayant déjà eu une pneumonie à carinii, il y a des chances pour qu'il soit mort bien avant d'atteindre un état cardiaque dangereux. »

George repoussa la main de Thomas.

« Comme je l'ai dit, tu as droit à ton avis. Moi, je trouve que Jeoffry Washington est un bon sujet de cours.

– Bon sujet de cours, ironisa Thomas. Ce type est malade. Il ne devrait pas occuper un des rares lits de chirurgie cardiaque. D'autres ont besoin de ce lit. Tu ne peux pas le comprendre? C'est pour ce genre d'ânerie que je dois faire attendre mes patients qui, eux, n'ont pas d'autre problème médical et apportent réellement quelque chose à la société. »

George repoussa de nouveau la main de Thomas.

« Enlève tes sales pattes de là, tu veux?

– Allons, messieurs, un peu de dignité, dit Ballantine en se mettant entre eux.

– Je ne suis pas sûr que Thomas sache ce que ça veut dire, rétorqua George.

– Écoute, petit merdeux, fit Thomas avec hargne en saisissant à pleine main la chemise de George, malgré l'embonpoint de Ballantine. Tu ridiculises notre programme avec les cas que tu dégottes rien que pour remplir ton satané horaire d'enseignement.

– Tu ferais mieux de lâcher ma chemise, avertit George, dont le visage s'empourprait.

– Assez, cria Ballantine en retirant la main de Thomas.

– Notre travail est de sauver des vies, grinça George les dents serrées, et pas de faire des jugements de valeur. Ça, c'est à Dieu d'en décider.

– Exactement, répliqua Thomas. T'es si con que tu ne t'aperçois même pas que c'est toi qui décides qui doit vivre et qui doit mourir. Seulement, ton jugement est nul. A chaque fois que tu me retires du temps opératoire, un autre patient valable est condamné à mort. »

Thomas tourna les talons et sortit à grands pas.

George respira à fond et rajusta sa chemise en désordre.

« Grand Dieu! Il ne se prend vraiment pas pour de la merde, Kingsley!

– Pour ça, il est arrogant, admit Ballantine. Mais c'est vraiment un chirurgien hors pair. Ça va?

– Je vais très bien, dit George. Je dois avouer que j'ai bien failli le frapper. Voyez-vous, j'ai comme l'impression qu'il va nous causer des ennuis. J'espère qu'il ne soupçonne rien.

– De ce côté-là, son arrogance nous sert.

– Nous avons eu de la chance. A propos, avez-vous remarqué son tremblement?

– Non, fit Ballantine surpris. Quel tremblement?

– Ça va et ça vient, expliqua George. Je l'ai remarqué depuis un mois, avant il était toujours si calme. Je l'ai même remarqué aujourd'hui, pendant son exposé.

– Des tas de gens sont nerveux devant un groupe.

– Oui, mais c'était pareil quand je lui ai parlé de la mort de Wilkinson.

– Évitons de parler de Wilkinson, voulez-vous? » répondit Ballantine en regardant l'amphi se vider lentement. Il sourit à une connaissance. « Thomas est sans doute un peu tendu.

– Peut-être, fit George, pas convaincu. Je crois quand même qu'il va nous poser des problèmes. »

Pour aller voir Patricia, Cassi s'habilla comme si c'était leur première rencontre. Elle choisit avec beaucoup de soin une jupe de laine bleu foncé avec la veste assortie, et une de ses blouses blanches à col haut. Au moment de sortir, elle remarqua l'état de ses ongles et retarda avec plaisir cette visite, le temps de retirer le vieux vernis et d'en mettre une autre couche. Quand celle-ci fut sèche, elle décida qu'elle n'aimait pas sa coiffure, la défit et recommença.

Ayant épuisé toutes les raisons de reculer, elle traversa la cour entre la maison et le garage. Il faisait un froid de canard. En sonnant, Cassi voyait son haleine dans l'air glacial. Pas de réponse. Debout sur la pointe des pieds, elle regarda par la petite fenêtre de la porte mais elle ne voyait qu'un escalier. Elle sonna encore et cette fois aperçut sa belle-mère descendre lentement et regarder par la vitre.

« Qu'y a-t-il, Cassandra? » cria-t-elle.

Étonnée que Patricia n'ouvre pas, Cassi se tut un instant. Étant donné les circonstances, elle n'avait pas envie de hurler la raison de sa visite. Finalement, elle laissa tomber :

« Je veux vous parler de Thomas. »

Même avec cette explication, il y eut une pause assez longue pour que Cassi se demande si Patricia l'avait entendue. Puis plusieurs loquets grincèrent et la porte s'ouvrit. Pendant un instant, les deux femmes se mesurèrent du regard.

« Oui? dit enfin Patricia.

– Je suis désolée de vous déranger... commença Cassi sans achever sa phrase.

– Vous ne me dérangez pas, fit Patricia.

– Je peux entrer?

– Sans doute, répondit Patricia en commençant à monter. Fermez bien la porte. »

Cassi referma avec joie la porte sur la cour humide et froide. Puis elle suivit Patricia et se trouva dans un petit appartement somptueusement décoré de velours rouge et de dentelle.

« Cette pièce est magnifique, s'exclama Cassi.

– Merci. Le rouge est la couleur préférée de Thomas.

– Ah? fit Cassi qui avait toujours cru que Thomas aimait le bleu.

– Je passe beaucoup de temps dans ce salon, dit Patricia. Je le voulais chaud et confortable.

– C'est une réussite », admit Cassi en remarquant un cheval à bascule, une voiture et d'autres jouets.

Patricia, comme si elle avait suivi le regard de sa bru, expliqua :

« Ce sont d'anciens jouets de Thomas. Je les trouve très décoratifs, et vous?

– Moi aussi », approuva Cassi.

Elle pensait que les jouets avaient un certain caractère mais qu'ils n'étaient pas à leur place dans ce décor luxueux.

« Un peu de thé? » suggéra Patricia.

Soudain, Cassi se rendit compte que Patricia était aussi mal à l'aise qu'elle-même.

« Avec plaisir », répondit Cassi réconfortée.

La cuisine de Patricia était fonctionnelle avec ses armoires en métal blanc, un vieux réfrigérateur et une petite cuisinière à gaz. Patricia mit la bouilloire et sortit les tasses. Elle tira un plateau de bois du dessus du réfrigérateur.

« Lait ou citron? demanda la maîtresse de maison.

– Lait. »

En regardant sa belle-mère chercher un pot, Cassi réalisa combien la vieille dame recevait rarement. Se sentant un peu coupable, elle se demanda pourquoi elles n'étaient pas devenues amies. Elle voulut aborder la question Thomas, mais l'abîme qui existait depuis toujours entre elles l'empêcha de parler. Ce ne fut qu'une fois assise dans le salon, avec une tasse pleine, que Cassi eut enfin le courage de commencer.

« Je suis venue ici ce matin pour vous parler de Thomas.

– C'est ce que j'ai cru comprendre », répondit aimablement Patricia.

La vieille dame était devenue nettement plus chaleureuse et semblait apprécier la visite.

Cassi soupira et posa sa tasse sur la petite table.

« Je m'inquiète au sujet de Thomas. Je crois qu'il travaille trop et...

– Il est comme ça depuis son plus jeune âge, interrompit

Patricia. Ce garçon est un gagneur hyperactif depuis sa naissance. Et j'aime mieux vous dire que s'en occuper était un travail de tous les instants. Avant même de marcher, il faisait ce qu'il voulait, et j'ai eu bien du mal à le discipliner. En fait, depuis le jour où je l'ai ramené de la clinique... »

En écoutant Patricia se raconter, Cassi sentit vraiment quel rôle central Thomas jouait encore dans le monde de la vieille dame. Elle comprit enfin pourquoi Patricia tenait tant à vivre là, malgré l'isolement. Regardant sa belle-mère s'arrêter pour boire son thé, Cassi remarqua combien Thomas lui ressemblait. Elle avait le visage plus fin et délicat, mais avec les mêmes traits aristocratiques.

Cassi souriait. Lorsque Patricia fit une pause, elle prit la parole :

« On dirait que Thomas n'a pas tellement changé.

– Je ne crois pas qu'il ait changé du tout, dit Patricia qui ajouta en riant : il est resté le même toute sa vie. Il a toujours eu besoin de beaucoup d'attention. »

Cassi saisit la balle au bond :

« Ce que j'espérais, c'est que vous l'aidiez maintenant.

– Ah? »

Cassi vit l'ancienne suspicion reprendre le dessus sur la nouvelle intimité. Mais elle insista :

« Thomas vous écoute et...

– Bien sûr qu'il m'écoute. Je suis sa mère. Où voulez-vous donc en venir, Cassandra?

– J'ai des raisons de croire que Thomas se drogue, avoua Cassi, soulagée d'avoir enfin pu le dire. Je le soupçonnais depuis quelques mois, mais j'espérais que ça disparaîtrait tout seul. »

Les yeux bleus de Patricia devinrent de glace.

« Thomas n'a jamais pris de drogue.

– Patricia, s'il vous plaît, comprenez-moi. Je ne critique pas pour le plaisir. Je m'inquiète et je crois que vous pouvez m'aider. Il fait toujours ce que vous lui dites de faire.

– Si Thomas a besoin de moi, qu'il vienne me le demander lui-même. Après tout, il vous a préférée à moi. »

Patricia se leva, signifiant par là que leur petit tête-à-tête était terminé.

Et voilà! Patricia était encore dépitée que son petit garçon ait assez grandi pour prendre femme.

« Thomas ne m'a pas préférée à vous, Patricia, dit calmement Cassi. Il cherchait quelque chose d'autre.

– Si c'est différent, où sont les enfants? »

Cassi sentit sa volonté s'évanouir. La question des enfants la touchait de près, car on avertit les diabétiques des risques que présente pour elles une grossesse. Elle baissa les yeux sur son thé, consciente qu'elle n'aurait jamais dû essayer de parler à sa belle-mère.

« Il n'y aura pas d'enfant, conclut Patricia répondant à sa propre question. Et je sais pourquoi. A cause de votre maladie. Vous savez que c'est tragique pour Thomas de ne pas en avoir. Et il m'a dit que vous ne dormiez plus ensemble. »

Cassi releva la tête, choquée qu'il ait pu révéler des détails si intimes.

« Je sais que Thomas et moi avons nos problèmes. Mais la question n'est pas là. J'ai peur qu'il ne prenne un médicament, la Dexedrine, et cela depuis assez longtemps. Même s'il ne le fait que pour travailler davantage, ça peut être dangereux pour lui et pour ses malades.

– Et vous accusez mon fils d'être un drogué? trancha Patricia.

– Non, fit Cassi incapable de s'expliquer davantage.

– Eh bien, j'ose l'espérer! Des tas de gens prennent un cachet de temps en temps. Et pour Thomas, ça se comprend. Après tout, il a été éconduit de son lit. Je crois que le vrai problème, c'est dans votre vie de couple qu'il faut le chercher. »

Cassi n'eut pas la force de répliquer. Elle resta assise en silence à se demander si Patricia avait raison.

« Je crois que vous feriez mieux de partir », dit Patricia en tendant le bras pour prendre la tasse de Cassi.

Sans un mot de plus, celle-ci se leva, descendit les marches et sortit.

Patricia ramassa les tasses et les emporta dans la cuisine. Elle avait bien essayé de dire à Thomas que ce mariage était une erreur. Si seulement il l'avait écoutée.

Revenant dans le salon, Patricia s'assit devant le téléphone et appela le secrétariat de Thomas. Elle laissa un message demandant qu'il la rappelle au plus tôt.

Les patients de Thomas étaient éparpillés sur les trois étages de chirurgie, ce qui était fort peu pratique. Après les Grands Rounds, il avait pris l'ascenseur jusqu'au dix-septième pour redescendre par étapes. En général, le samedi, il aimait faire sa tournée avant l'exposé et les heures de visites. Mais, aujourd'hui, il était arrivé en retard et avait donc perdu beaucoup de temps à rassurer les familles inquiètes. On le suivait hors de la chambre pour lui poser des questions dans le couloir jusqu'à ce que, à bout, il coupe court pour examiner le patient suivant dont la famille le retarderait encore.

Il fut soulagé d'arriver en réa où les visiteurs étaient rarement admis. En poussant la porte, il repensa au regrettable incident avec George. Même si sa réaction était compréhensible, Thomas était déçu et étonné de lui-même.

En salle de réanimation, Thomas passa voir les trois malades qu'il avait opérés la veille. Ils allaient tous bien. Ils avaient été détubés et avaient commencé à s'alimenter. ECG, tension et tous les autres examens étaient normaux. M. Campbell avait eu quelques épisodes d'arythmie cardiaque, mais elle avait disparu quand un interne astucieux eut découvert une dilatation gastrique. Thomas releva son nom; il tenait à le féliciter à la première occasion.

Thomas alla vers le lit de M. Campbell. L'homme lui sourit faiblement. Puis il se mit à parler. Thomas se pencha.

« Qu'avez-vous dit, monsieur Campbell?

– Je voudrais uriner, dit doucement le malade.

– Vous avez un drain dans la vessie, expliqua Thomas.

– Je veux quand même. »

Thomas abandonna. Aux infirmières de discuter. Se préparant à partir, il jeta un coup d'œil au malheureux voisin de Campbell. C'était un des désastres de Ballantine. Il avait fait une embolie du cerveau pendant l'intervention et n'était rien de plus qu'un légume vivant, totalement dépendant de l'assistance respiratoire. Grâce à la qualité des soins du Memorial, il pouvait vivre indéfiniment.

Thomas sentit une main sur son épaule. Il se retourna et découvrit avec étonnement que c'était celle de George Sherman.

« Thomas, commença ce dernier, je trouve sain que nous ne soyons pas toujours du même avis car cela nous oblige à nous remettre en cause. Mais cela me peine qu'on doive presque en venir aux mains.

– Je ne suis pas très fier de moi, dit Thomas qui ne pouvait faire mieux comme excuse.

– Je me suis aussi laissé un peu emporter », admit George.

Son regard quitta le visage de Thomas et il remarqua sur quel lit celui-ci s'était arrêté.

« Pauvre Harwick. A propos de manque de lits, en voilà un qui nous serait bien utile. »

Thomas sourit malgré lui.

« Le problème, ajouta George, c'est que Harwick risque de rester longtemps, sauf si...

– Si quoi? demanda Thomas.

– Si nous débranchons, comme on dit », fit George en souriant.

Thomas chercha à partir, mais George le retint doucement. Thomas se demanda pourquoi il se sentait obligé de le toucher tout le temps.

« Dis-moi, s'enquit George, aurais-tu le courage de le débrancher?

– Pas avant d'en avoir parlé à Rodney Stoddard, le philosophe de service, fit Thomas d'un ton sarcastique. Et toi? Tu sembles prêt à faire n'importe quoi pour avoir plus de lits. »

George rit et retira son bras.

« Nous avons tous nos petits secrets. Je ne m'attendais pas à ce que tu me parles de Rodney. Elle est bien bonne. »

George envoya encore une petite tape dans le dos de Thomas et partit en faisant au revoir aux infirmières.

Thomas le regarda, puis revint au patient en repensant au commentaire de George. De temps à autre, un malade mort cérébralement était déconnecté du système qui le faisait vivre, mais ni docteurs ni infirmières ne reconnaissaient ce fait.

« Docteur Kingsley? »

Thomas se retourna et se trouva face à un auxiliaire du service.

« Votre bureau au téléphone. »

Jetant un dernier regard au patient de Ballantine, Thomas alla au bureau central en se demandant comment il pourrait amener Ballantine à déléguer les cas difficiles. Thomas était certain que ces tragédies « inattendues » et « inévitables » n'arriveraient pas s'il opérait, lui.

Thomas répondit avec une irritation non dissimulée. Chaque fois qu'on l'appelait, c'était une mauvaise nouvelle. Pourtant, cette fois, la standardiste lui dit seulement qu'il devait rappeler sa mère au plus tôt. Étonné, Thomas téléphona. Sa mère ne l'appelait jamais, sauf si c'était important.

« Désolée de te déranger, mon chéri, fit Patricia.

– Qu'est-ce qu'il y a? demanda Thomas.

– C'est à propos de ta femme. »

Un temps. Thomas sentait sa patience s'évanouir.

« Mère, il se trouve que je suis assez occupé.

– Elle est venue me voir ce matin. »

Pendant une brève seconde, Thomas pensa que Cassi avait pu parler de son impuissance. Puis, il comprit que c'était absurde. Mais ce que dit sa mère fut encore plus alarmant.

« Elle a prétendu que tu te droguais. Je crois qu'elle a parlé de Dexedrine. »

Thomas eut du mal à contenir sa fureur.

« Qu'a... qu'a-t-elle dit d'autre? bredouilla-t-il enfin.

– Je trouve ça suffisant. Elle a dit que tu prenais des drogues. Je t'avais prévenu, pour cette fille, mais tu n'as pas voulu m'écouter. Mais non! Tu savais mieux que...

– Il faut que je te parle ce soir », dit Thomas en coupant la communication de l'index.

Serrant toujours le récepteur, Thomas fit des efforts désespérés pour se calmer. Bien sûr, il prenait un cachet de temps en temps. Tout le monde le faisait. Comment Cassi avait-elle osé le trahir en racontant tout ça à sa mère? Un drogué! Bon sang, un cachet de temps en temps ne voulait pas dire qu'il se droguait!

Sur une impulsion, Thomas appela Doris, sa secrétaire, chez elle. Elle répondit, tout essoufflée, à la troisième sonnerie.

« Que dirais-tu d'un peu de compagnie? demanda Thomas.

– Quand? dit Doris ravie.

– Dans quelques minutes. Je suis à l'hôpital.

– Avec joie. Je suis contente que tu m'aies eue. J'arrive juste. »

Thomas raccrocha. Tout à coup, il eut peur. Et s'il se passait la même chose avec Doris qu'avec Cassi hier soir? Sachant qu'il valait mieux ne pas y penser, Thomas finit ses visites à la hâte.

Doris habitait à quelques rues de l'hôpital, dans Bay State Road. En allant à pied chez elle, il ne pouvait s'empêcher de penser à ce que Cassi avait fait. Pourquoi voulait-elle le provoquer ainsi? Ça ne tenait pas debout. Croyait-elle vraiment qu'il ne le saurait pas? Peut-être essayait-elle de se venger de façon illogique. Thomas soupira. Son mariage avec Cassi n'avait pas été le rêve qu'il imaginait. Il avait cru qu'elle serait un atout formidable dans son jeu. Tant de garçons tournaient autour d'elle qu'il s'était persuadé qu'elle était un être d'exception. Même George avait été fou d'elle, jusqu'à vouloir l'épouser après quelques rendez-vous.

La voix de Doris, brouillée de parasites, l'accueillit par l'interphone quand il sonna. Il commença à monter et entendit la porte s'ouvrir.

« Quelle bonne surprise! » lança-t-elle quand il atteignit le premier.

Elle portait un minuscule short de jogging et un T-shirt qui lui arrivait à peine au nombril. Ses cheveux étaient défaits et incroyablement épais et brillants.

Pendant qu'elle le faisait entrer et fermait la porte, Thomas regarda l'appartement. Il n'était pas venu depuis des mois, mais cela avait peu changé. Le salon était petit, avec un seul divan en face de la cheminée. Au bout de la pièce, une baie vitrée dominait la rue. Sur la table basse était posée une carafe et deux verres. Doris vint vers Thomas et se lova contre lui.

« Tu voulais me dicter quelque chose? » plaisanta-t-elle en lui passant les mains dans le dos.

La peur d'être impuissant quitta bien vite Thomas.

« Ce n'est pas trop tôt pour un petit divertissement,

hein? » dit Doris en se serrant contre Thomas. Elle sentait son excitation.

« Oh, que non », répondit Thomas en la faisant tomber sur le lit avant de lui arracher ses vêtements, avec autant d'impatience que de soulagement devant sa propre réaction. En la pénétrant, il se persuada que le problème de la veille était celui de Cassi, pas le sien. Il ne pensa pas une seconde qu'il n'avait pas pris de Percodan ce jour-là.

Les infirmières du service de réa savaient que les ennuis, surtout les plus graves, se succèdent bizarrement. La nuit avait mal commencé avec l'arrêt cardiaque, à 11 h 30, d'une fillette de douze ans opérée le jour même d'un éclatement de la rate. Heureusement, tout s'était bien passé et le cœur de l'enfant s'était remis à battre presque immédiatement. Les infirmières avaient été sidérées de voir combien de docteurs avaient répondu à l'appel. A un moment donné, il y en avait tant qu'ils se marchaient sur les pieds.

« Je me demande pourquoi ils sont tous de garde? s'interrogea Andrea Bryant, la surveillante de nuit. C'est la première fois depuis son internat que je vois le Dr Sherman un samedi soir.

– Il doit y avoir beaucoup d'urgences au bloc, dit l'autre infirmière, Trudy Bodanowitz.

– Pas possible, répondit Andrea. J'ai parlé à la surveillante et elle m'a appris qu'ils n'avaient eu que deux urgences : une crise cardiaque et un col du fémur.

– Comprends pas », fit Trudy en regardant sa montre. Il était minuit passé. « Tu veux faire la pause la première ce soir? »

Elles étaient assises au bureau central en train de remplir les papiers pour l'arrêt du cœur de la fillette. Elles n'avaient pas de patients attitrés mais restaient au poste central et accomplissaient les tâches administratives indispensables.

« Je ne suis pas sûr qu'il y ait une pause, s'exclama Andrea en regardant le vaste bureau en forme de U. Quelle pagaille! Rien de tel qu'un arrêt cardiaque, juste après le changement d'équipe, pour tout bouleverser. »

Le poste des infirmières en réa était comparable, pour la complexité de l'équipement électronique, à un tableau de bord de Boeing 747.

Devant les deux femmes, il y avait plusieurs rangées d'écrans où défilaient en continu les données de tous les patients du service. Elles devaient rester dans une certaine fourchette et une sonnerie se déclenchait si le tracé s'éloignait trop de la norme. Pendant qu'elles parlaient, l'un des tracés d'ECG changea. Au fil des secondes, il devint de plus en plus fou. Finalement la sonnerie retentit.

« Eh! merde! » jura Trudy en regardant l'écran qui sonnait.

Elle se leva et tapa sur la machine, espérant qu'un court-circuit avait déclenché l'alarme. Elle vit l'ECG anormal et passa sur un autre canal, espérant encore que le problème était mécanique.

« Qui est-ce? » demanda Andrea en cherchant à repérer un signe d'agitation parmi les infirmières.

« Harwick », annonça Trudy.

Le regard d'Andrea se porta rapidement sur le lit du « désastre » du Dr Ballantine. Aucune infirmière à son chevet, ce qui était assez normal, M. Harwick étant resté très stationnaire au cours des dernières semaines.

« Appelle l'interne en chirurgie », dit Trudy. L'ECG se détériorait sous ses yeux. « Regarde ça, il va nous faire un arrêt. »

Elle montrait l'écran où l'ECG présentait les signes typiques précédant l'arrêt ou la fibrillation ventriculaire.

« J'appelle? » demanda Andrea.

Les deux femmes se regardèrent.

« Le Dr Ballantine a bien précisé " pas d'appel ", risqua Trudy.

– Je sais.

– C'est toujours atroce, commenta Trudy en regardant à nouveau l'ECG. S'ils pouvaient ne pas nous mettre dans cette situation! Ce n'est pas juste. »

Sous les yeux de Trudy, le tracé devint plat avec parfois un blip. M. Harwick venait de mourir.

« Appelle l'interne », maugréa Trudy.

Elle contourna le bureau et alla jusqu'au lit de M. Harwick. Le respirateur gonflait et dégonflait encore les poumons, ce qui lui donnait l'apparence de la vie.

« Ça ne donne vraiment pas envie de se faire opérer, dit Andrea en raccrochant.

– Je me demande ce qui s'est passé. Il était si stationnaire. »

Trudy tendit le bras pour débrancher le respirateur. Le sifflement cessa. La poitrine de M. Harwick retomba..

Andrea vint arrêter la perfusion.

« C'est sans doute mieux comme ça. Maintenant la famille va pouvoir s'adapter et puis recommencer à vivre. »

V

Cela faisait quinze jours que Thomas avait appris la visite de Cassi à sa mère. Ils s'étaient peu disputés mais entre eux la tension était insupportable. Thomas lui-même avait remarqué sa dépendance accrue au Percodan, mais il lui fallait prendre quelque chose pour se débarrasser de son angoisse.

En courant dans le couloir, en retard pour la séance de nécro mensuelle, il sentit son pouls s'affoler.

La réunion avait déjà commencé et le chef de clinique en chirurgie présentait le premier cas, un traumatisme qui avait expiré peu après son admission aux urgences. L'interne et l'externe n'avaient pas remarqué que le péricarde était lésé et se remplissait de sang. Comme aucun ponte n'était concerné, les docteurs retournaient gaiement le personnel sur le gril.

Si le cas avait dépendu du secteur privé, la discussion se serait déroulée bien différemment. On aurait souligné les mêmes lacunes, mais le médecin aurait été absous en disant que le diagnostic d'hémopéricardite est difficile et qu'il avait fait de son mieux.

Thomas n'avait pas mis longtemps à comprendre que la séance mensuelle servait plus à déculpabiliser qu'à blâmer, sauf si le coupable était un interne. Le commun des mortels aurait pu croire que la réunion servait en quelque sorte de sonnette d'alarme mais, malheureusement, il n'en était rien, comme Thomas s'en fit la remarque avec cynisme. Et le cas suivant le confirma. Le Dr Ballantine monta sur l'estrade pour parler de Herbert Harwick. Quand il eut terminé, un interne obèse énonça rapidement les résultats de l'autopsie en projetant des diapositives du cerveau.

On discuta ensuite du décès de M. Harwick, mais sans préciser que le traumatisme opératoire était probablement dû à la médiocre chirurgie du Dr Ballantine. Le sentiment général de l'assistance pouvait se résumer par : « A l'impossible nul n'est tenu », ce qui était vrai dans une certaine mesure. Ce qui rendait Thomas malade, c'est que personne ne se souvenait que six mois plus tôt, Ballantine avait présenté un cas identique. L'embolie est une complication redoutée qui se produit parfois, quoi qu'on fasse, mais le fait que cela arrivait si souvent et à une fréquence grandissante aux opérés de Ballantine n'était jamais mentionné.

Tout aussi étonnant, pour Thomas, le fait que personne ne fasse de remarque sur le décès en réa. A sa connaissance, le patient était resté longtemps remarquablement stationnaire avant ce brusque arrêt du cœur. Thomas regarda l'assistance et se demanda pourquoi personne ne levait ce lièvre. Cela le confirmait dans la conviction que la bureaucratie et cette méthode à base de comités n'étaient pas une bonne façon de faire tourner une organisation.

« Pas de questions? dit Ballantine. Je crois que nous pourrions passer au cas suivant. Malheureusement je suis toujours sur la sellette. » Il eut un pâle sourire. « Le patient se nomme Bruce Wilkinson. C'est un homme de quarante-deux ans, victime d'une crise cardiaque. Sa circulation coronaire difficile en faisait un candidat parfait pour un triple pontage. »

Thomas se redressa sur sa chaise. Il se souvenait très bien de Wilkinson, surtout la nuit où il avait essayé de le réanimer. Il voyait encore cette scène surréaliste.

Ballantine continuait de ronronner, exposant le cas avec beaucoup trop de détails. Le menton du chirurgien assis près de Thomas tomba sur sa poitrine et sa respiration profonde et régulière s'entendait jusqu'à l'estrade. Ballantine conclut enfin :

« M. Wilkinson se comporta très bien après l'opération, jusqu'au quatrième jour. Il est mort cette nuit-là. »

Ballantine leva le nez de ses papiers. Contrairement à l'expression qu'il avait pendant la discussion sur le cas précédent, son visage avait pris un air de défi, comme pour dire : « Essayez donc de trouver une erreur ici. »

Un interne en pathologie, mince et bien habillé, se leva au premier rang et monta sur l'estrade. Il régla nerveusement le petit micro et se pencha, croyant qu'il fallait parler dedans. Il en sortit un son aigu, électronique et exaspérant. Il recula en s'excusant.

Thomas le reconnut. C'était Robert Seibert, l'ami de Cassi.

Dès que Robert se lança dans son exposé, toute trace de nervosité disparut. C'était un bon orateur, surtout comparé à Ballantine, et il avait organisé ses données afin de ne mentionner que les faits importants. Il passa une série de diapositives et souligna que, bien que le patient eût été complètement cyanosé au moment du décès, il n'y avait pas d'obstruction respiratoire. Il projeta ensuite une coupe microscopique montrant qu'il n'y avait pas de problème alvéolaire dans les poumons. Suivit une autre série de diapos prouvant qu'il n'y avait pas non plus d'embolie pulmonaire; puis une autre ne révélant aucune trace d'augmentation de tension auriculaire droite ou gauche avant la mort. La dernière série prouvait que les pontages étaient parfaitement suturés en place et qu'il n'y avait pas de trace d'un infarctus du myocarde récent ni de crise cardiaque.

Les lumières se rallumèrent.

« Tout cela montre... dit Robert en s'arrêtant comme pour ménager ses effets, qu'il n'y a pas de cause de décès dans ce cas. »

Murmures de surprise. Une telle affirmation était tout à fait inattendue. Il y eut même quelques rires, ainsi qu'un commentaire d'un orthopédiste qui demanda si c'était un de ceux qui se réveillaient à la morgue. Cela fit fuser d'autres rires. Robert sourit.

« Ça doit être une attaque, dit quelqu'un derrière Thomas.

– Excellente suggestion, répondit Robert. Une attaque empêchant de respirer pendant que le cœur continue à pomper un sang non oxygéné. Cela causerait une cyanose grave mais avec lésion du cerveau. Or nous avons exploré le cerveau millimètre par millimètre sans rien trouver. »

Le public se taisait.

Robert attendit d'autres commentaires, mais il n'en vint pas. Il se pencha alors en avant et dit dans le micro :

« Avec votre permission, j'aimerais présenter une autre diapo. »

Avec habileté, il avait aiguillonné l'imagination de l'assemblée. Thomas se doutait de ce qui allait suivre.

Robert éteignit la lumière puis brancha le projecteur. La diapo portait un tableau de dix-sept cas avec données comparables sur l'âge, le sexe et les antécédents médicaux.

« Je m'intéresse depuis un certain temps aux cas semblables à celui de M. Wilkinson, dit Robert. Cette diapo montre qu'il n'est pas isolé. J'en ai constaté moi-même quatre identiques en un an et demi. En remontant dans les dossiers, j'en ai retrouvé treize autres. Remarquez qu'il s'agit toujours de chirurgie cardiaque. A chaque fois, on n'a déterminé aucune cause spécifique du décès. J'ai appelé ce syndrome Mort Opératoires Subites ou MOS. »

La lumière revint.

Le visage de Ballantine avait viré au rouge vif.

« Qu'est-ce que vous cherchez à prouver? » siffla-t-il à l'adresse de Robert.

Dans d'autres circonstances, Thomas aurait pu être désolé pour celui-ci. Son exposé inattendu n'entrait pas dans le cadre assez protocolaire des séances de nécro.

Regardant la salle, Thomas y vit beaucoup de gestes de colère. C'était une vieille histoire. Les médecins n'aiment pas voir leur compétence mise en question et ils détestent faire leur autocritique.

« Cela est une séance de nécrologie, pas un cours magistral, disait Ballantine. Nous ne sommes pas ici pour un discours.

– En parlant du cas Wilkinson, j'ai cru qu'il serait révélateur...

– Vous avez cru, répéta Ballantine, sarcastique. Eh bien, sachez pour votre gouverne que vous êtes ici comme conseiller. Aviez-vous quelque chose de précis à dire en présentant cette liste de présumées morts opératoires soudaines?

– Non », admit Robert.

Bien que Thomas préférât rester muet dans ce genre de réunion, il lui fallait poser une question :

« Excuse-moi, Robert, lança-t-il. Les dix-sept présentaient une cyanose grave? »

Rien ne pouvait faire plus plaisir à Robert que de récolter une question du public.

« Non, dit-il dans le micro. Cinq seulement.

– Ça signifie que la raison physiologique du décès n'est pas toujours la même.

– C'est vrai, confirma Robert. Six ont eu des convulsions avant de mourir.

– Probablement une embolie pulmonaire, dit un autre chirurgien.

– Je ne pense pas, répondit Robert. D'abord, les convulsions ont eu lieu trois jours ou plus après l'opération. Il serait difficile d'expliquer un tel retard. Et puis, à l'autopsie du cerveau, on n'a pas trouvé d'air.

– Il a pu être absorbé, risqua quelqu'un d'autre.

– S'il y avait assez d'air pour provoquer une embolie et la mort, dit Robert, il y en avait assez pour qu'on le voie.

– Et les chirurgiens? demanda l'homme derrière Thomas. Certains étaient-ils plus représentés que d'autres?

– Huit cas, répliqua Robert, venaient du Dr George Sherman. »

Un brouhaha monta du fond de la salle. George bondit sur ses pieds, furieux, tandis que Ballantine enfonçait son coude dans les côtes de Robert pour le faire descendre de l'estrade.

« S'il y a d'autres commentaires... » fit Ballantine.

George prit la parole.

« Je trouve particulièrement sensé le commentaire du Dr Kingsley. En soulignant qu'il y a, à chaque fois, un mécanisme de mort différent, il a indiqué qu'il n'y avait pas de raison d'essayer de relier les cas entre eux. »

George regarda Thomas.

« Exactement », dit ce dernier. Il aurait préféré laisser George se noyer tout seul, mais il se sentait obligé d'intervenir. « Je pensais que Robert avait établi une corrélation entre les cas, à cause d'une similitude dans les décès, mais ce n'est pas ça.

– La base du rapprochement, expliqua Robert, c'est que les décès, surtout dans les dernières années, se sont produits quand les patients semblaient sur la bonne voie et sans cause anatomique ou physiologique.

– Pardon, lança George, dites plutôt qu'aucune cause n'a été trouvée par le service de pathologie.

– C'est pareil, répliqua Robert.

– Pas vraiment, contra George. Peut-être qu'un autre service de pathologie aurait trouvé la réponse. Je pense que si ça met quelqu'un en cause, c'est plutôt vous et vos collègues. Et, sur de si faibles bases, insinuer des irrégularités dans une série de tragédies opératoires témoigne d'un bien pauvre sens des responsabilités.

– Bien jeté! » cria le chirurgien orthopédiste en se mettant à applaudir.

Robert descendit rapidement de l'estrade. Dans la salle, l'atmosphère était électrique.

« La prochaine séance de nécro aura lieu dans un mois, le 7 janvier », annonça Ballantine en débranchant le micro avant de ramasser ses papiers. Il descendit et vint vers Thomas.

« Vous semblez connaître ce type, dit-il. D'où sort-il?

– Il s'appelle Robert Seibert, répondit Thomas. Il est interne en pathologie, deuxième année.

– Il va finir dans le formol en pièces détachées. Pour qui il se prend, ce petit con, pour venir ici jouer la mouche du coche socratique? »

Par-dessus l'épaule de Ballantine, Thomas vit George venir vers eux. Il était aussi hors de lui que Ballantine.

« Je connais son nom », annonça George d'un air menaçant, comme s'il révélait un secret.

« On le sait déjà, lui apprit Ballantine. Il n'est qu'en seconde année.

– De mieux en mieux, éclata George. Non seulement nous devons supporter des philosophes, mais en plus des petits merdeux d'internes!

– J'ai entendu parler d'un décès en salle de cathétérisme,

en radio, dit Thomas. Pourquoi ne l'a-t-on pas présenté?

– Ah, tu veux parler de Sam Stevens, fit nerveusement George en regardant sortir Robert. Comme le décès s'est produit pendant le cathétérisme, l'équipe médicale a tenu à en parler dans sa propre conférence. »

En regardant Ballantine et George fulminer, il se demanda ce qu'ils diraient s'il leur apprenait que Cassi avait travaillé sur les MOS. Il valait mieux pour tout le monde qu'ils ne le sachent jamais. Il souhaitait aussi que Cassi ait assez de cervelle pour rompre son association avec Robert. Cela ne pouvait que causer des ennuis.

Dans la salle d'examen totalement sombre, Cassi était à plat dos, horriblement mal à l'aise. Elle n'avait pas mal, mais fatiguait à force d'essayer de ne pas bouger l'œil pendant que le Dr Obermeyer, patron d'ophtalmologie, envoyait un rayon très lumineux dans sa pupille gauche. Pire que la gêne physique, il y avait sa peur de ce que le médecin allait dire. Cassi savait qu'elle n'avait pas été raisonnable. Elle souhaitait ardemment que le Dr Obermeyer fasse un commentaire rassurant en l'examinant. Mais son silence ne présageait rien de bon.

Sans même une parole, il fit passer la lumière sur l'œil droit. Le rayon partait d'un appareil qu'il portait sur la tête, comme une lampe de mineur, en plus compliqué. La lumière semblait forte dans l'œil gauche, mais quand elle passa à l'autre, l'intensité était telle que Cassi eut du mal à croire qu'elle ne faisait pas de dégâts.

« Allons Cassi, dit Obermeyer relevant la lampe pour la regarder par-dessous. S'il te plaît, ne bouge pas l'œil. »

Il appuya avec un petit stylet de métal. Elle se mit à larmoyer et sentit les larmes déborder et couler le long de ses joues. Elle se demanda combien de temps elle pourrait tenir. Involontairement, elle serra le drap recouvrant la table d'examen. Juste à l'instant où elle se dit qu'elle ne pouvait plus rester immobile, la lumière disparut; mais, même après que le docteur eut allumé le plafonnier, elle ne voyait pas bien. Le médecin était encore flou quand il s'assit à son bureau pour écrire.

Sa réticence l'inquiétait. Visiblement, il n'était pas content.

« Je peux m'asseoir? demanda Cassi avec hésitation.

– Je ne vois pas pourquoi tu veux mon opinion, dit le docteur, alors que tu ne suis jamais mes suggestions. »

L'ophtalmo n'avait pas daigné se retourner pour lui parler.

Cassi s'assit et passa les jambes sur le bord de la table. Son œil droit commençait à se remettre du choc lumineux mais sa vision restait floue à cause des gouttes utilisées pour dilater ses pupilles. Elle regarda un moment le dos du Dr Obermeyer, digérant son commentaire. Elle s'attendait à le trouver mécontent, mais elle ne croyait pas que c'était si grave.

Il ne se retourna pas vers Cassi avant d'avoir fini d'écrire et refermé son dossier. Il était assis sur un petit tabouret à roulettes et il glissa vers elle.

De son perchoir, sur la table d'examen, Cassi dominait le médecin de trente bons centimètres. Elle voyait la zone brillante au sommet de son crâne, là où les cheveux se raréfiaient. Ce n'était pas le plus bel homme de la terre avec ses traits pleins et lourds et cette ride profonde au milieu du front. Pourtant il ne manquait pas de charme. Son visage rayonnait l'intelligence et la sincérité, deux qualités que Cassi appréciait beaucoup.

« Je crois qu'il faut être franc, commença-t-il. Il n'y a aucun signe de résorption du sang dans ton œil gauche. En fait, il y a du sang neuf. »

Cassi essayait de ne pas montrer son inquiétude. Elle approuva, comme si elle entendait parler d'un autre malade.

« Je ne peux pas visualiser la rétine, continua Obermeyer. En conséquence, je ne sais pas d'où vient le sang ni si la lésion est traitable.

– Mais le test aux ultrasons... commença Cassi.

– Il a prouvé que la rétine n'était pas décollée, en tout cas pas encore, mais il ne peut pas montrer d'où vient le saignement.

– Peut-être qu'en attendant un peu?

– S'il ne s'est pas encore résorbé, il est fort peu probable que ça arrive. Pendant ce temps, nous risquons de perdre notre seule chance de traitement. Cassi, il faut que je vois le fond de ton œil. Il faut faire une vitrectomie. »

Cassi regardait ailleurs.

« Ça ne peut pas attendre un mois ou deux?

– Non, trancha Obermeyer. Cassi, tu m'as déjà amené à tarder plus longtemps que je ne voulais. Et là-dessus, tu as annulé ton dernier rendez-vous. Je ne suis pas sûr que tu comprennes l'enjeu de tout cela.

– Si, parfaitement, mais ce n'est pas le moment.

– Ce n'est jamais le moment pour une intervention, sauf pour le chirurgien. Laisse-moi fixer une date.

– Il faut que j'en parle à Thomas, dit Cassi.

– Comment! s'étonna Obermeyer. Tu ne lui as rien dit?

– Oh si! fit bien vite Cassi. Mais pas précisément.

– Quand peux-tu en parler avec lui? demanda Obermeyer avec résignation.

– Bientôt. Ce soir, tiens! Je reviendrai demain, promis. »

Elle se laissa glisser de la table et reprit son équilibre.

Cassi fut soulagée d'échapper au bureau de l'ophtalmologiste. Au fond d'elle-même, elle savait qu'il avait raison; il fallait faire cette vitrectomie. Mais il allait être difficile d'en parler à Thomas. Cassi s'arrêta au bout du couloir, au quatrième étage du bâtiment des consultations où Thomas avait son bureau. Par une fenêtre, elle contempla la ville en ce début décembre, avec les rues bordées d'arbres dénudés et les bâtiments de briques agglutinés.

Une ambulance descendait en ululant Commonwealth Avenue, son gyrophare allumé. Cassi ferma l'œil droit et la scène ne fut plus qu'une vague lueur. Terrifiée, elle rouvrit l'œil pour retrouver le monde. Elle devait faire quelque chose. Elle devait parler à Thomas malgré l'incompréhension qui régnait entre eux depuis qu'elle était allée voir Patricia.

Cassi aurait voulu ne jamais avoir vécu ce samedi-là. Si seulement Patricia n'avait pas appelé Thomas! Mais, évidemment, c'était trop lui demander. S'attendant à ce que Thomas revienne en colère, Cassi avait été choquée de ne pas le voir rentrer du tout. A 10 h 30, elle avait fini par appeler son bureau. Là, elle avait appris qu'il avait une urgence. Elle demanda qu'il la rappelle et attendit jusqu'à 2 heures; elle s'endormit un livre à la main et la lumière allumée. Thomas avait fini par rentrer le dimanche après-midi et, au lieu de crier, avait refusé de lui parler. Avec un calme délibéré, il déménagea ses vêtements dans la chambre d'amis, près du bureau.

Pour Cassi, ce silence était insupportable. Les rares mots qu'ils échangeaient n'étaient que bavardage. Le moment du dîner était le pire et Cassi monta plusieurs fois un plateau dans sa chambre en prétextant un mal de tête.

Au bout d'une semaine, Thomas explosa enfin. Sous un prétexte ridicule : Cassi avait laissé tomber un verre de cristal sur le carrelage de la cuisine. Thomas se précipita et se mit à hurler en lui reprochant de le trahir et de manœuvrer derrière son dos. Comment avait-elle pu aller voir sa mère pour l'accuser de se droguer?

« Bien sûr que je prends quelques comprimés, dit Thomas en baissant enfin la voix. Pour m'aider à dormir ou pour me réveiller quand j'ai passé une nuit blanche. Je te mets au défi de me nommer un seul médecin qui n'a jamais pris de médicaments! »

Il la menaçait du doigt pour souligner ses propos.

Ayant parfois pris du Valium, Cassi ne pouvait pas le contredire. De plus, son intuition lui soufflait de rester tranquille en le laissant donner libre cours à sa colère.

D'un ton plus normal, Thomas lui demanda pourquoi diantre elle était allée chez Patricia. Cassi savait mieux que personne combien sa mère le tourmentait! Il était inutile de lui souffler une idée aussi inquiétante.

Sentant que Thomas avait assez crié, Cassi essaya de se justifier. Elle dit qu'ayant trouvé la Dexedrine, elle avait eu peur et avait pensé, à tort, que Patricia serait la mieux placée pour l'aider s'il avait un problème.

« Et je ne t'ai jamais traité de drogué.

– Ma mère dit que oui », coupa Thomas. Il leva les bras au ciel, l'air écœuré. « Qui dois-je croire? »

Cassi ne répondit pas, bien qu'elle ait été tentée de dire que, s'il ne connaissait pas la réponse au bout de quarante-deux ans avec Patricia, il ne le saurait jamais. Elle se contenta de s'excuser d'avoir conclu trop vite après la découverte de la Dexedrine et, pis encore, d'être allée trouver sa mère. Elle lui dit, en pleurant, combien elle l'aimait; reconnaissant, en elle-même, qu'elle avait plus peur de l'abandon de Thomas que de la drogue.

Elle voulait que leur couple redevienne normal. Si tout cela était dû à son diabète, elle décida qu'elle éviterait désormais d'aborder la question devant son mari, mais, maintenant, l'état de son œil exigeait qu'on en parle. L'arrivée d'une autre ambulance hurlante la ramena dans le présent. Elle ne tenait pas à énerver Thomas, mais elle n'avait pas le choix. Elle ne pouvait pas entrer à l'hôpital et s'y faire opérer sans lui en parler, même si elle avait trouvé le courage de le faire. Avec appréhension Cassi appuya sur le bouton de l'ascenseur. Elle allait voir Thomas tout de suite. Se connaissant, elle avait peur de ne plus pouvoir aborder le sujet si elle attendait d'être à la maison ce soir.

Essayant de ne plus réfléchir pour ne pas changer d'avis, elle alla au bureau de Thomas et poussa la porte. Heureusement, il n'y avait pas de patient dans la salle d'attente. Doris leva les yeux de sa machine puis, comme d'habitude, se remit au travail sans même indiquer qu'elle avait vu Cassi.

« Thomas est là? demanda Cassi.

– Oui, répondit Doris sans cesser de taper. Il est avec son dernier patient. »

Cassi s'assit sur le divan rose. Elle ne pouvait pas lire car les gouttes agissaient encore. Comme Doris ne la regardait pas, Cassi se sentait à l'aise pour l'observer. Elle remarqua que l'infirmière avait changé de coiffure. Cassi trouva que ça lui allait mieux que la sévérité de son chignon habituel.

A cet instant, un patient sortit du cabinet. Rayonnant de bonne humeur, il sourit à Doris.

« Je me sens en pleine forme, s'exclama-t-il. Le docteur

m'a dit que j'étais complètement remis. Je peux faire tout ce que je veux. »

Enfilant son manteau, il s'adressa à Cassi :

« Le Dr Kingsley est vraiment le meilleur. Vous êtes en bonnes mains, mademoiselle, c'est moi qui vous le dis. »

Se tournant vers Doris, il la remercia, lui envoya un baiser et sortit.

En se levant, Cassi soupira. Elle savait que Thomas était un excellent médecin. Elle aurait voulu susciter en lui le genre de compassion qu'il devait consacrer à ses malades.

Thomas dictait lorsque Cassi entra dans le cabinet.

« Merci encore, virgule, Michael, virgule, pour ce cas intéressant, virgule, et si je peux encore vous aider, virgule, n'hésitez pas à m'appeler, point. Veuillez agréer etc. »

Coupant la machine, Thomas se retourna sur sa chaise. Il regarda Cassi avec une indifférence calculée.

« Et qu'est-ce qui me vaut le plaisir de cette visite?

– Je sors de chez l'ophtalmo, dit Cassi en essayant de maîtriser sa voix.

– Très bien.

– Il faut que je te parle.

– J'espère que ça sera court, commenta Thomas après un coup d'œil sur sa montre. J'ai un patient en choc cardiogénique à aller voir. »

Cassi sentit son courage s'évanouir. Elle avait besoin de sentir que Thomas ne s'énerverait pas de l'entendre parler encore de sa maladie. Pourtant, Thomas ne montrait qu'une nonchalance agressive. Comme s'il la mettait au défi de franchir une ligne arbitraire.

« Alors? demanda Thomas.

– Il a dû me dilater les pupilles, dit Cassi en évitant le problème. Mon état s'est détérioré. Je me demande si nous pourrions rentrer plus tôt.

– Je ne crois pas, fit Thomas en se levant. Je suis presque sûr que le patient va réclamer une intervention d'urgence. » Il retira sa blouse blanche et l'accrocha à la porte donnant sur la salle d'examen. « D'ailleurs, j'aurais peut-être à passer la nuit ici. »

Il ne mentionna pas son œil. Cassi savait qu'elle devait parler de sa propre opération, mais elle n'y arrivait pas. Elle essaya donc :

« Tu es resté hier, Thomas. Tu te surmènes. Il faut que tu dormes.

– Il faut bien que certains travaillent, riposta Thomas. On ne peut pas tous être en psychiatrie. »

Il enfila sa veste puis recula vers le bureau pour prendre la bande de la machine à dicter.

« Je ne sais pas si je peux conduire, je vois flou », dit Cassi. Elle savait qu'il valait mieux ne pas répondre au commentaire péjoratif de Thomas sur les psychiatres.

« Tu as le choix : rester jusqu'à ce que l'effet des gouttes se dissipe, ou passer la nuit à l'hôpital. Comme tu préfères. »

Thomas alla vers la porte.

« Attends, cria Cassi, la bouche sèche. Je dois te parler. Crois-tu que je doive subir une vitrectomie? »

Voilà, c'était sorti. Cassi baissa les yeux et vit qu'elle se tordait les mains. Elle les sépara gauchement mais, ensuite, ne sut plus quoi en faire.

« Je suis surpris que tu te préoccupes encore de mon avis », rétorqua Thomas. Son léger sourire avait disparu. « Malheureusement je n'opère pas les yeux. Je n'ai pas la moindre idée de la nécessité d'une vitrectomie. C'est pour ça que je t'ai envoyée à Obermeyer. »

Cassi voyait monter sa colère. Juste ce qu'elle redoutait. Lui parler de ses yeux allait aggraver les choses.

« D'autre part, dit Thomas, n'y a-t-il pas un meilleur moment pour parler de ça? J'ai un mourant en haut et tu as ce problème avec tes yeux depuis des mois. Toi, tu arrives quand je suis en pleine urgence pour en discuter. Bon sang, Cassi, pense de temps en temps aux autres, tu veux? »

Thomas alla avec raideur à la porte qu'il ouvrit d'un geste brusque. Puis il sortit.

Thomas avait raison sur plusieurs points, se dit Cassi. Parler de son œil dans le cabinet de Thomas n'était pas indiqué. Et elle savait qu'en disant qu'un mourant l'attendait en haut, il le pensait.

La mâchoire serrée, Cassi sortit du cabinet. Doris fit mine de taper mais Cassi devina qu'elle avait écouté. En se dirigeant vers les ascenseurs, Cassi décida de retourner à Clarkson II. Cela l'empêcherait de trop réfléchir. Et puis, elle savait qu'elle ne pouvait pas conduire, en tout cas, pas tout de suite.

Elle arriva dans le service pendant la réunion de groupe de l'après-midi.

Cassi s'était arrangée pour libérer sa fin de journée et n'avait pas le courage de rejoindre le groupe. Elle avait peur de voir son équilibre instable s'effondrer si elle était avec des amis. Elle risquait de se mettre à pleurer.

Ravie de cette chance inattendue d'aller dans son bureau sans être vue, elle se glissa dedans et referma bien vite la porte derrière elle. Contournant la table de métal qui occupait presque toute la largeur de la pièce, elle s'installa dans la vieille chaise pivotante du bureau. Cassi avait essayé d'égayer sa minuscule pièce avec plusieurs reproductions chatoyantes d'impressionnistes, achetées à la coopérative d'Harward. La tentative n'était pas très concluante. Avec la lumière fluorescente tombant crûment du plafond, le bureau ressemblait encore à une cellule d'interrogatoire.

Posant sa tête dans ses mains, elle essaya de réfléchir, mais elle ne pouvait penser qu'à son problème avec Thomas. Elle fut presque soulagée d'entendre un « toc » sec à la porte. Avant qu'elle ne réponde, le colonel Bentworth entra.

« Puis-je m'asseoir, docteur Cassidy? demanda-t-il avec une politesse qui ne lui ressemblait pas.

– Oui! » répliqua Cassi, étonnée de voir le colonel pénétrer dans le bureau de son plein gré.

Il était impeccablement habillé d'un pantalon marron et d'une chemise à carreaux toute propre. Il avait visiblement donné un coup de brosse à ses chaussures. Il sourit.

« Je peux fumer?

– Oui », fit Cassi.

Cela la dérangeait mais faisait partie des sacrifices qu'elle croyait devoir faire. Pour certains patients, des détails comme celui-là étaient autant de prétextes pour s'ouvrir et parler. Parfois, le fait d'allumer une cigarette était un soutien nécessaire. Bentworth s'adossa et sourit. Pour la première fois, son regard bleu semblait cordial et chaleureux. C'était un bel homme aux épaules larges, aux épais cheveux noirs, aux traits bien dessinés et aristocratiques.

« Vous allez bien, docteur? » interrogea Bentworth en se penchant en avant pour examiner le visage de Cassi.

« Tout à fait. Pourquoi me demandez-vous cela?

– Vous avez l'air un peu troublée. »

Cassi leva les yeux vers la reproduction de Monet : une mère et sa petite fille dans un champ de coquelicots. Elle essaya de se reprendre. Elle était un peu inquiète de constater qu'un patient pouvait être si perspicace.

« Peut-être avez-vous mauvaise conscience, proposa Bentworth en soufflant aimablement la fumée loin de Cassi.

– Pourquoi devrais-je avoir mauvaise conscience?

– Parce que, à mon avis, vous m'évitez délibérément. »

Cassi se souvint que Jacob lui avait dit que les borderlines sont illogiques et elle mit en parallèle l'attitude actuelle de Bentworth et son refus antérieur de lui parler.

« Et je sais pourquoi vous m'évitez, continua le colonel. Je crois que je vous fais peur. Si c'est vrai, j'en suis navré. J'ai passé tant de temps dans l'armée que j'ai l'habitude de donner des ordres; je suppose que je dois être parfois autoritaire. »

Pour la première fois dans sa courte carrière psychiatrique, il se passait spontanément entre elle et un patient quelque chose qu'elle avait lu dans un manuel. Elle savait, sans le moindre doute, que le colonel cherchait à la manipuler.

« Monsieur Bentworth... commença Cassi.

– Colonel Bentworth, corrigea-t-il avec un sourire. Si je vous appelle docteur, il est normal que vous me donniez du colonel. C'est un signe de respect mutuel.

– C'est juste, admit Cassi. La vérité, c'est que c'est vous qui avez rendu impossible tout échange entre nous. Si vous voulez bien vous en souvenir, j'ai essayé plusieurs fois de fixer un rendez-vous mais vous avez toujours prétexté avoir autre chose à faire. J'ai donc conclu que vous tiriez plus d'avantages de la thérapie de groupe que d'entretiens privés et je n'ai donc pas insisté. Si vous voulez me voir, fixons une date.

– Je serais ravi de parler avec vous, dit Bentworth. Et tout de suite? J'ai le temps, et vous? »

Cassi ne voulait pas tomber dans le piège que lui tendait le colonel, pensant que cela finirait par avoir un effet négatif sur leurs relations. Elle n'était pas prête et Bentworth l'effrayait vraiment, malgré son charme tout neuf.

« Que diriez-vous de demain matin? demanda Cassi. Juste après la réunion d'équipe? »

Le colonel Bentworth se leva et écrasa sa cigarette dans le cendrier, sur le bureau de Cassi.

« D'accord. Je suis impatient. Et j'espère que ce qui vous tracasse se résoudra pour le mieux. »

Après son départ, Cassi huma l'air enfumé et imagina le colonel en uniforme. Elle le voyait superbe et séduisant, au point de faire paraître imaginaires ses problèmes mentaux. Le sachant profondément atteint, elle trouva alarmant qu'un malade puisse dissimuler si facilement.

Avant qu'elle n'ait eu le temps de dicter ses notes, sa porte s'ouvrit encore : Maureen Kavenaugh entra et s'assit. Maureen avait été admise un mois plus tôt pour dépression grave et récurrente. Son état avait empiré quand son mari l'avait giflée au cours d'une visite. La voir hors de sa chambre était aussi surprenant que la visite spontanée du colonel. Cassi se demanda si on n'avait pas versé une drogue miracle dans la nourriture de l'hôpital.

« J'ai vu le colonel entrer dans votre bureau, dit Maureen. Je croyais vous avoir entendue dire que vous ne seriez pas là cet après-midi. »

Sa voix était atone, sans émotion.

« Je ne pensais pas être là, répondit Cassi.

– Eh bien, puisque vous y êtes, je peux vous parler? demanda timidement Maureen.

– Bien sûr.

– Hier, quand nous avons parlé... »

Maureen hésita et ses yeux se remplirent de larmes. Cassi poussa la boîte de Kleenex vers la femme.

« Vous... vous m'avez demandé si je voulais voir ma sœur. »

Maureen parlait si bas que Cassi l'entendait à peine. Elle approuva vite en se demandant ce que pensait Maureen. Celle-ci ne s'intéressait à rien depuis sa rechute et pourtant Cassi l'avait mise sous Elavil. A la réunion, certains avaient proposé les électrochocs, mais Cassi s'y était opposée, pensant que l'Elavil et des séances de soutien suffiraient. Ce qui sidérait Cassi, c'est que Maureen évaluait très bien sa situation. Mais, pour la malade, comprendre son mal ne lui donnait pas automatiquement prise sur lui.

Elle reconnaissait son hostilité à l'égard de sa mère, qui l'avait abandonnée avec sa jeune sœur quand elles étaient toutes petites, ainsi qu'une jalousie réprimée envers cette jolie cadette qui était partie pour se marier, laissant Maureen livrée à elle-même. Par désespoir, elle avait épousé le premier venu.

« Croyez-vous que ma sœur ait envie de me voir? demanda enfin Maureen, le visage inondé de larmes.

– Ça me paraît probable, répondit Cassi. Mais nous ne le saurons que si vous le lui demandez. »

Maureen se moucha. Ses cheveux filasse réclamaient un lavage. Ses traits étaient tirés et elle continuait à perdre du poids, malgré les médicaments.

« J'ai peur de lui demander, avoua Maureen. Je ne crois pas qu'elle viendra. Pourquoi viendrait-elle? Je n'en vaux pas la peine. Il n'y a rien à faire.

– Le simple fait de penser à votre sœur est bon signe », dit doucement Cassi.

Maureen poussa un long soupir.

« Je n'arrive pas à me décider. Si je l'appelle, que je lui pose la question et qu'elle me dit non, ce sera pire. Je veux que quelqu'un d'autre le fasse. Pourriez-vous l'appeler? »

Cassi rougit. Elle pensa à sa propre indécision face à Thomas. Le sentiment de dépendance et d'impuissance de Maureen avait des échos trop familiers. Elle aussi voulait que quelqu'un choisisse à sa place. Par un effort épuisant, Cassi essaya de se concentrer sur la femme assise en face d'elle.

« Je ne suis pas sûre que ce soit mon rôle d'appeler votre sœur, dit-elle. Mais c'est quelque chose dont nous pouvons discuter. Quant à voir votre sœur, je crois que c'est une bonne idée. Pourquoi n'en parlerions-nous pas demain? Je crois que vous avez une séance à 2 heures. »

Maureen approuva et, après avoir pris d'autres mouchoirs, sortit en laissant la porte ouverte.

Cassi resta assise à regarder le mur. Elle était sûre que s'identifier ainsi à une de ses malades était un signe de son inexpérience.

« Eh, comment se fait-il que tu ne sois pas en réunion? » demanda Joan Widiker en s'arrêtant pile dans le couloir après avoir vu Cassi.

Cassi leva les yeux mais ne répondit pas.

« Que se passe-t-il? s'inquiéta Joan. Tu as l'air vannée. » Elle entra dans la pièce et renifla. « Et je ne savais pas que tu fumais.

– Moi pas, fit Cassi, mais le colonel Bentworth oui.

– Il est venu te voir? » Joan haussa les sourcils. « Tu te débrouilles mieux que tu ne crois. »

Elle s'arrêta puis s'assit.

« Je voulais te dire que je suis sortie avec Jerry Donovan. Tu lui as parlé? »

Cassi secoua la tête.

« Ça n'a pas très bien marché. Tout ce qu'il voulait... » Joan s'arrêta au milieu de sa phrase. « Cassi, qu'est-ce qui t'arrive? »

Les larmes débordèrent des yeux de Cassi et dégoulinèrent sur ses joues.

Comme elle l'avait redouté, une présence amicale avait eu raison de son sang-froid. Elle se laissa enfin aller et, prenant sa tête dans ses mains, pleura carrément.

« Jerry n'a pas été si méchant que ça », risqua Joan, pensant qu'un peu d'humour ne ferait pas de mal. « D'ailleurs, je n'ai pas cédé. Je suis encore vierge. »

Les sanglots secouaient le corps de Cassi. Joan fit le tour de la table et mit son bras sur l'épaule de son amie. Elle ne dit rien pendant quelques instants. Étant interne en psychiatrie, elle ne réagissait pas aux larmes de façon négative comme les gens normaux. La force de l'émotion de Cassi prouvait à Joan qu'elle avait besoin de cette soupape.

« Je suis désolée », dit Cassi en cherchant les mouchoirs, exactement comme Maureen. « J'aurais voulu éviter ça.

– On dirait que tu en avais besoin. Tu veux parler? »

Cassi respira à fond.

« Je ne sais pas. Tout cela ne sert à rien. »

En prononçant ces mots, Cassi se souvint que Maureen avait dit exactement la même chose.

« Qu'est-ce qui ne sert à rien? interrogea Joan.
– Tout.
– Donne-moi un exemple », la défia Joan.
Cassi ôta ses mains de son visage inondé de larmes.
« Je suis allée chez l'ophtalmo aujourd'hui. Il veut opérer, mais je ne sais pas si je dois le faire.
– Qu'en dit ton mari? demanda Joan.
– Ça fait partie du problème. »
Tout en parlant, Cassi regretta de l'avoir fait. Elle savait que Joan, à la fois sensible et intelligente, allait reconstituer le puzzle et Cassi pouvait entendre d'ici Thomas lui dire de ne pas discuter de ses problèmes médicaux avec n'importe qui.
Joan retira sa main de l'épaule de Cassi.
« Je crois que tu as besoin de parler à quelqu'un. En tant que consultante officielle du service, je suis à tes ordres. De plus, mes honoraires sont à la portée de toutes les bourses. »
Cassi ébaucha un pâle sourire. Elle savait intuitivement qu'elle pouvait faire confiance à Joan. Elle avait besoin des conseils de quelqu'un, car, nom de nom, qu'elle se débrouillait mal toute seule!
« Je ne sais pas si tu as une idée des horaires de Thomas, commença Cassi. Il travaille plus que tout le monde. On croirait qu'il prépare encore son internat. Hier, il est resté à l'hôpital. Aujourd'hui, il a encore une garde. Il n'a pas beaucoup de temps.
– Cassi, fit poliment Joan, je ne veux pas t'interrompre, mais arrête de lui trouver des excuses. As-tu parlé de l'opération à ton mari? »
Cassi soupira.
« J'ai essayé il y a quelques heures, mais ce n'était ni le moment ni le lieu.
– Écoute. Je porte rarement des jugements. Mais quand il s'agit de parler d'opération des yeux avec son mari, c'est toujours le lieu et l'heure. »
Cassi digéra la phrase. Elle ne savait pas si elle était d'accord.
« Qu'a-t-il dit? demanda Joan.
– Qu'il ne connaissait rien à la chirurgie oculaire.

– Ah! il veut déléguer ses responsabilités.

– Non, protesta énergiquement Cassi. Thomas a tout fait pour m'envoyer chez le meilleur ophtalmo.

– Ça paraît quand même assez duraille comme réaction. »

Cassi regarda ses mains en pensant que Joan était trop intelligente. Elle avait nettement l'impression que son amie pouvait entraîner la conversation trop loin à son goût.

« Cassi, demanda Joan, tout va bien entre Thomas et toi? »

Cassi sentit à nouveau ses yeux se remplir de larmes. Elle essaya de les arrêter mais ne réussit qu'à moitié.

« C'est une façon de répondre, fit fraternellement Joan. Tu veux en parler? »

Cassi se mordit la lèvre inférieure qui tremblait.

« Si on devait se séparer, Thomas et moi, je ne sais pas si je pourrais le supporter. Je crois que ma vie s'écroulerait, j'ai terriblement besoin de lui.

– Je vois bien que c'est ce que tu ressens. Je pense aussi que tu ne parles pas réellement du problème. Vrai? »

Cassi approuva. Elle était déchirée entre sa peur de Thomas et le regret de rejeter l'offre d'amitié de Joan.

« D'accord, fit Joan, mais avant de partir, je crois qu'il te faut un conseil. C'est peut-être présomptueux de ma part et sûrement pas professionnel, mais je trouve que tu devrais essayer de diminuer ta dépendance vis-à-vis de Thomas. En fait, je ne pense pas que tu t'estimes à ta juste valeur. Et ce genre de dépendance peut fort bien détruire une relation à long terme... Bon, assez joué les " Madame Conseil ". Je te laisse. »

Joan ouvrit la porte de Cassi puis s'arrêta.

« Tu as bien dit que Thomas passait la nuit à l'hôpital?

– Je crois qu'il a une opération, dit Cassi, plongée dans le concept de dépendance. Dans ces cas-là, il dort souvent ici au lieu de s'infliger les quarante-cinq minutes de route.

– Parfait! s'écria Joan. Pourquoi ne viens-tu pas chez moi ce soir? J'ai un canapé-lit dans le salon et un réfrigérateur bien rempli.

– Et à minuit, tu connaîtras tous mes secrets, dit Cassi qui ne plaisantait qu'à moitié.

– Je mettrai un point d'honneur à ne pas te tirer les vers du nez. Promis-juré!

– De toute façon, je ne peux pas. Je te remercie de cette proposition, mais il y a toujours une chance pour que Thomas n'ait pas d'intervention et, dans ce cas, il rentrera peut-être. Les circonstances sont telles que je veux être là. Peut-être parlerons-nous. »

Joan eut un sourire compatissant.

« Tu es vraiment gravement atteinte. Enfin, si tu changes d'avis, appelle-moi. Je serai encore ici une heure ou deux. »

Elle ouvrit la porte et sortit pour de bon.

Cassi regarda le Monet pour savoir si elle pouvait conduire; à son grand soulagement, sa vision s'était nettement améliorée. L'effet des gouttes disparaissait enfin.

Thomas sentit ses mains trembler en ouvrant la porte de son cabinet et en allumant. La pendule de la table de Doris indiquait presque 18 h 30. Il faisait déjà nuit dehors, et on avait du mal à se souvenir de ces nuits d'été où il fait clair jusqu'à 21 heures passées. Fermant la porte, il tendit le bras. Il eut peur en voyant trembler violemment sa main, d'ordinaire si ferme. Comment Cassi pouvait-elle continuer à lui casser les pieds alors qu'il était déjà si tendu?

Arrivant à sa table, il ouvrit le second tiroir et prit un de ses petits flacons. Il n'arrivait pas à l'ouvrir à cause de son agitation et de la fermeture de sécurité. Il dut s'empêcher de jeter l'objet par terre pour l'écraser sous son talon. Finalement, il réussit à sortir un comprimé jaune. Il le posa sur sa langue, malgré son acidité, et alla jusqu'au petit cabinet de toilette dans lequel flottait encore le parfum de Doris.

Sans prendre de verre, Thomas se pencha et but directement au robinet. Il revint dans son bureau et s'assit. Son angoisse semblait augmenter. Rouvrant brutalement le second tiroir, il fouilla à la recherche du même flacon. Cette fois, le couvercle lui résista. Le frapper sur le bureau aboutit seulement à marquer le bois et à blesser son pouce.

Fermant les yeux, Thomas se contraint à rester calme. En les rouvrant, il se souvint qu'il devait aligner les deux flèches pour retirer le couvercle.

Pourtant, il ne prit pas d'autre comprimé. En revanche, il revit en esprit Laura Campbell. Il n'avait aucune raison de rester seul. « J'aimerais pouvoir faire quelque chose pour vous, avait-elle dit. N'importe quoi! » Thomas savait qu'il avait son numéro de téléphone dans le dossier de son père, uniquement en cas d'urgence. Mais n'était-ce pas une urgence? Thomas sourit. De plus, il y avait bien des façons de dissimuler ses intentions s'il avait mal interprété ses paroles.

Thomas trouva le dossier Campbell et composa rapidement le numéro de Laura, en espérant qu'elle serait chez elle. Elle répondit à la deuxième sonnerie.

« Ici le Dr Kingsley. Pardon de vous déranger.

– Il est arrivé quelque chose? demanda anxieusement Laura.

– Non, non, la rassura Thomas. Votre père va très bien. Je suis navré pour sa jaunisse. C'est une de ces malheureuses complications. J'aurais aimé l'éviter, mais elle devrait disparaître rapidement. Enfin, je vous appelle parce que votre père aura sans doute envie de sortir bientôt. Je me suis dit que vous souhaiterez peut-être en discuter.

– Certainement, quand? »

Thomas tortilla le fil du téléphone.

« Eh bien, c'est pour cela que j'appelle. Je suis sûr que vous savez à quoi ressemblent mes horaires. Mais il se trouve que j'attends une intervention et suis actuellement seul à mon bureau. Je me suis dit que vous accepteriez peut-être de venir?

– Dans une demi-heure, ça va?

– Je crois que ça ira, fit Thomas qui savait qu'il avait tout son temps.

– J'arrive.

– Encore une chose, ajouta Thomas. Pour entrer dans le bâtiment central à cette heure, il faut traverser l'hôpital. Les portes ferment à 18 heures. »

Thomas raccrocha. Il se sentait beaucoup mieux. L'excitation avait remplacé l'angoisse. Ouvrant le tiroir, il y laissa tomber le flacon. Puis il appela le labo de cathétérisme cardiaque à propos de son malade en choc cardiogénique. Comme il s'y attendait, le patient n'avait pas encore été traité. Que ça se passe bien ou mal, Thomas pensait avoir plusieurs heures devant lui.

Thomas accueillit Laura à la porte de son cabinet et la fit entrer. Il fut satisfait de voir qu'elle portait une mince robe de soie moulante. Elle était beige clair, presque la couleur de sa peau. Thomas apercevait la mince ligne de sa culotte.

Il se tut un instant, concoctant son entrée en matière pour ne pas être gêné s'il l'avait mal comprise. Il commença par lui assurer que son père ne tarderait pas à sortir. Puis il parla des soins à long terme de M. Campbell et, sous prétexte de dire à quoi devaient se limiter ses efforts, aborda le chapitre « sexe ».

« Votre père m'avait posé la question avant d'être opéré, dit-il en regardant Laura. Je sais que votre mère est morte il y a quelques années et, si ce sujet vous dérange...

– Pas du tout, répondit Laura en souriant. Je suis adulte.

– Bien sûr, approuva Thomas en suivant du regard les contours de la robe. Ça se voit. »

Laura sourit de nouveau et fit glisser sa longue queue-de-cheval de son épaule.

« Un homme comme votre père a encore des besoins sexuels.

– En tant que médecin, je suis sûre que vous savez mieux que quiconque. »

Laura décroisa les jambes et se pencha en avant. Elle ne portait visiblement pas de soutien-gorge.

Thomas se leva et fit le tour du bureau. Il était maintenant persuadé que Laura n'était pas venue pour parler de son père.

« Je ne comprends que trop bien ces besoins car j'ai une femme atteinte d'une maladie chronique et invalidante. »

Laura sourit.

« Comme je l'ai déjà dit, j'aimerais faire quelque chose pour vous. » Elle se leva et s'appuya contre Thomas. « Vous avez peut-être une idée en tête? »

Thomas la conduisit dans la salle d'examen faiblement éclairée. Il l'aida lentement à retirer sa robe puis ôta ses vêtements qu'il plia soigneusement sur une chaise. Quand il se retourna pour lui faire face, il fut content de se trouver en pleine érection.

« Qu'en pensez-vous? demanda-t-il, l'encadrant de ses paumes étalées.

– J'adore », fit Laura d'une voix langoureuse en l'étreignant.

Après s'être inquiétée à l'idée de conduire, Cassi était contente que le retour se soit bien passé. Le plus dangereux avait été d'aller à pied du garage à la maison. Elle avait oublié combien la nuit tombe tôt en décembre.

La maison était plongée dans le noir complet; les fenêtres luisaient comme de l'onyx poli. Dedans, Cassi trouva un mot d'Harriet expliquant comment réchauffer le dîner. Dès qu'Harriet apprenait que Thomas ne rentrait pas, elle partait tôt. Si contrariante que soit la domestique, Cassi aurait pourtant préféré ne pas être seule.

Elle traversa la maison en allumant les lumières, espérant rendre l'endroit plus gai. Elle trouvait un peu angoissante cette vieille maison pleine de couloirs et de recoins, et ses pas éveillaient un écho dans l'entrée vide et glacée. Le chauffage aurait dû être à 18, mais elle voyait son haleine se condenser.

En haut, le boudoir était considérablement plus chaud, presque confortable. Dans la salle de bains, il y avait un radiateur d'appoint, qu'elle alluma. Après son test, Cassi se débarrassa de sa piqûre habituelle puis prit une douche.

Elle essayait de ne pas trop réfléchir. Sa crise de larmes l'avait épuisée sans rien résoudre. Elle savait que Joan avait raison à propos de sa dépendance et cela lui rappela qu'elle s'était identifiée à Maureen Kavenaugh. Tout comme sa malade, elle se sentait vulnérable, timide et terrifiée. Elle se demanda si elle aussi, elle était incapable d'influer sur sa vie, même quand elle voyait clairement le problème. Puis, dans un éclair horrifié, Cassi se rendit compte à quel point elle refusait d'admettre l'évidence. L'une des raisons de soupçonner que Thomas se droguait tenait à ses pupilles. Depuis peu, ce n'étaient souvent plus que des pointes d'aiguille alors que la Dexedrine dilate les pupilles. D'autres drogues les rétrécissent mais Cassi ne voulait pas savoir lesquelles.

Elle sentit ses paumes devenir moites, sans savoir si c'était de terreur ou à cause de son insuline. Priant pour que ses craintes soient sans fondements, elle s'obligea à emprunter le couloir vers le bureau de Thomas.

Une fois la lumière allumée, elle resta là, enregistrant tous les détails de la pièce. Contre son gré, elle se souvint des conséquences de sa dernière visite et dut surmonter son envie de fuir.

L'armoire à pharmacie du cabinet de toilette était exactement dans le même état que quinze jours plus tôt : la pagaille. Elle ne contenait rien de dangereux. Se mettant à quatre pattes, Cassi chercha sous le lavabo. Rien. Puis elle chercha dans le linge. Toujours rien.

Un peu soulagée, elle revint dans la pièce. En dehors du bureau et du fauteuil bordeaux, il y avait un lit encadré de deux tables de chevet avec lampes, coussin; tout un mur de livres, une cave à liqueur et une commode ancienne avec des pieds en griffes de lion. Le sol était recouvert d'un grand Tabriz.

Cassi alla au bureau. C'était un meuble imposant, elle savait qu'il avait appartenu au grand-père de Thomas. En tendant la main pour en caresser la surface froide, elle se sentit aussi vilaine que quand elle se faufilait, enfant, dans la chambre de ses parents. Haussant les épaules, elle tira le tiroir du milieu. Un vide-poches de bureau en plastique débordait de trombones, d'élastiques et de fournitures diverses. Elle tira complètement le tiroir et souleva soigneusement les rames de papier du fond. Rien d'extraordinaire. Satisfaite, Cassi était sur le point de le refermer quand elle entendit claquer une porte. Par la fenêtre, elle vit de la lumière dans l'appartement de Patricia au-dessus du garage. Elle n'avait pas entendu de voiture mais ce n'était pas très étonnant; les doubles fenêtres insonorisaient parfaitement la maison. Elle vit que la porte du garage était fermée. L'avait-elle refermée? Elle n'arrivait pas à s'en souvenir. Un peu plus tard, il y eut des pas dans l'entrée. La panique lui noua l'estomac. Visiblement, Thomas était rentré. La trouver dans son bureau après l'histoire avec Patricia le mettrait hors de lui. Elle regarda avec angoisse autour d'elle, se demandant si elle pourrait sortir par la chambre d'amis. Avant qu'elle n'ait le temps de bouger, la porte s'ouvrit.

C'était Patricia. Elle fut aussi étonnée de voir Cassi que Cassi de la voir. Les deux femmes se regardèrent sans y croire.

« Que faites-vous ici? prononça enfin Patricia.

– J'allais vous poser la question, répliqua Cassi debout derrière le bureau.

– J'ai vu de la lumière ici. Naturellement, j'ai pensé que Thomas était finalement rentré. Étant sa mère, j'estime avoir le droit de le voir. »

Inconsciemment, Cassi hocha la tête comme si elle approuvait. En fait, elle s'était toujours irritée de ce que Patricia ait la clé de la maison et ne se gêne pas pour entrer quand elle voulait.

« Voilà mon excuse, dit Patricia. Et la vôtre? »

Cassi savait qu'elle aurait pu se contenter de répondre qu'elle était chez elle et pouvait aller dans toutes les pièces. Elle ne le fit pas. Son sentiment de culpabilité l'en empêchait.

« Je crois que je peux deviner, lança avec dédain sa belle-mère, même si ça me gêne. Fouiller ainsi dans ses affaires pendant qu'il sauve des vies à l'hôpital! Quel genre de femme êtes-vous? »

La question de Patricia restait en l'air, électrifiant l'atmosphère. Cassi n'essaya pas de répondre. Elle commençait aussi à se poser la question.

« Je crois que vous devriez immédiatement quitter cette pièce », gronda Patricia.

Cassi ne refusa pas. Elle passa, la tête courbée, devant sa belle-mère. Patricia la suivit et ferma la porte. Sans regarder en arrière, Cassi descendit vers la cuisine. Elle entendit se fermer la porte d'entrée et supposa que Patricia était partie. Cette vache allait dire à Thomas que Cassi était allée dans le bureau. C'était inévitable.

Elle regarda avec dégoût le repas qu'Harriet avait laissé au four mais elle savait qu'après sa dose d'insuline, elle devait avaler un certain nombre de calories. Absorbant difficilement la nourriture réchauffée, elle décida de retourner finir sa fouille. Ayant déjà été prise sur le fait, elle n'avait plus rien à craindre, sinon ce qu'elle allait trouver.

Il était encore possible que Thomas arrive, mais Cassi prêterait l'oreille. Pour éviter d'avoir à affronter Patricia, elle tira les lourds rideaux et se servit de la lampe de poche, comme un vrai voleur. Elle alla directement au bureau et essaya les tiroirs de côté, en commençant par le haut. Elle n'eut pas à aller loin. Au fond du second tiroir, elle trouva toute une collection de flacons. Certains vides, mais pour la plupart pleins. Tous étaient prescrits par le même médecin, un certain Dr Allan Baxter; tous datés des trois derniers mois.

En plus de la Dexedrine, il y avait deux types de cachets et Cassi prit soigneusement un de chaque, puis remit tout en place. Éteignant la lampe avant de rouvrir les rideaux, elle alla vite dans sa chambre. Une fois qu'elle eut sorti le *Vidal* et comparé les comprimés aux notices d'identification, elle se rendit compte que ses soupçons étaient fondés.

« Oh, mon Dieu! s'exclama-t-elle à haute voix. La Dexedrine pour l'épuisement, c'est une chose. Le Percodan et le Talwin, ça n'a rien à voir. »

Pour la seconde fois de la journée, Cassi éclata en sanglots. Mais là, elle n'essaya même pas de maîtriser ses larmes. Elle se jeta sur le lit et pleura sans retenue.

Malgré l'interlude avec Laura, Thomas décida de rendre à Doris la visite promise. Il était déjà assez déçu comme ça que le malade en cathétérisme ait eu une deuxième attaque et ne puisse pas passer sur le billard. Pas question d'aggraver sa déprime en rentrant chez lui pour la nuit.

Doris ouvrit dans la seconde où il toucha la sonnette. En arrivant au premier, il la vit minauder, cachée derrière la porte. Quand elle ouvrit, il comprit pourquoi : elle portait une chemise de nuit transparente et noire, lacée sur le devant, qui la couvrait à peine plus qu'un maillot de bain.

« Glenlivet avec du Perrier », annonça Doris en tendant un verre à Thomas et en se serrant contre lui avant qu'il puisse retirer son manteau.

Thomas prit le verre et posa sa main libre sur les reins de Doris. La seule lumière de la pièce venait d'une lampe scandinave qui irisait le salon de tons chauds et dorés. La table basse était mise, une bouteille de vin non débouchée à côté.

Quand la jeune femme disparut dans la cuisine, Thomas appela le standard de l'hôpital et donna le numéro de Doris en précisant que c'était exclusivement pour l'interne de garde.

« Ne le donnez à personne d'autre et appelez-moi en cas de doute. »

VI

« J'dois partir, dit Clark Reardon. Ma femme m'a dit de ne pas être en retard. »

Clark avait tiré une chaise de métal près du lit de Jeoffry Washington.

« Ben, c'était bon de te voir, vieux, répondit celui-ci. Merci d'être passé. Ça m'a fait rudement plaisir.

– Pas difficile », fit son ami en se levant.

Il avança la main et serra affectueusement celle que Jeoffry tendait.

« Alors, quand tu sors? demanda Clark.

– Bientôt. Quelques jours, je sais pas. J'ai toujours cette perfusion. » Jeoffry leva le bras gauche, montrant le serpent de plastique. « J'ai eu une inflammation des jambes après l'opération. En tout cas, c'est ce qu'a dit le Dr Sherman, alors ils m'ont mis sous antibiotiques. C'était un peu dur mais ça va mieux maintenant. Le mieux, c'est quand on m'a retiré du moniteur cardiaque. J'te dis, le bip de ce bidule me rendait dingue.

– Depuis quand t'es là?

– Neuf jours.

– Pas trop grave?

– Plus maintenant. Mais j'te dis, j'étais un peu inquiet au début. Mais j'avais pas le choix. On m'a dit que je mourrais si je me faisais pas opérer. Alors...

– Eh oui. Je passerai demain pour t'apporter ces livres. Rien d'autre?

– Un peu de H.

– Allez, vieux!

– Je plaisantais. »

Clark se retourna et, de la porte, fit un geste avant de disparaître dans le couloir.

Jeoffry regarda sa chambre. Il était content de partir bientôt. L'autre lit était vide. Son voisin était sorti le jour même et n'avait pas été remplacé. Jeoffry était triste de rester seul. Clark était parti et il n'attendait plus personne. Pour Jeoffry, l'hôpital n'était pas un bon endroit pour être seul. Il y a beaucoup trop de machines inquiétantes et de corvées à subir sans aide amicale.

De la tête du lit, Jeoffry brancha la télévision miniature. Vers la fin du deuxième sketch, Mlle DeVries, une dynamique infirmière entra. Prétendant qu'elle avait un cadeau pour lui, elle lui dit de fermer les yeux. Il se doutait de ce qui allait suivre et il avait raison : un thermomètre.

Elle revint dix minutes plus tard et échangea le thermomètre contre un somnifère. Jeoffry l'avala avec l'eau qui était sur sa table de nuit pendant que l'infirmière examinait le thermomètre.

« J'ai de la température? demanda Jeoffry.

– Top secret. »

Jeoffry n'avait jamais compris pourquoi les infirmières ne pouvaient pas lui dire s'il avait de la fièvre. Elles disaient toujours que c'était l'affaire des médecins, ce qui était stupide. C'était son corps à lui.

« Et cette perfusion? demanda Jeoffry au moment où Mlle DeVries partait. Quand va-t-on la retirer, que je puisse prendre une vraie douche?

– Aucune idée. »

Elle lui fit un signe en sortant.

Jeoffry se tordit le cou pour regarder le flacon de perfusion. Pendant un instant, il observa la montée régulière des bulles. Ce serait un soulagement de voir partir ce machin. Il se dit qu'il devait penser à en parler au Dr Sherman demain matin. Revenant à la télé pour les nouvelles, il soupira.

A la première sonnerie du téléphone, Thomas se redressa, ne sachant plus où il était. A la deuxième, Doris se retourna pour lui faire face dans la pénombre de son appartement.

« Tu veux que j'y aille? » demanda Doris d'une voix ensommeillée. Elle se redressa sur un coude.

Thomas la regarda. Elle était grotesque avec ses épais cheveux tout autour de la tête comme si son corps était traversé par des milliers de volts. Il mit un instant à se souvenir qui elle était.

« J'y vais », dit Thomas en se levant difficilement. Il avait la tête lourde.

« C'est dans le coin, près de la fenêtre », expliqua Doris avant de retomber sur l'oreiller.

A tâtons, Thomas suivit le mur jusqu'à la porte ouverte de la chambre. Dans le salon, la baie laissait entrer un peu plus de lumière.

« Docteur Kingsley? c'est Peter Figman, dit l'interne quand Thomas souleva le récepteur. J'espère que je ne vous dérange pas trop, mais vous m'avez demandé de vous avertir si un cas se présentait au bloc. Nous avons un coup de couteau qui arrivera dans moins d'une heure. »

Thomas s'appuya à la table du téléphone. Le froid de la pièce l'aidait à rassembler ses idées.

« Quelle heure est-il?

– Un peu plus de une heure.

– Merci, dit Thomas. J'arrive. »

Lorsqu'il sortit de l'immeuble, le vent glacial de décembre le fit frissonner. Serrant les revers de son manteau, il partit vers le Memorial. Des bourrasques tourbillonnaient dans la rue, poussant un tas de papiers et de détritus divers dans ses pieds, l'obligeant à marcher à reculons pendant quelques pas. Il fut content de tourner l'angle et d'apercevoir l'ensemble de bâtiments du Boston Memorial.

Approchant de l'entrée principale, il passa devant le parking à sa gauche. C'était une structure de béton, ouverte à tous les vents. Bourré à craquer pendant la journée, il était maintenant presque désert. En jetant un coup d'œil machinal sur sa Porsche, il remarqua une autre voiture familière. C'était une Mercedes 300 turbo diesel, jaune verdâtre. Dans l'hôpital, il n'y avait qu'une seule personne ayant si mauvais goût : la voiture appartenait à George Sherman.

Thomas était pratiquement à la porte, ruminant de vagues pensées sur l'absurdité d'avoir une si bonne voiture d'une couleur aussi horrible, quand il commença à se demander ce que George faisait là. Il se retourna. C'était bien la voiture de George. Aucune chance de se tromper. Il était 1 h 15.

Thomas alla directement au bloc, se changea et, en traversant la salle des chirurgiens, vit une infirmière qui tricotait. Il lui demanda si George avait une urgence.

« Pas à ma connaissance, répondit-elle. Rien en dehors du coup de couteau que vous couvrez. »

Devant la salle 18, Thomas trouva Peter Figman en plein lavage. C'était un type mince, au visage d'enfant, et on avait l'impression qu'il ne se rasait pas encore. Thomas l'avait vu de nombreuse fois, mais sans jamais avoir l'occasion de travailler avec lui. Il avait la réputation d'être intelligent, dévoué et d'avoir de bonnes mains.

Dès qu'il aperçut Thomas, Peter se lança dans une présentation détaillée du cas. Le patient avait été blessé au cours d'une partie de hockey au Boston Garden, était dans un état stationnaire malgré une chute de tension au moment de son admission aux urgences. On avait déterminé son groupe sanguin et prévu huit unités de sang, sans lui en administrer aucune. A première vue, le couteau avait transpercé une des grandes artères.

En écoutant la présentation, Thomas prit un masque de chirurgie dans la boîte au-dessus de l'évier. Il préférait les anciens modèles qui s'attachent derrière le cou et le crâne, aux nouveaux, moulés et retenus par un simple élastique. Pourtant, ce soir, il n'arrêtait pas de lâcher un des liens, puis le masque lui échappa et tomba par terre. Thomas jura entre ses dents et en prit un autre. Lorsqu'il tendit la main vers la boîte, Peter remarqua que son aîné tremblait un peu.

Peter interrompit sa présentation.

« Vous allez bien, docteur Kingsley? »

La main dans la boîte, Thomas tourna lentement la tête pour regarder Peter en face.

« Que voulez-vous dire?

– J'ai pensé que vous ne vous sentiez peut-être pas en forme », risqua timidement Peter.

Thomas arracha le masque de la boîte, en entraînant un autre qui tomba dans l'évier.

« Et qu'est-ce qui vous fait croire ça?

– Je ne sais pas, une impression », dit évasivement le jeune homme. Maintenant, il regrettait d'avoir parlé.

« Laissez-moi vous dire que je suis parfaitement bien, répondit Thomas sans chercher à dissimuler sa colère. Mais s'il y a une chose que je ne tolère pas de la part d'un interne, c'est l'insolence. Me suis-je bien fait comprendre?

– Tout à fait », approuva Peter, pressé de changer de sujet.

Laissant l'interne à son lavage, Thomas poussa la porte du bloc. « Bon sang, pensa-t-il, ce môme ne se rend pas compte que je viens de sortir d'un profond sommeil. Tout le monde tremble avant d'avoir pu bien se réveiller. »

Le bloc bourdonnait comme une vraie ruche. Le patient était déjà complètement anesthésié et les assistants en train de préparer le torse. Thomas alla voir les radios. Puis, tournant le dos, il tendit le bras. Le tremblement était léger. Il avait connu pire. « Attends que ce charmant bambin passe en chirurgie cardiaque », Thomas savoura cette pensée.

Il se carra au fond du bloc et regarda attentivement le début de l'opération. Il était prêt à intervenir au besoin, mais il devait admettre que Peter était techniquement un bon chirurgien. Il interrogea tous les internes sur la possibilité d'une hémopéricardite. Aucun, pas même Peter, n'avait pensé à ça, bien qu'on en ait discuté à la dernière séance de nécro. Quand Thomas fut bien sûr que c'était de la routine et que tout se passerait bien, il se leva, s'étira et partit vers la porte.

« Je suis là si quelque chose tourne mal. Vous vous débrouillez bien. »

Quand la porte se referma derrière lui, Peter Figman leva les yeux et murmura :

« Je crois que le Dr Kingsley avait pris un verre de trop aujourd'hui.

– Je pense que tu as raison », chuchota un première année.

En restant debout dans le bloc, Thomas avait soudain senti le sommeil lui tomber dessus. La peur de somnoler l'avait fait sortir. En allant vers la salle des chirurgiens, il respira plusieurs fois à fond. Il n'arrivait pas à se souvenir combien de scotchs il avait bus chez Doris, il faudrait faire plus attention à l'avenir.

Malheureusement, la salle était occupée par deux infirmières pour leur pause-café. Il avait pensé s'allonger sur le divan mais préféra prendre une banquette du vestiaire. En passant devant la fenêtre, il regarda dehors et vit de la lumière dans un des bureaux en face, dans le bâtiment Scherington. En comptant les fenêtres, Thomas sut que c'était celui de Ballantine. Il regarda la pendule au-dessus de l'appareil à café. Presque 2 heures du matin! Le concierge avait-il oublié d'éteindre?

« Pardon, lança Thomas aux infirmières. Je suis dans le vestiaire si on m'appelle en chirurgie. Si je m'endors, l'une de vous pourra-t-elle venir me secouer? »

En passant les portes battantes du vestiaire, il se demanda si la lumière dans le bureau de Ballantine avait un rapport avec la présence de la voiture de George dans le parking. La coïncidence avait quelque chose de bizarre.

L'alcôve sans fenêtre où se trouvaient les deux banquettes n'était pas entièrement sombre. La lumière du vestiaire arrivait par l'étroit couloir menant à la salle. Comme d'habitude, les banquettes étaient vides. Thomas avait l'impression d'être le seul à s'en servir.

Dans la poche de sa chemise de travail, il trouva le petit cachet jaune qu'il y avait mis. Il le coupa adroitement en deux. Une moitié partit dans sa bouche où il la laissa se dissoudre sur sa langue. L'autre moitié retourna dans sa poche, au cas où il en aurait besoin plus tard. Avant de fermer les yeux, il se demanda dans combien de temps il serait appelé.

A 2 h 45, l'escalier semblait desservir un vaste mausolée plutôt qu'un hôpital. Ce grand espace vertical faisait office de cheminée et une plainte grave montait des entrailles de l'immeuble. Lorsque la silhouette qui était dans l'escalier ouvrit la porte du dix-septième, l'air s'engouffra en sifflant comme dans une boîte sous vide.

Portant la tenue classique de l'hôpital, l'homme n'avait pas peur d'être vu mais préférait l'éviter. Il vérifia bien que le couloir était désert sur toute sa longueur avant de laisser la porte se refermer sur lui. En se rabattant, elle émit le même bruit désagréable de succion.

Une main dans la poche de sa blouse blanche, l'homme avança silencieusement vers la chambre de Jeoffry Washington. Là, il s'arrêta et attendit un instant. Aucun bruit ne sortait du poste des infirmières. Il n'entendait que les sons lointains et assourdis des moniteurs cardiaques et des respirateurs.

En un clin d'œil, l'homme fut dans la chambre et ferma doucement la porte. La seule lumière venait de la salle de bains dont la porte était à peine entrouverte. Dès que ses yeux se furent habitués à l'obscurité, il sortit sa main de sa poche : elle tenait une seringue pleine. Il laissa tomber le capuchon de l'aiguille dans l'autre poche et alla rapidement vers le lit. Là, il se figea sur place.

Le lit était vide!

Jeoffry Washington bâilla à s'en décrocher la mâchoire et les larmes lui en vinrent aux yeux. Il secoua la tête et jeta le *Time* vieux de trois semaines sur la table basse. Il était assis dans le salon des malades, en face de la salle de soins. Il se leva et, poussant devant lui le pied à sérum, alla vers le poste des infirmières dans la pénombre. Il avait espéré qu'une petite promenade dans le couloir chasserait l'insomnie, mais ça n'avait pas marché. Il n'avait pas plus sommeil que s'il était resté dans son lit. Pamela Breckenridge le regarda approcher par la porte de la salle des dossiers. Au cours des deux dernières nuits, elle s'était habituée à ses apparitions. Pour faire des économies, elle prenait un sandwich au lieu d'aller à la cafétéria et Jeoffry arrivait juste quand elle allait manger.

« Je peux avoir un autre somnifère? » demanda-t-il.

Pamela avala une bouchée, lui dit que oui et demanda à l'infirmière d'aller chercher un autre Dalmane pour Jeoffry. Le Dr Sherman avait donné son accord par un « renouveler l » sur l'ordonnance.

Se tenant comme à un bar, Jeoffry accepta le cachet et le petit verre d'eau que lui tendait l'infirmière par-dessus le comptoir. Putain! Que n'aurait-il pas fait pour quelques bouffées de H! Puis il refit lentement le chemin en sens inverse.

A mesure qu'il s'éloignait des infirmières, le couloir devenait plus sombre. Il vit son ombre apparaître devant lui sur le sol de vinyle, elle grandissait à chaque pas. Le pied à sérum lui donnait l'air d'un prophète tenant son bâton. Pour ouvrir la porte, il poussa avec les roulettes. Une fois dedans, il referma du pied. S'il avait une chance de se rendormir, autant s'abriter du bruit et de la lumière du couloir.

Arrangeant le goutte-à-goutte près du lit, il se tourna et s'assit, prêt à lever les jambes pour s'allonger. Il étouffa un cri.

Comme un fantôme, une silhouette vêtue de blanc sortit de la salle de bains.

« Bon Dieu! dit Jeoffry en reprenant son souffle. On peut dire que vous m'avez fait peur!

– Allongez-vous, je vous prie. »

Jeoffry obéit tout de suite.

« Je ne vous attendais vraiment pas à cette heure. »

Il regarda le visiteur tirer une seringue et chercher à en injecter le contenu dans le ballon de perfusion. Ça ne devait pas être facile, dans le noir, car Jeoffry entendit la bouteille cliqueter plusieurs fois contre le pied.

« Quel genre de médicaments? » demanda Jeoffry qui ne savait pas s'il devait dire quelque chose, mais assez désorienté par ce qui se passait pour vaincre ses hésitations.

« Des vitamines. »

Il sembla à Jeoffry que c'était un drôle de moment pour des vitamines, mais les hôpitaux sont des endroits étranges.

Le visiteur renonça à essayer de mettre l'aiguille dans la base du flacon et choisit d'injecter dans le tube de plastique, près du poignet de Jeoffry. C'était bien plus facile et l'aiguille pénétra tout de suite dans le petit bourrelet de caoutchouc. Le malade regarda le piston s'enfoncer rapidement, faisant remonter le liquide dans le tube et le niveau dans le flacon au-dessus de sa tête. Il eut mal mais pensa que c'était seulement le changement de pression du goutte-à-goutte. La douleur ne partait pas. Au contraire, elle empirait. Beaucoup.

« Seigneur, cria Jeoffry. Mon bras! Quelle horreur! »

Jeoffry avait l'impression qu'un fer chauffé à blanc remontait dans ses veines.

Le visiteur attrapa la main de Jeoffry pour la maintenir et ouvrit la perfusion qui coula plus rapidement.

La douleur que Jeoffry avait trouvée insupportable devint encore pire et se répandit comme de la lave brûlante dans sa poitrine. Il balança sa main libre pour agripper son visiteur.

« Ne me touche pas, espèce de tante! »

Malgré la douleur, Jeoffry lâcha prise. A son ébahissement s'ajoutait la peur... une peur épouvantable qu'il se passe quelque chose d'horrible. Jeoffry chercha désespérément à arracher de la poigne de l'intrus son bras perfusé.

« Que faites-vous? » râla Jeoffry.

Il voulut crier mais une main se posa brutalement sur sa bouche.

A cet instant, le jeune homme eut sa première convulsion, il se tordit sur son lit. Ses yeux basculèrent dans ses orbites. En quelques secondes, les spasmes se transformèrent en une crise d'épilepsie qui secouait le lit. L'intrus lâcha le bras de Jeoffry et éloigna le lit du mur pour atténuer le bruit. Puis, il inspecta le couloir et courut à l'escalier.

Jeoffry convulsa en silence jusqu'à ce que son rythme cardiaque, qui avait commencé à se dérégler, fibrille quelques secondes et s'arrête. En l'espace d'une ou deux minutes, le cerveau de Jeoffry cessa de fonctionner. Les convulsions continuèrent jusqu'à ce que ses muscles aient épuisé leur réserve d'oxygène...

Thomas avait l'impression qu'il venait de fermer les yeux quand l'infirmière se pencha pour le secouer. Il se retourna dans un brouillard et vit un visage souriant.

« On a besoin de vous au bloc, docteur Kingsley.

– J'arrive », fit-il d'une voix pâteuse.

Thomas attendit que l'infirmière batte en retraite puis posa les pieds à terre. Il patienta quelques instants pour que l'éblouissement passe. Parfois, se dit-il, il vaut mieux ne pas dormir que de le faire si peu de temps. Il se raccrocha au chambranle puis trébucha jusqu'à son armoire. Prenant une Dexedrine, il l'avala avec un peu d'eau du robinet. Puis il mit une tenue propre, mais non sans avoir récupéré le demi-comprimé qu'il avait laissé dans la poche de poitrine de sa chemise sale.

Le temps que Thomas arrive à la salle 18, la Dexedrine lui avait éclairci les idées. Il envisagea de s'aseptiser tout de suite puis décida qu'il valait mieux savoir d'abord de quoi il retournait.

Les internes étaient debout autour du patient, leurs mains gantées dans le champ stérile, au repos. Cela ne présageait rien de bon.

« Quel est le... » commença Thomas d'une voix rauque. Il n'avait pas parlé depuis son réveil, à part les quelques mots à l'infirmière. Il s'éclaircit la gorge. « Quel est le problème?

– Vous aviez raison pour l'hémopéricardite, fit Peter d'un ton respectueux. Le couteau a traversé le péricarde et entaillé la surface du cœur. Pas de saignement, mais nous ne savions pas s'il fallait fermer la lacération. »

Thomas demanda à l'infirmière de lui trouver un tabouret et le mit derrière Peter. De là, il voyait à l'intérieur de l'incision. Peter indiqua la lacération et s'écarta.

Thomas fut soulagé. La blessure n'était pas grave car elle n'avait touché aucun vaisseau important.

« Laissez ça comme ça, conclut-il. Les avantages ne valent pas les problèmes qu'une suture pourrait provoquer.

– C'est bon, répondit Peter.

– Ne refermez pas non plus le péricarde, prévint Thomas. Cela réduit les risques de tamponnade pour la période postopératoire. Cela servira de point de drain s'il y a saignement. »

Une heure plus tard, Thomas traversa pour aller dans le bâtiment des consultations et gagner son bureau. Il se sentait désagréablement remonté par la Dexedrine. Il ressassait la présence de Sherman et Ballantine à l'hôpital cette nuit. Il était clair qu'ils avaient eu une rencontre secrète et, en se demandant ce qu'ils complotaient, il sentit monter son angoisse. Maintenant, il savait qu'il ne pourrait certainement pas dormir sans rien prendre.

Une seule Dexedrine était rarement aussi efficace mais cela devait venir de son état d'épuisement général. Allant à son bureau, il avala un autre Percodan. Puis, craignant d'avoir du mal à se réveiller, il appela Doris. Il dut laisser sonner longtemps. Mentalement, il refit le chemin compliqué entre le lit et le téléphone près de la baie. Il se demanda pourquoi elle ne faisait pas mettre une autre prise.

« Écoute, fit Thomas quand elle décrocha. Il faut que tu sois au travail à 6 h 30.

– C'est dans quelques heures à peine, protesta Doris.

– Bon Dieu, cria Thomas avec colère. Tu n'as pas besoin de me dire l'heure! Tu crois que je ne la sais pas? Mais j'ai trois pontages qui commencent à 7 h 30. Je veux que tu sois là, pour être sûr de me réveiller. »

Thomas rabattit violemment le récepteur, il bouillait.

« Putain de gonzesse égoïste », dit-il à haute voix en arrangeant son oreiller à grands coups de poing.

VII

Cassi ouvrit les yeux. Il était un peu plus de 5 heures du matin et il ne faisait pas encore jour. Le réveil ne devait pas sonner avant deux heures.

Elle resta un moment sans bouger, à écouter. Elle se dit qu'un bruit avait dû la réveiller mais, au fil des minutes, comprit que c'était dans sa tête. Symptôme classique de dépression.

Cassi essaya d'abord de se retourner en se cachant sous les couvertures mais elle comprit bientôt que cela ne servait à rien. Elle n'arrivait pas à se rendormir. Elle sortit du lit en sachant bien qu'elle allait être crevée toute la journée... et, en plus, Thomas l'avait poussée à accepter une invitation chez les Ballantine ce soir.

La maison était glaciale et elle frissonna avant d'avoir enfilé sa robe de chambre. Dans la salle de bains, elle mit le radiateur et fit couler l'eau.

En entrant sous la douche, Cassi accepta malgré elle de repenser à sa déprime; découvrir du Percodan et du Talwin dans le bureau de Thomas! Et Patricia qui allait certainement rapporter à son fils que Cassi était encore retournée dans son bureau! Il allait deviner qu'elle cherchait des drogues.

En sortant de la douche, Cassi essaya de décider ce qu'elle devait faire. Admettre qu'elle avait trouvé les drogues et affronter son mari? Trouver ces médicaments, était-ce suffisant? Pouvait-il y avoir une autre explication à leur présence dans le bureau? Cassi le croyait d'autant moins qu'elle avait souvent remarqué que les pupilles de Thomas étaient minuscules. Même si elle n'avait aucune envie d'y croire, il était presque certain que Thomas prenait du Percodan et du Talwin. A quelle dose? Elle n'en savait rien. Elle ne savait pas non plus ce qu'elle avait exactement à se reprocher.

Elle pensa bursquement qu'elle devrait peut-être demander de l'aide. Mais à qui? Aucune idée. Patricia n'était visiblement pas la bonne solution et, si elle allait voir l'administration, la carrière de Thomas serait brisée. Cassi se sentait presque trop déprimée pour pleurer. C'était une situation sans issue. Quoi qu'elle fasse, et même si elle n'agissait pas, il y aurait des ennuis. Beaucoup d'ennuis. Cassi savait bien que sa vie de couple était en jeu.

Elle eut besoin de toute sa force pour finir de se préparer et faire la longue route jusqu'à l'hôpital.

Cassi n'avait pas plutôt jeté son sac de toile sur sa table que la tête de Joan apparut à la porte.

« Ça va mieux? demanda gaiement son amie.

– Non », laissa tomber Cassi d'une voix terne, fatiguée.

Joan sentit la déprime de son amie. D'un œil professionnel, elle constata que Cassi allait encore moins bien que la veille. Sans en être priée, Joan entra et referma la porte. Cassi n'avait pas la force de protester.

« Tu connais le vieil aphorisme sur le médecin malade, dit Joan : celui qui insiste pour se soigner découvre qu'il a un idiot comme patient! Eh bien, cela marche aussi sur le plan émotionnel. Tu ne me sembles pas aller bien. Je venais pour m'excuser de t'avoir imposé mon avis hier, mais en te regardant, je crois que j'ai bien fait. Cassi, qu'est-ce qui t'arrive? »

Cassi resta figée.

On frappa à la porte.

Joan ouvrit et tomba sur Maureen Kavenaugh en pleurs.

« Désolée, le Dr Cassidy est occupée », dit Joan.

Elle ferma la porte au nez de Maureen avant qu'elle ne puisse répondre.

« Assieds-toi, Cassi », ordonna fermement Joan.

Cassi obéit. L'idée d'être prise en main lui plaisait.

« Bon. Raconte. Je sais que tu es déjà dépassée par ton problème d'œil, mais il y a autre chose. »

Une fois de plus, Cassi décela la séduction déployée pour faire parler le patient pendant les entretiens psychiatriques. Joan inspirait confiance. Aucun doute là-dessus. Et Cassi pouvait être certaine de sa discrétion. De plus, en dernière analyse, elle souhaitait désespérément partager son fardeau. Elle avait besoin de conseils, ou d'un simple appui.

« Je crois que Thomas prend des drogues », murmura Cassi, si bas que Joan l'entendit à peine.

Elle épia Joan pour y voir l'expression choquée qu'elle attendait, mais rien ne vint. Joan ne broncha pas.

« Quel genre de drogue? demanda son amie.

– Je sais pour la Dexedrine, le Percodan et le Talwin.

– Le Talwin est courant chez les médecins, dit Joan. Combien?

– Je ne sais pas. A mon avis, ses opérations n'en souffrent pas du tout. Il travaille aussi dur que d'habitude.

– Mmmmm, approuva Joan. Thomas sait que tu sais?

– Il sait que je soupçonne la Dexedrine. Pas les autres. Enfin, pas encore. »

Cassi se demanda quand Patricia dirait à son fils qu'elle était allée dans son bureau.

« Il existe un euphémisme pour ça, lui apprit Joan. Ça s'appelle le " médecin décompensé ". Malheureusement, c'est assez courant. Peut-être devrais-tu te documenter là-dessus. Il y a beaucoup d'études sur la question, même si les médecins détestent, en général, y faire face. Je te passerai des articles. Mais, dis-moi, Thomas a-t-il les altérations classiques du comportement : esclandres en société ou bouleversement de son emploi du temps?

– Non, fit Cassi. Je te l'ai déjà dit, Thomas travaille plus que jamais. Mais il a admis tirer moins de plaisir de ses interventions. Il paraît aussi moins tolérant depuis peu.

– Tolérant pour quoi?

– Tout. Les gens, moi. Même sa mère qui vit pratiquement avec nous. »

Joan leva les yeux au ciel, elle ne put s'en empêcher.

« Ce n'est pas si difficile que ça, se défendit Cassi.

– Ben voyons! » ironisa Joan.
Les deux femmes s'étudièrent quelques minutes en silence.
Puis Joan risqua :
« Et ta vie de couple?
– Que veux-tu dire? » esquiva Cassi.
Joan s'éclaircit la voix.
« Les autres médecins qui prennent des drogues souffrent d'impuissance et cherchent des liaisons.
– Thomas n'a pas le temps d'avoir des aventures », répondit Cassi sans hésiter.
Joan hocha la tête, elle commençait à se dire que Thomas n'était pas si « décompensé » que ça.
« Tu sais, reprit Joan, ton commentaire sur l'insatisfaction de Thomas et le fait qu'il profite moins de son travail en ce moment implique beaucoup de choses. Pas mal de chirurgiens sont un peu narcissiques et présentent quelques traits de cette maladie. »
Cassi ne répondit rien mais le raisonnement se tenait.
« Bon, voilà de quoi réfléchir, dit Joan. C'est une idée intéressante que la réussite de Thomas risque justement de le mener à l'échec. Les narcissiques ont besoin du type de structure et des satisfactions constantes qu'offre la compétition de l'internat en chirurgie.
– Thomas m'a effectivement fait la remarque qu'il ne pouvait plus se mesurer à personne », ajouta Cassi, suivant les réflexions de Joan.
Juste à cet instant, le téléphone sonna. En regardant son amie prendre le récepteur, Joan fut contente : Cassi se conduisait déjà de façon moins dépressive. Elle réussit même à sourire en entendant Robert Seibert.
Cassi ne fit pas durer la conversation. Après avoir raccroché elle apprit à Joan que Robert était aux anges car il avait un autre cas de MOS.
« Génial, fit Joan sarcastique. Si tu veux m'inviter à l'autopsie, non merci. »
Cassi rit.
« Non, d'ailleurs, j'ai refusé aussi. J'ai des rendez-vous toute la matinée, mais j'ai dit à Robert que je monterai à l'heure du déjeuner pour voir les résultats. » En parlant

d'heure, Cassi jeta un coup d'œil à sa montre. « Ouh là là, je suis en retard pour la réunion! »

Celle-ci se passa bien. Il n'y avait pas eu de catastrophe pendant la nuit, ni de nouvelle admission. En fait, l'interne de garde eut le plaisir d'annoncer qu'il avait dormi neuf heures sans interruption, ce qui rendit tout le monde extrêmement jaloux. Cassi eut l'occasion de parler de la sœur de Maureen et on se mit d'accord pour qu'elle l'encourage à la contacter. Tout le monde pensait que cela valait la peine de prendre le risque de faire, si possible, participer la sœur au traitement.

Cassi décrivit aussi les progrès apparents du colonel Bentworth ainsi que sa tentative de manipulation. Jacob Levine trouva cela très intéressant mais prévint Cassi de ne pas en tirer de conclusions hâtives.

« Souviens-toi que les borderlines peuvent être imprévisibles », dit Jacob en retirant ses lunettes et les pointant vers Cassi pour souligner ses propos.

La réunion se termina tôt. Cassi refusa un café car elle ne voulait pas être en retard à son rendez-vous avec le colonel. Quand elle revint à son bureau, il attendait devant la porte.

« Bonjour », lança Cassi aussi gaiement que possible en ouvrant sa porte.

Le colonel entra en silence derrière Cassi et s'assit. Elle prit gauchement place derrière le bureau. Cassi ne savait pas pourquoi, mais Bentworth exarcerbait ses craintes professionnelles, surtout lorsqu'il la regardait de ses yeux d'un bleu pénétrant qui, comprit-elle enfin, lui rappelaient ceux de Thomas. Ils étaient du même turquoise étonnant.

Bentworth n'avait toujours pas l'air d'un malade. Il était impeccablement habillé et semblait avoir totalement repris son air de commandement. Les seuls signes visibles des problèmes qui avaient provoqué son admission quelques semaines plus tôt étaient les brûlures en cours de guérison sur son bras.

« Je ne sais par où commencer, dit Bentworth.

– Peut-être pourriez-vous m'expliquer pourquoi, jusqu'à présent, vous ne vouliez pas me voir. Vous avez changé d'avis au sujet des entretiens privés?

– Voulez-vous que je vous parle franchement?
– Ça vaut toujours mieux, approuva-t-elle.
– Bon, pour dire la vérité, je voudrais une permission de sortie pour la fin de cette semaine.
– Ce genre de décision est en général pris par le groupe. »
La thérapie de groupe était actuellement le principal traitement de Bentworth.
« C'est vrai, admit le colonel, mais ces bougres d'ânes ne veulent pas me laisser sortir. Vous pouvez passer au-dessus d'eux. Je le sais.
– Et pourquoi voudrais-je contredire ceux qui vous connaissent le mieux?
– Ils ne me connaissent pas », cria Bentworth en abattant la main sur le bureau.
Ce geste brusque effraya Cassi mais elle dit tranquillement :
« Ce genre de conduite ne vous mènera nulle part.
– Bon sang! » s'emporta William. Il se leva et arpenta la petite pièce.
Comme Cassi ne réagissait pas, il se jeta dans son fauteuil. Cassi voyait une petite veine battre à sa tempe.
« Parfois, je me dis qu'il serait plus simple d'abandonner, maugréa-t-il.
– Pourquoi les membres du groupe ont-ils estimé que vous ne deviez pas avoir de permis de sortie? » demanda Cassi.
Elle ne s'attendait qu'à une chose de la part du colonel : qu'il cherche à la manipuler et elle n'allait pas se laisser faire.
« Je ne sais pas, répondit le colonel.
– Vous avez bien une idée.
– Ils ne m'aiment pas. Ça vous va? C'est un ramassis de pauvres types. Des ouvriers, nom d'une pipe!
– Quelle hostilité!
– Oui. Ben, je les déteste tous.
– Pourtant ce sont des gens qui ont des problèmes, comme vous. »
Bentworth ne répondit pas tout de suite et Cassi essaya de se rappeler ce qu'elle avait lu sur le traitement des border-

lines. La pratique de la psychiatrie lui semblait mille fois plus difficile que la théorie. Elle savait qu'elle était censée avoir un rôle « structurant », mais qu'est-ce que cela voulait dire exactement dans le contexte de cet entretien?

« Ce qui est dingue, c'est que je les déteste et pourtant j'ai besoin d'eux. » Bentworth secoua la tête comme s'il était confondu par sa propre phrase. « Je sais que ça a l'air bizarre, mais je n'aime pas être seul. Pour moi, le pire, c'est la solitude. Ça me pousse à boire et l'alcool me rend fou. Je n'y peux rien.

– Que se passe-t-il, dans ces cas-là? demanda Cassi.

– On me fait toujours des propositions. Ça ne rate jamais! Un type m'aperçoit, se dit que je suis un étalon, vient vers moi et se met à me parler. Je finis par réduire le type en bouillie. C'est une chose que l'armée m'a apprise : me battre à mains nues. »

Cassi se souvint avoir lu que les borderlines, comme les narcissiques, veulent se protéger de tendances homosexuelles. Cela pourrait être un domaine fertile pour une future session mais pour l'instant, elle ne tenait pas à appuyer sur des points trop sensibles.

« Et votre travail? demanda-t-elle pour changer de sujet.

– Si vous tenez à savoir la vérité, j'en ai marre d'être dans l'armée. J'aimais l'esprit de compétition du début. Mais maintenant que je suis colonel, c'est fini. Je suis arrivé. Et on ne me fera pas général parce que trop de gens m'envient. Je ne peux pas aller plus haut. A chaque fois que je vais travailler, j'ai ce sentiment de vide... de " à quoi bon? "

– Un sentiment de vide, répéta Cassi.

– Ouais, de vide. C'est la même chose quand j'ai vécu quelques mois avec une femme. D'abord, c'est intense et excitant mais ça se gâche toujours. Ça devient vide. Je ne sais pas comment expliquer autrement. »

Cassi se mordit la lèvre.

« L'aventure idéale, reprit Bentworth, devrait durer un mois. Ensuite, pfft, la femme disparaîtrait et une autre la remplacerait. Ça serait parfait comme ça.

– Mais vous avez été marié...

– Ouais, je me suis marié. N'a pas duré un an. J'ai bien

failli la tuer, cette putain. Elle passait son temps à se plaindre.

– Et vous vivez avec quelqu'un d'autre en ce moment?

– Non. C'est pour ça que je suis ici. La veille du jour où on m'a ramassé, elle s'est tirée. Je ne la connaissais que depuis quelques semaines mais elle a rencontré un autre type et elle est partie avec. C'est pour ça que je veux sortir cette semaine. Elle a encore la clé de mon appartement, j'ai peur qu'elle ne rafle tout.

– Pourquoi ne pas appeler un ami pour qu'il change la serrure? demanda Cassi.

– Je n'ai confiance en personne, dit Bentworth en se levant. Dites, vous me le donnez ce permis, ou est-ce que tout ce bazar, c'est pour des prunes?

– J'en parlerai à la prochaine réunion, répliqua Cassi. Nous en discuterons. »

Bentworth se pencha par-dessus le bureau.

« La seule chose que j'ai apprise pendant mes séjours dans les hôpitaux, c'est que je hais les psychiatres. Ils ont la grosse tête, mais en réalité, ils sont bien plus fous que moi. »

Cassi soutint son regard en remarquant à quel point il était devenu glacial. La pensée la traversa que le colonel Bentworth devrait être interné. Puis elle se souvint que c'était déjà fait.

Cassi frappa sur le chambranle du petit bureau de Robert. Quand il s'arracha à son binoculaire, son visage s'ouvrit d'un large sourire. Il sauta si vite sur ses pieds pour venir embrasser Cassi que sa chaise partit sur ses roulettes jusqu'au mur opposé.

« Tu n'as pas la forme, fit Robert en l'examinant. Qu'est-ce qui ne va pas? »

Cassi regarda ailleurs. Elle avait assez parlé pendant les dernières heures.

« Je suis seulement crevée. Moi qui pensais que la psychiatrie serait tellement facile!

– Alors, tu devrais peut-être revenir en pathologie », dit Robert en tirant une chaise pour Cassi.

Penché en avant, il posa les mains sur les genoux de la

jeune femme. Si n'importe quel autre homme avait fait cela, Cassi aurait été gênée, mais cette fois, cela la réconforta.

« Qu'est-ce que je t'offre? Café? Jus d'orange? Hmm? »

Cassi secoua la tête.

« Si tu pouvais m'offrir une bonne nuit de sommeil! Je suis morte et je dois aller à une soirée chez le Dr Ballantine à Manchester.

– Superbe, minauda Robert. Qu'est-ce que tu mets? »

Cassi leva les yeux au plafond en disant qu'elle n'y avait pas réfléchi une seconde; à ce moment-là, Robert, qui connaissait un peu la garde-robe de Cassi, lui fit plusieurs suggestions. Cassi l'interrompit en disant qu'elle était venue pour parler autopsie, pas chiffons.

Robert prit un air exagérément peiné et s'écria :

« Tu ne viens ici que pour le boulot. Je me souviens du temps où nous étions amis. »

Cassi tendit le bras pour secouer gentiment Robert mais il l'évita en reculant sa chaise qui glissa en douceur hors de portée. Ils rirent tous les deux. Cassi soupira et se rendit compte qu'elle ne s'était pas sentie aussi bien depuis le début de la journée. Robert la tonifiait.

« Ton mari t'a dit qu'il m'avait sauvé pendant la dernière séance de nécro?

– Non », fit Cassi surprise.

Elle n'avait jamais parlé à Robert de l'antipathie de Thomas, mais ce n'était que trop visible lors de leurs rares rencontres.

« J'ai fait une grossière erreur. J'ai eu l'idée stupide que les chirurgiens de cardiologie seraient fous de joie d'entendre parler des MOS et j'ai décidé de faire une présentation préliminaire à la conférence d'hier. Et c'est la pire chose que je pouvais faire. J'aurais dû savoir que leur amour-propre les pousserait à considérer cette étude comme une forme de critique. Quand j'ai fini de parler, Ballantine m'est tombé dessus jusqu'à ce que Thomas l'interrompe d'une question intelligente. Ça a provoqué quelques autres commentaires et m'a évité un vrai désastre. Je me suis fait tirer les oreilles ce matin par le patron de pathologie. Apparemment, George Sherman lui a demandé de me mettre une muselière. »

Cassi était reconnaissante et impressionnée de l'intervention de son mari. Elle se demanda pourquoi il ne la lui avait pas racontée, puis se souvint qu'elle ne lui en avait pas laissé l'occasion : elle avait parlé de son opération des yeux dans la seconde où elle l'avait vu.

« Peut-être vais-je devoir retirer quelques méchancetés que j'ai dites sur ton mari », ajouta Robert.

Un silence gêné suivit. Cassi n'avait pas envie, dans l'instant, de discuter de ses sentiments.

« Bon, fit Robert en se frottant les mains. Au travail! Comme je te l'ai dit au téléphone, je crois avoir trouvé un nouveau cas de MOS.

– Cyanosé comme le dernier? » demanda Cassi, ravie de changer de sujet.

« Attends, viens, je veux te montrer quelque chose. »

Il bondit sur ses pieds et tira Cassi hors de son bureau vers une des salles d'autopsie. Un jeune Noir à la peau claire était allongé sur la table d'inox. La classique incision en forme d'Y avait été refermée par des gros points de suture et de vagues bouts de sparadrap.

« J'ai demandé qu'on laisse le corps pour que tu puisses voir quelque chose », dit Robert dont la voix résonnait dans la pièce carrelée.

Il lâcha Cassi et enfonça son pouce dans la bouche de Jeoffry Washington pour abaisser la mâchoire inférieure.

« Regarde ça. »

Les mains derrière le dos, Cassi se pencha et inspecta la bouche du patient. Sa langue n'était qu'un bout de viande déchiqueté.

« De la vraie purée! commenta Robert. Il a certainement eu une sacrée crise d'épilepsie. »

Cassi se redressa, un peu écœurée par ce qu'elle venait de voir. Si c'était bien un MOS, c'était le plus jeune.

« Je pense que celui-ci est mort d'arythmie, mais je n'en serai pas sûr avant de m'être occupé du cerveau. Tu sais, ce genre de cas ne diminue pas mon angoisse d'être opéré. »

Robert jeta un coup d'œil à Cassi.

« C'est pour quand? » demanda-t-elle, car le ton de Robert était vraiment décidé.

Il sourit.

« Je te l'ai dit, mais tu ne voulais pas croire que j'y arriverai. J'entre demain. Et toi? »

Cassi secoua la tête.

« On ne sait pas encore.

– Trouillarde! lâcha Robert d'un air supérieur. Pourquoi ne prévois-tu pas la tienne pour après-demain, comme ça nous pourrons nous retrouver dans la salle de réveil. »

Cassi n'avait pas envie de parler à Robert de ses difficultés à aborder le sujet avec Thomas. Malgré elle, son regard revint au cadavre.

« Quel âge? demanda Cassi en faisant un geste vers Jeoffry.

– Vingt-huit ans.

– Mon Dieu, c'est tout jeune, s'exclama Cassi. Et ça ne fait que quinze jours depuis le dernier.

– Indiscutable, admit Robert.

– Tu sais, plus j'y pense, plus tout ça me dérange.

– Pourquoi crois-tu que j'ai persisté? interrogea Robert.

– Avec le chiffre que tu as maintenant et l'apparente augmentation de fréquence, il devient de plus en plus difficile d'attribuer ces décès au hasard.

– Je suis d'accord, dit-il. Depuis le dernier, j'ai la désagréable impression que ces morts sont plus étroitement liées que nous ne le soupçonnons. Le seul ennui, c'est que cela suggère un agent spécifique et, comme ton mari l'a souligné, les décès sont physiologiquement différents. Les faits ne collent pas à la théorie. »

Cassi fit le tour de la table pour se mettre sur le côté droit de Jeoffry.

« Tu ne le trouves pas enflé? » demanda-t-elle en passant la main sur l'avant-bras.

Robert se pencha pour regarder.

« Je ne sais pas. Où? »

Cassi montra du doigt.

« Il était sous perfusion?

– Je crois. Il était sous antibiotiques pour une phlébite. »

Cassi souleva le bras gauche de Jeoffry et examina la perforation. Elle était rouge et gonflée.

« Par pure curiosité, si tu prélevais un morceau de la veine perfusée?

– Tout ce que tu voudras... si tu viens me voir. »

Cassi reposa le bras de Jeoffry aussi doucement que s'il avait encore été animé.

« Tu ne sais pas, par hasard, si tous les MOS étaient perfusés? demanda-t-elle.

– Aucune idée, mais je peux chercher. Je vois à quoi tu penses et je n'aime pas ça.

– Je propose également de rassembler les mécanismes probables des décès pour voir s'il y a des constantes. Tu vois ce que je veux dire...

– Je vois, approuva-t-il. Je dois pouvoir le faire aujourd'hui. Et je vais prélever le morceau de veine, mais tu vas me promettre de venir voir les résultats. D'accord?

– D'accord. »

En appelant l'ascenseur dans le couloir de pathologie, Cassi prit conscience qu'elle redoutait l'entretien avec Maureen Kavenaugh. Il était certain que la dépression de Maureen ne faisait qu'accroître celle de Cassi. Elle avait des raisons d'être déprimée, comme Joan l'avait souligné, mais cela ne lui simplifiait pas du tout la vie.

Le fait de redouter cette rencontre inquiétait Cassi car cela l'obligeait à admettre qu'en tant que psychiatre, elle allait devoir compter avec ses propres jugements de valeur. Dans d'autres spécialités, avec un patient que l'on aime pas, on se concentre sur la pathologie en réduisant les contacts personnels au minimum. En psychiatrie, ce n'est pas possible.

Heureusement, quand elle entra dans son bureau, il n'y avait pas trace de Maureen. Cassi savait qu'elle aurait du mal à se concentrer sur ce que Maureen allait lui dire car la décision de Robert de se faire opérer reposait le problème de sa propre opération. Elle savait que Robert avait raison. Après un instant d'hésitation, elle composa le numéro de Thomas.

Malheureusement, il était toujours au bloc.

« Je ne sais pas quand il va sortir, dit Doris. Mais je sais que ce sera tard parce qu'il m'a appelée pour que j'annule ses rendez-vous de l'après-midi. »

Cassi remercia et raccrocha. Elle regarda sans la voir la peinture de Monet; le commentaire de Joan à propos des médecins « décompensés » qui chamboulent leur emploi du temps lui revint en mémoire. Puis elle repoussa cette pensée. Thomas avait certainement annulé ses rendez-vous parce qu'il était coincé au bloc.

Un coup à la porte interrompit ses pensées. Le visage apathique de Maureen s'encadra dans l'ouverture.

« Entrez », dit Cassi aussi joyeusement que possible.

Elle avait l'impression que les cinquante prochaines minutes pourraient parfaitement illustrer la fable de l'aveugle et du paralytique.

Ce fut Doris et non Thomas qui appela Cassi dans l'après-midi pour lui dire que le Dr Kingsley la retrouverait à 6 heures pile devant l'entrée principale de l'hôpital. Elle insista pour que Cassi soit à l'heure à cause de la soirée. A l'heure dite, Cassi descendit rapidement dans l'entrée, mais au bout de vingt minutes d'attente elle se demanda si elle avait bien compris.

L'entrée de l'hôpital était bourrée de gens qui allaient et venaient. Ceux qui sortaient étaient surtout des employés et ils bavardaient en riant, heureux d'avoir fini leur travail. Ceux qui arrivaient étaient principalement des visiteurs, à l'air intimidé, qui faisaient la queue devant le bureau d'information pour demander des renseignements aux hôtesses en uniforme vert.

Observer tout cela faisait passer le temps et, quand Cassi regarda à nouveau la pendule, il était presque la demie. Elle décida enfin d'appeler le bureau de Thomas mais, en allant vers le téléphone, elle aperçut sa tête qui dominait la foule. Il avait l'air aussi fatigué que Cassi se sentait épuisée. Il y avait une ombre sur son visage, elle vit que c'était une barbe irrégulière, comme s'il ne s'était pas bien rasé le matin. De plus près, elle s'aperçut qu'il avait les yeux rouges.

Ne sachant pas comment elle allait être reçue, elle resta bouche cousue. Comprenant que Thomas n'avait pas l'intention de parler, ni même de s'arrêter, elle le prit par le bras et fut emportée vers les portes qui tournaient rapidement.

Dehors, Cassi tomba sur un mélange de pluie et de neige qui fondait dans la seconde où les flocons touchaient le sol. Rejetant son sac sur son épaule, elle protégea son visage et, trébuchant à chaque pas, suivit Thomas vers le garage.

Une fois à l'abri, il s'arrêta et, se tournant enfin vers elle dit :

« Quel temps épouvantable!

– L'automne était trop beau. Il fallait qu'on nous le fasse payer! » renchérit Cassi, encouragée de voir que Thomas n'était pas de mauvaise humeur. Patricia ne lui raconterait peut-être pas la visite du bureau.

Le moteur de la Porsche retentit comme le tonnerre dans le garage. Pendant qu'il vérifiait les cadrans, Cassis attacha soigneusement sa ceinture de sécurité. Elle fit un effort conscient pour ne pas dire à Thomas d'en faire autant, surtout par ce temps pourri. Vu sa réaction la dernière fois, elle garda le silence.

Dès qu'il neige, la circulation à Boston ralentit jusqu'à n'être plus qu'une procession saccadée et exaspérante. En partant vers l'est, dans Storrow Drive, ils firent beaucoup de surplace. Cassi aurait voulu parler mais elle avait peur de rompre le silence.

« Tu as eu des nouvelles de Robert Seibert aujourd'hui? » demanda finalement Thomas.

Cassi tourna brusquement la tête. Thomas avait toujours les yeux fixés sur la route bien qu'ils soient immobilisés dans une mer de feux arrière. Il paraissait hypnotisé par le clic-clac rythmé de ses essuie-glaces.

« Oui, j'ai bien parlé à Robert, admit Cassi, étonnée de cette question. Comment le sais-tu?

– J'ai entendu dire qu'un des patients de George Sherman était mort. Apparemment, c'était inattendu et je me suis demandé si ton ami s'intéressait encore à cette série.

– Absolument, répondit Cassi. Je suis montée après l'autopsie. Et là, Robert m'a dit que tu l'avais sauvé à la séance de nécro. Je trouve ça très gentil de ta part, Thomas.

– Je ne cherchais pas à être aimable. J'étais intéressé par

ce qu'il avait à dire. Mais le moment et le lieu étaient vraiment mal choisis, et je suis d'avis qu'il devrait se faire taper sur les doigts.

– Je crois que c'est ce qui s'est passé », lui dit Cassi.

Avec un mince sourire, Thomas profita de ce que la circulation s'éclaircissait pour faufiler sa voiture jusque sur la bretelle de l'autoroute.

« Ce dernier décès était, lui aussi, bizarre? » demanda-t-il en accélérant à 120.

Il conduisait, les deux mains sur le volant, en faisant des appels de phares furieux quand il arrivait derrière des gens qui roulaient moins vite.

« C'est ce que pense Robert », dit Cassi en joignant involontairement les mains. La conduite de Thomas lui faisait toujours peur. « Mais il ne s'était pas encore occupé du cerveau. Il pense que le patient a eu des convulsions avant de mourir.

– Alors, ce n'est pas comme la dernière fois?

– Non. Mais Robert croit qu'il y a un lien. » Elle prit bien soin de ne pas parler de son rôle à elle. « La plupart des patients, surtout ces dernières années, sont morts une fois la période postopératoire dangereuse passée. Ce que Robert a remarqué aujourd'hui, c'est que presque tous les patients étaient sous perfusion lors de leur décès. Il vérifie ce point. Ça pourrait être important.

– Pourquoi? Robert pense-t-il que ces décès peuvent être suspects? demanda Thomas, horrifié.

– Je suppose qu'il y a pensé, dit Cassi. Après tout, il y a bien eu une histoire dans le New Jersey où on a administré du curare ou quelque chose comme ça à une série de patients.

– C'est vrai, mais ils sont tous morts avec les mêmes symptômes.

– Eh bien, je pense que Robert sent qu'il doit envisager toutes les possibilités. Je sais que ça a l'air horrible. De plus, ça augmente sûrement ses inquiétudes à propos de son opération imminente. »

Cassi espérait faire dévier la conversation sur son propre cas.

« De quoi va-t-il se faire opérer?

– Il se fait enfin retirer cette dent de sagesse. Comme il a eu des rhumatismes articulaires aigus dans son enfance, il faut le traiter aux antibiotiques prophylactiques.

– Ce serait idiot de ne pas le faire, approuva Thomas. Même s'il a des tendances suicidaires! C'est, pour moi, la seule explication à sa conduite à la séance de nécro. Cassi, je tiens absolument à ce que tu t'écartes de cette étude de prétendues MOS, surtout si cela doit aboutir à des accusations absurdes. Avec tout ce qui se produit par ailleurs, je n'ai vraiment pas besoin de ce genre de truc. »

Cassi regardait les voitures que la Porsche doublait sans arrêt. Le mouvement monotone des essuie-glaces la fascinait, tandis qu'elle essayait de trouver le courage de parler de son opération. Elle se promettait d'ouvrir la bouche en arrivant à cette voiture jaune. Mais la voiture jaune disparaissait bientôt derrière eux. Puis ce serait le bus. Mais ils le dépassèrent aussi et Cassi n'avait rien dit. Elle abandonna avec tristesse en espérant que Thomas aborderait le sujet de lui-même.

La tension l'épuisait. Elle avait de moins en moins envie d'aller chez les Ballantine. Elle ne comprenait pas pourquoi Thomas, lui, voulait y aller : il détestait les histoires d'hôpital. Elle pensa qu'il y allait peut-être pour elle. Si c'était le cas, c'était ridicule. Elle n'aspirait à rien d'autre qu'à des draps propres et à leur lit confortable. Elle décida de dire quelque chose au prochain pont.

« Tu tiens vraiment à cette soirée? » demanda Cassi timidement, à l'instant où ils passèrent sous le pont.

« Pourquoi? »

Thomas ramena brusquement la voiture à droite, puis emballa le moteur pour doubler une voiture qui n'avait pas obéi à ses appels de phare.

« Si c'est pour moi que tu y vas, dit Cassi, je suis épuisée. Je préférerais rester à la maison.

– Bon sang, hurla Thomas en frappant le volant. Tu ne penses jamais qu'à toi! Je t'ai dit il y a des semaines que le conseil d'administration et les doyens de la faculté seraient là. Il se passe à l'hôpital quelque chose de bizarre et on ne me tient pas au courant. Mais je suppose que tu ne trouves pas ça important? »

En voyant Thomas rougir de colère, Cassi s'enfonça dans son siège. Elle avait l'impression qu'elle pouvait dire n'importe quoi, cela ne ferait qu'empirer les choses.

Thomas tomba dans un lourd silence. Il conduisait encore plus dangereusement, poussant la voiture jusqu'à 150 à travers les marais salants. Malgré la ceinture de sécurité, Cassi était ballottée dans la voiture à chaque tournant. Elle fut soulagée quand il rétrograda pour entrer dans leur allée.

Le temps qu'ils arrivent à la porte, Cassi s'était résignée à aller à la soirée. Elle s'excusa de ne pas avoir compris ses implications et ajouta tendrement :

« Toi aussi, tu as l'air fatigué.

– Merci! J'adore ta façon de m'épauler », ironisa-t-il.

Il prit la première marche.

« Thomas », appela Cassi désespérée. Elle voyait bien qu'il prenait sa sollicitude pour une insulte. « Faut-il que ça se passe comme ça?

– Je crois que c'est toi qui le veux ainsi. »

Cassi essaya de protester.

« Pas de scène, par pitié », cria Thomas. Puis d'une voix plus contenue, il ajouta : « Nous partons dans une heure. C'est toi qui as une allure épouvantable. Tu as le cheveu triste. J'espère que tu comptes faire quelque chose.

– Bien sûr, Thomas. Je ne veux pas que nous nous disputions. Ça me terrifie.

– Je n'entrerai pas dans ce genre de discussion, coupa-t-il. Pas maintenant. Sois prête dans une heure. »

Rentrant vite dans son bureau, il passa directement dans la salle de bains en vitupérant à voix basse l'égoïsme de Cassi. Il lui avait parlé avec précision de cette soirée et de son importance mais elle avait préféré oublier parce qu'elle était trop fatiguée! « Pourquoi devrais-je supporter tout ça? » dit-il en passant sa main sur sa barbe.

Thomas sortit tout son attirail de rasage, se mouilla le visage et mit de la mousse. Cassi devenait plus qu'une source d'irritation, c'était maintenant un fardeau. D'abord, ce problème d'œil, ensuite son inquiétude à propos des cachets et maintenant voilà qu'elle s'associait à la communication provocante de Seibert.

Thomas se mit à se raser à petits coups irrités. Il commençait à sentir que tout le monde était contre lui, à la maison et à l'hôpital. Au travail, l'attaquant principal était George Sherman qui n'arrêtait pas de lui casser la baraque avec toutes ces conneries d'enseignement. Rien que d'y penser, Thomas s'énerva tellement qu'il jeta son rasoir dans la douche de toutes ses forces. Il ricocha sur les murs carrelés, bruyamment, avant de s'arrêter près de la vidange.

Laissant le rasoir là où il était, Thomas passa sous la douche. L'eau avait toujours eu le don de le calmer et, après être resté quelques minutes sous le jet, il se sentit mieux. Pendant qu'il s'essuyait, il entendit la porte du bureau s'ouvrir. Pensant que c'était Cassi, il ne prit pas la peine de regarder, mais quand il sortit de la salle de bains, il ouvrit la porte pour trouver Patricia assise dans le fauteuil.

« Tu ne m'as pas entendue entrer? demanda-t-elle.

– Non », fit Thomas.

Il était plus facile de mentir. Il alla vers le placard sous les livres où il rangeait des vêtements.

« Je me souviens de l'époque où tu m'emmenais à ces soirées de travail, se plaignit Patricia.

– Tu peux venir.

– Non. Si tu l'avais voulu, tu m'aurais invitée avant que je ne sois obligée de te le demander. »

Thomas pensa qu'il ne fallait pas répondre. Cela valait mieux quand Patricia était d'humeur « blessée ».

« Hier soir, j'ai vu de la lumière dans ce bureau et j'ai pensé que tu étais rentré. Au lieu de ça, j'ai trouvé Cassandra.

– Dans mon bureau? interrogea Thomas.

– Elle était juste là, derrière le bureau. »

Patricia tendit le bras.

« Et que faisait-elle?

– Je ne sais pas. Je n'ai pas posé la question. » Patricia se leva d'un air satisfait. « Je t'avais bien dit qu'elle te causerait des problèmes. Mais non! Tu n'as voulu en faire qu'à la tête! »

Elle quitta la pièce d'un pas léger en refermant doucement la porte.

Thomas jeta ses vêtements propres sur le divan et alla à son bureau. Tirant le tiroir aux médicaments, il fut soulagé de voir les flacons exactement comme il les avait laissés, dans la boîte de papier à lettre.

Avec ça aussi, Cassi voulait le rendre fou! Il l'avait prévenue de ne pas toucher à ses affaires. Thomas sentit qu'il se mettait à trembler. Instinctivement, il tira deux flacons de la cachette : un Percodan pour le mal de tête qu'il sentait poindre derrière ses yeux et une Dexedrine pour le réveiller. Si cela valait la peine d'aller à la soirée, autant être en forme.

Pendant le trajet jusqu'à Manchester, Cassi sentit que l'humeur de Thomas avait carrément empiré. Elle avait entendu Patricia entrer dans la maison et deviné qu'elle était allée le voir. Il ne fallait pas beaucoup d'imagination pour savoir ce qu'elle lui avait dit. Comme Thomas était déjà mal luné, elle n'aurait pas pu trouver pire moment.

Cassi avait fait un effort pour être en beauté. Après son insuline du soir, qu'elle avait augmentée car il y avait encore du sucre, elle avait pris un bain et s'était lavé les cheveux. Puis elle avait choisi une des robes que Robert avait suggérées. Elle était en velours brun foncé avec des manches bouffantes et un corsage moulant qui lui donnait un charmant air moyenâgeux.

Thomas ne fit aucun commentaire sur son élégance. En fait, il ne dit rien du tout. Il conduisit comme à l'aller, vite et dangereusement. Elle aurait aimé pouvoir se confier à un de ses amis, quelqu'un qui tiendrait à lui mais, en fait, il n'en avait aucun. Pendant un instant, elle repensa à sa dernière rencontre avec le colonel Bentworth. Puis elle retint son souffle : s'identifier à Maureen Kavenaugh était une chose, mais comparer son mari à un borderline, ça ne tenait pas debout! Pour ne pas penser, Cassi se força à regarder par la fenêtre, à travers la buée. C'était une nuit noire, menaçante.

La maison des Ballantine donnait sur la mer, comme celle de Thomas. Mais c'était leur seul point commun. Cette grande demeure en pierres appartenait à la famille depuis cent ans. Pour l'entretenir, le Dr Ballantine avait vendu des terrains à un promoteur mais, comme la surface était énorme, du bâtiment principal on ne voyait aucune autre maison. On avait l'impression d'être à la campagne.

En sortant de la voiture, Cassi remarqua que Thomas tremblait un peu. En montant les marches, ses mouvements n'étaient pas parfaitement coordonnés. Seigneur, qu'avait-il pris?

La conduite de Thomas changea dès qu'il franchit le seuil. Cassi le regarda avec ébahissement, bien que sachant avec quelle facilité il oubliait ses colères pour devenir charmant et animé. Si seulement un peu de cette séduction pouvait lui être destinée!

Estimant qu'elle pouvait le laisser seul, Cassi partit en quête du buffet. Comme elle s'était administré son insuline, elle ne devait pas attendre trop longtemps avant de manger. La salle à manger était à droite et elle se fraya un chemin vers la grande porte ronde.

Thomas était content. Comme il s'y attendait, la plupart des responsables de l'hôpital étaient présents. Il les vit par-dessus l'épaule d'un petit groupe qu'il avait rejoint en arrivant. Il était particulièrement impatient de rencontrer le président. Prenant un autre verre, il commença à se diriger vers lui à travers la foule quand Ballantine le rejoignit.

« Ah! vous voilà, Thomas. »

Ballantine avait beaucoup bu et les cernes sous ses yeux étaient très marqués, ce qui accentuait plus que de coutume son allure de chien courant.

« Heureux que vous ayez pu venir.

– Superbe soirée, répliqua Thomas.

– Ça, c'est bien vrai, dit Ballantine avec un grand clin d'œil. Il s'en passe des choses dans ce vieux Boston Memorial! Dieu que c'est excitant!

– De quoi parlez-vous? » demanda Thomas en reculant d'un pas.

Le Dr Ballantine avait l'habitude de postillonner en prononçant les t quand il avait un peu bu.

Ballantine se rapprocha.

« Je voudrais vous le dire, mais je n'ai pas le droit,

murmura-t-il. Mais peut-être que bientôt... et je crois que vous devriez nous rejoindre. Avez-vous réfléchi à ma proposition de professorat à plein-temps? »

Thomas sentit sa patience s'envoler. Il n'avait pas envie qu'on lui parle de « plein-temps ». Il ne savait pas de quoi Ballantine parlait quand il avait dit : « Il s'en passe des choses. » Mais Thomas n'aimait pas ça. Pour lui, tout changement du statu quo était inquiétant. Il se souvint brusquement avoir vu la lumière dans le bureau de Ballantine à 2 heures du matin.

« Que faisiez-vous dans votre bureau si tard hier? »

Ballantine se rembrunit.

« Pourquoi cette question?

– Simple curiosité, dit Thomas.

– C'est bizarre qu'elle vous soit venue comme ça.

– J'étais de garde hier. De la salle, j'ai vu la lumière dans votre bureau.

– Ça devait être le service de nettoyage », commenta Ballantine. Il leva son verre et le fixa. « On dirait qu'il a besoin d'un remplaçant.

– J'ai également vu la voiture de George Sherman dans le garage, ajouta Thomas. C'est une drôle de coïncidence.

– Oh! fit Ballantine avec un geste de la main. George a des ennuis avec cette voiture depuis un mois. Un truc électrique. Je peux vous proposer un autre verre? Le vôtre est aussi vide que le mien.

– Pourquoi pas? » dit Thomas.

Il était certain que Ballantine mentait. Dès que le patron partit vers le bar, Thomas se remit à la recherche du président. Il était plus important que jamais de découvrir ce qui se tramait au Memorial.

Cassi passa un moment au buffet à grignoter en bavardant avec d'autres femmes. Quand elle fut certaine d'avoir absorbé assez de calories pour équilibrer son insuline, elle pensa qu'elle ferait bien de retrouver Thomas. Elle ne savait pas du tout quelles drogues il avait prises et cela la rendait nerveuse. Elle partait vers le salon quand George Sherman l'arrêta.

« Tu es superbe, comme toujours, dit-il avec un chaleureux sourire.

– Tu n'es pas mal non plus, George. Je te préfère nettement en smoking qu'avec ta vieille veste de velours. »

George sourit, un peu gêné.

« Je voulais te demander comment tu trouves la psychiatrie. J'ai été étonné d'apprendre ce changement. Je t'envie pour bien des raisons.

– Ne me dis pas que tu crois à la psychiatrie! Je ne pensais pas que c'était possible de la part d'un chirurgien.

– Ma mère a eu une grave dépression après la naissance de mon dernier frère. Je suis convaincu que son psychiatre lui a sauvé la vie. J'aurais pu prendre cette spécialité si j'avais pensé pouvoir réussir. Ça demande une sensibilité que je n'ai pas.

– Allons donc! dit Cassi. La sensibilité, tu l'as, je crois que c'est plutôt la passivité forcée du boulot qui te jouerait des tours. En psychiatrie, c'est le patient qui doit tout faire. »

George garda le silence et, tout en le regardant, Cassi pensa brusquement lui faire rencontrer Joan. Ils étaient tous les deux si sympathiques.

« Ça te tenterait de rencontrer une jolie fille de plus, un de ces jours?

– Je suis toujours intéressé par les jolies femmes. Encore que peu puissent se mesurer à toi!

– Elle s'appelle Joan Widiker. Elle est en troisième année d'internat en psychiatrie.

– Attends une minute, coupa George. Je ne suis pas sûr de pouvoir tenir tête à une psychiatre. Elle va sûrement me poser toutes sortes de questions vaches quand je sortirai mon fouet et mes chaînes. Je serai peut-être trop timide. Pire qu'avec toi. Tu te souviens de ce premier rendez-vous? »

Cassi éclata de rire. Comment aurait-elle pu oublier? George avait maladroitement heurté sa main pendant le dîner et elle avait renversé les spaghetti à la crème sur ses genoux. Alors, dans son empressement pour l'aider à essuyer, il avait aussi renversé le chianti sur elle.

« Je ne voudrais pas paraître ingrat, dit George. J'apprécie le fait que tu aies pensé à moi et j'appellerai Joan. Mais,

Cassi, il faut que je te parle de quelque chose de plus sérieux. »

Cassi se raidit inconsciemment, ne sachant pas ce qui allait suivre.

« Sur un plan professionnel, Thomas m'inquiète.

– Ah? dit Cassi le plus négligemment possible.

– Il travaille quatre fois trop. C'est bien d'être dévoué, mais ça ne doit pas tourner à l'obsession. J'ai déjà vu ça. Il arrive que des médecins tournent à 150 à l'heure pendant des années et puis, soudain, ils s'éteignent. Je te dis ça pour que tu essaies de faire ralentir Thomas. Peut-être lui faire prendre des vacances. Il ressemble à un ressort trop tendu. On raconte même qu'il s'est engueulé avec un interne et des infirmières. »

Les paroles de George réveillèrent toutes les larmes ravalées de Cassi. Elle se mordit les lèvres mais ne dit rien.

« Si tu pouvais le décider à prendre des vacances, c'est avec plaisir que je m'occuperais de sa clientèle, au besoin. »

George fut étonné de voir les yeux de Cassi se remplir de larmes. Elle se détourna, cachant son visage.

« Je ne voulais pas te faire de peine », dit George.

Tendant le bras, il lui posa la main sur l'épaule.

« Ça va, dit Cassi en reprenant bonne figure. Je vais bien. »

Elle leva les yeux et réussit à sourire.

« Le Dr Ballantine et moi avons parlé de Thomas, ajouta George. Nous aimerions l'aider. Nous pensons tous les deux que, quand on travaille autant que Thomas, ça se paie. »

Cassi hocha la tête comme si elle comprenait. Elle serra la main de George.

« Si ça te gêne d'en parler avec moi, tu peux en discuter avec Ballantine. Il pense le plus grand bien de ton mari. Tu veux son numéro à l'hôpital? »

Cassi évitait le regard de George. Se concentrant sur son sac, elle en tira un petit calepin et un crayon et nota le numéro que George lui donnait. Lorsqu'elle leva les yeux, son cœur faillit s'arrêter. Elle se retrouva plongeant son propre regard directement dans le regard fixe de Thomas.

Par une compréhension née de leur intimité, elle sut tout de suite qu'il était fou de rage. Soudain, la main de George se fit pesante sur son épaule.

Elle s'excusa rapidement, mais le temps qu'elle arrive à la porte, Thomas avait disparu.

Thomas n'avait pas été à ce point en colère depuis sa première année de faculté, quand un de ses camarades lui avait soufflé sa petite amie. Pas étonnant que George soit si bizarre! Il recommençait à sortir avec Cassi et celle-ci était assez bête pour montrer son intérêt juste sous le nez de tous ses collègues. Le nœud d'angoisse au creux de son estomac se réveilla. Sa main tremblait si fort qu'il manqua renverser son verre. L'avalant d'un trait, il passa sur la véranda, accueillant avec joie le vent glacial de l'océan.

Il chercha avec panique un cachet dans ses poches. La soirée avait mal commencé. Un administrateur qui avait déjà copieusement arrosé l'occasion s'était arrêté pour le féliciter du nouveau programme d'enseignement de l'hôpital. Comme Thomas n'avait fait que le regarder pour toute réponse, l'homme avait bafouillé une excuse rapide avant de quitter la pièce. Thomas était sur le point de chercher Ballantine pour lui demander une explication quand il avait vu Cassi.

Bon Dieu! Quel imbécile il faisait! Maintenant qu'il y repensait, il était évident que George et Cassi couchaient ensemble. Pas étonnant qu'elle ne se plaigne jamais qu'il reste si souvent à l'hôpital. Sans répit, son esprit jouait avec le fait qu'ils se retrouvent chez lui. George dans leur chambre... Il en aurait pleuré de rage. Regardant par-dessus son épaule, il vit un couple sur le seuil et eut soudain peur qu'ils ne soient au courant. Ils parlaient visiblement de lui. Il prit un autre cachet, l'avala et rentra chercher un autre verre.

Voulant à toute force retrouver Thomas, Cassi commença à faire le tour du salon en s'excusant quand elle se glissait entre les invités.

Elle arrivait au bar quand elle se trouva nez à nez avec le Dr Obermeyer.

« Quelle coïncidence! s'écria-t-il. Ma patiente la plus difficile! »

Cassi eut un sourire nerveux. Elle savait qu'elle n'avait pas tenu sa promesse de l'appeler le jour même.

« Si ma mémoire ne me joue pas des tours, tu étais censée fixer la date de ton opération aujourd'hui, dit le docteur. En as-tu parlé à Thomas?

– Je ne peux pas venir demain à ton bureau? biaisa Cassi.

– Peut-être devrais-je lui parler. Il est là?

– Non, dit Cassi. Enfin, si, il est là, mais je ne crois pas que ce soit le moment... »

Un hurlement terrible secoua la pièce, interrompant toute conversation et coupant Cassi au milieu de sa phrase. Tout le monde avait l'air sidéré, sauf Cassi. Elle connaissait cette voix. C'était Thomas! Retournant en courant dans la salle à manger, elle entendit un autre cri suivi d'un bruit de verre cassé.

Se frayant un chemin entre les invités, Cassi vit Thomas debout devant le buffet, le visage congestionné par la colère, un tas d'assiettes cassées à ses pieds. Le regardant avec des yeux agrandis de surprise, il y avait George Sherman, un verre à la main et un bout de carotte dans l'autre.

Sous les yeux de Cassi, George tendit la main pour la poser sur l'épaule de Thomas en disant :

« Tu te trompes. »

Thomas écarta le bras de George avec un méchant coup de poignet.

« Ne me touche pas! Et ne touche jamais à ma femme. Compris? »

Il agitait un index menaçant sous le nez de George.

« Thomas... » dit George, abasourdi.

Cassi courut s'interposer entre les deux hommes.

« Qu'est-ce qui t'arrive, Thomas? demanda-t-elle en agrippant sa veste. Un peu de dignité!

– De la dignité! répéta-t-il en se tournant vers elle. Je trouve que ça te va bien! »

Après un dernier ricanement, il se dégagea de la prise de

Cassi et partit vers l'entrée. Ballantine, qui était dans la cuisine, le suivit en l'appelant par son prénom.

Cassi s'excusa rapidement auprès de George et alla vers la porte en baissant la tête pour éviter les regards curieux.

Pendant ce temps, Thomas avait trouvé son manteau et disait avec colère à Ballantine :

« Je suis vraiment désolé, mais apprendre qu'un de vos collègues couche avec votre femme est difficile à avaler.

– Je ne peux pas croire ça, dit Ballantine. Vous êtes sûr?

– Absolument », trancha Thomas.

Il se tournait pour ouvrir la porte quand Cassi accourut et le prit par le bras.

« Thomas, que fais-tu? » demanda-t-elle en retenant ses larmes.

Thomas ne répondit pas. Il boutonna son manteau et se prépara à sortir.

« Thomas, parle-moi. Qu'est-il arrivé? »

Thomas se dégagea avec une telle violence qu'elle faillit tomber. Elle hésita pendant qu'il ouvrait la porte et sortait en trombe.

Elle le rattrapa au bas des marches.

« Thomas, si tu pars, je viens avec toi. Laisse-moi prendre mon manteau. »

Thomas s'arrêta net.

« Je ne veux pas de toi. Pourquoi ne restes-tu pas ici à savourer ta liaison? »

Déconcertée, Cassi le regarda s'éloigner.

« Quelle liaison? C'est toi qui m'as entraînée ici. Je ne voulais pas venir! »

Thomas ne réagit pas. Elle ramassa sa robe longue pour courir après lui. Le temps qu'elle atteigne la Porsche, elle tremblait de tous ses membres, mais elle ne savait pas si c'était de peur ou de froid.

« Pourquoi agis-tu ainsi? sanglotait-elle.

– J'ai certainement beaucoup de défauts, mais je ne suis pas stupide », lança Thomas en fermant brutalement la portière.

Il mit le moteur en marche en le faisant hurler.

« Thomas, Thomas », appela Cassi en tapant contre la vitre d'une main et essayant d'ouvrir la porte.

Thomas n'en tint pas compte et démarra rapidement. Si Cassi n'avait pas fait un pas en arrière en lâchant la voiture, elle aurait été entraînée. Bouche bée, elle regarda la Porsche débouler la grande allée.

Mortifiée, elle revint vers la maison. Peut-être pourrait-elle se cacher en haut en attendant un taxi. En entrant dans le vestibule, elle fut soulagée de voir que les invités étaient à nouveau en train de boire et de rire. Seuls Ballantine et George attendaient à la porte.

« Je suis tellement navrée, dit Cassi, horriblement gênée.

– Ne soyez pas désolée, dit Ballantine. J'ai cru comprendre que George en a déjà un peu discuté avec vous : nous sommes inquiets pour Thomas et pensons qu'il travaille trop. Nous avons des plans pour alléger ses horaires, mais il est si nerveux en ce moment que nous n'avons pas pu lui en parler. »

Ballantine échangea un coup d'œil avec George.

« C'est ça, approuva ce dernier. Je crois que le malheureux incident de ce soir illustre ce que nous disions. »

Cassi était trop inquiète et bouleversée pour répondre.

« George m'a également signalé, reprit Ballantine, qu'il vous avait donné mon numéro à l'hôpital. Je serai ravi de vous voir quand vous voudrez, Cassi. D'ailleurs, pourquoi ne passeriez-vous pas demain? Eh bien, voulez-vous rester avec nous ou préférez-vous qu'un de mes fils vous raccompagne?

– J'aimerais rentrer », fit Cassi en s'essuyant les yeux du dos de la main.

« Très bien, déclara Ballantine. Un instant. »

Il tourna les talons et monta au premier.

« Je suis désolée, dit Cassi à George quand ils furent seuls. Je ne sais pas ce qui lui a pris. »

George secoua la tête.

« Cassi, s'il savait ce que je ressens vraiment pour toi, il aurait toutes les raisons d'être jaloux. Allons, souris. C'était juste un compliment. »

Il resta à la regarder avec tendresse jusqu'à ce que le fils de Ballantine approche la voiture.

Cassi ne savait pas à quoi s'attendre quand elle tourna la clé de la porte d'entrée. Elle fut étonnée de voir de la lumière dans le salon. Si Thomas était à la maison et non à l'hôpital, elle aurait cru le trouver enfermé dans son bureau. Nerveuse, elle traversa le couloir en remettant de l'ordre dans sa coiffure.

C'était sa belle-mère et non Thomas qui l'attendait.

Patricia était assise dans un fauteuil à oreillettes, le visage vaguement éclairé par l'unique lampadaire. En haut, Cassi entendit une chasse d'eau.

Pendant un long moment, aucune des femmes ne parla. Puis Patricia se mit debout avec raideur, les épaules penchées comme sous un lourd fardeau. Elle avait les traits tirés, ce qui accentuait les rides de sa bouche. Elle marcha sur Cassi et la regarda dans les yeux.

Cassi lui fit face.

« Je suis choquée, dit-elle enfin. Comment avez-vous pu faire ça? Peut-être que s'il n'était pas mon seul enfant, ça me ferait moins mal.

– De quoi diable voulez-vous parler? demanda Cassi.

– Et en plus, choisir un collègue, continuait Patricia, ignorant la jeune femme. Un homme qui cherche depuis toujours à nuire à sa carrière! Si vous cherchiez une liaison, pourquoi pas avec un inconnu?

– Je n'ai pas de liaison, dit Cassi désespérée. C'est absurde. Oh, Seigneur! Thomas n'est pas dans son état normal! »

Elle quêta un signe de compréhension chez sa belle-mère mais Patricia restait droite, regardant sa bru avec un mélange de tristesse et de colère.

Cassi tendit les bras vers elle.

« Je vous en supplie, pria-t-elle. Thomas est mal parti. Ne voulez-vous pas l'aider? »

Patricia resta de glace.

Laissant ses bras retomber le long de son corps, Cassi regarda Patricia avancer à pas saccadés vers la porte. Elle avait pris dix ans depuis la dernière fois que Cassi l'avait vue! Si seulement elle écoutait. Puis Cassi comprit que Patricia préférerait souffrir par la faute d'un mensonge plutôt que d'admettre cette vérité effrayante : Thomas se droguait. Malgré les critiques dont elle abreuvait son fils, Patricia ne pourrait jamais accepter que quelque chose ne tourne pas rond chez Thomas, et Cassi le savait.

Elle resta dans la pénombre du salon, longtemps après avoir entendu la porte se refermer. Elle avait plus pleuré au cours des dernières quarante-huit heures qu'en vingt ans. Comment Thomas pouvait-il croire qu'elle le trompait? L'idée était grotesque.

A pas lourds, elle monta finalement les marches pour aller le trouver. Elle ne pouvait pas simplement aller se coucher. Il fallait qu'elle lui parle. Elle hésita un instant devant le bureau, puis frappa doucement.

Pas de réponse.

Elle frappa encore, plus fort. Comme on ne répondait toujours pas, elle entra dans la chambre d'amis et passa dans le bureau par la salle de bains communicante.

Il était assis dans son fauteuil, immobile, regardant droit devant lui, les yeux dans le vague. S'il l'entendit, son expression ne changea pas. Un petit sourire relevait les coins de ses lèvres. Même après que Cassi se fut agenouillée et eut pris sa main pour la poser sur sa joue, il ne bougea pas.

« Thomas », appela-t-elle doucement.

Thomas baissa enfin les yeux sur elle.

« Thomas, je n'ai jamais eu de liaison avec George. Je n'ai jamais regardé personne depuis notre rencontre. Je t'aime. Je t'en prie, laisse-moi t'aider.

– Je ne te crois pas », bredouilla Thomas.

Puis ses yeux remontèrent et il repartit dans ses rêves, abandonnant Cassi qui lui tenait toujours la main. Elle ouvrit le lit pliant et essaya de le faire se lever mais il refusa. Elle resta assise près de lui un moment avant de retourner dans la chambre pour essayer de dormir.

VIII

Le matin, Cassi était déjà habillée quand elle entendit le réveil sonner dans le bureau. Il continuait à sonner sans s'arrêter. Inquiète, elle courut le long du couloir et ouvrit la porte. Thomas était vautré dans son fauteuil exactement comme elle l'avait laissé la veille.

« Thomas, fit-elle en le secouant.

– Qu... quoi? murmura-t-il.

– Il est 6 heures moins le quart. Tu n'as pas d'opération ce matin?

– Je croyais que nous allions chez Ballantine, marmonna-t-il.

– Thomas, c'était hier soir. Mon Dieu, peut-être devrais-tu dire que tu es malade. Tu ne prends jamais de repos. Laisse-moi appeler Doris et voir si elle peut remettre tes rendez-vous. »

Il se leva difficilement, vacillant sur ses jambes et se raccrocha au bras du fauteuil.

« Non, ça va. » Sa voix était encore pâteuse. « Avec ces coupes franches dans mon temps, je ne peux pas remettre avant des semaines. Ce mois-ci, certains patients ont déjà attendu trop longtemps.

– Alors laisse quelqu'un... »

Thomas leva la main si vite que Cassi pensa qu'il allait la frapper, mais au lieu de ça, il s'engouffra dans la salle de bains en claquant la porte. Un peu plus tard, elle l'entendit mettre la douche en marche. En arrivant en bas, il avait l'air en meilleure forme. Probablement quelques Dexedrine, se dit Cassi.

Il avala en hâte un jus de fruit et un café puis partit pour le garage.

« Même si je rentre ce soir, ce sera tard, alors, il vaut mieux que tu prennes ta voiture », lança-t-il par-dessus son épaule.

Cassi resta un long moment assise à la table de la cuisine avant de prendre, elle aussi, la longue route de l'hôpital.

« Pour la première fois, pensa-t-elle, ce n'est pas que pour Thomas que je m'inquiète. C'est aussi pour ses patients. Je ne sais pas s'il peut encore opérer. »

Le temps d'arriver au Boston Memorial, elle avait décidé de faire trois choses dans la seconde où se terminerait la réunion d'équipe. D'abord, prendre rendez-vous pour son opération, ensuite organiser son congé maladie et, enfin, voir Ballantine et lui confier ses inquiétudes à propos de Thomas. Après tout, ce problème affectait autant l'hôpital que son mariage.

Joan remarqua que Cassi était préoccupée mais, avant qu'elle ne puisse poser une seule question, dès la fin de la réunion, celle-ci dit quelque chose à propos de son ophtalmologiste et quitta le service en hâte.

Le Dr Obermeyer bouleversa son horaire dès qu'il sut que Cassi était là. Il sortit de son cabinet avec sa « lampe de mineur » encore attachée en haut de son front.

« Je pense que tu as pris la bonne décision », dit-il.

Cassi approuva.

« J'aimerais que ça se fasse le plus tôt possible. D'ailleurs, plus vite ça sera, moins j'aurai le temps de changer d'avis.

– J'espérais t'entendre dire ça, remarqua le docteur. En fait, j'ai pris la liberté de t'inscrire en semi-urgence pour après-demain. Ça te va? »

La bouche de Cassi se dessécha mais elle fit oui sagement.

« Parfait, dit le Dr Obermeyer avec un sourire. Ne t'inquiète de rien. Nous nous occupons de tout. Tu rentreras à l'hôpital demain. »

Le médecin appela sa secrétaire.

« Combien de temps dois-je arrêter de travailler? demanda doucement Cassi. Il faut que je le dise au patron de psychiatrie.

– Tout dépend de ce qu'on va trouver, mais je dirais... huit à dix jours.

– Tant que ça! » s'écria Cassi en se demandant ce qui arriverait à ses patients.

S'éloignant rapidement du bâtiment des consultations, Cassi décida d'appeler le Dr Ballantine avant que le courage ne lui manque. Il décrocha lui-même, lui assura qu'il n'avait pas d'intervention et pouvait donc la recevoir dans une demi-heure.

Après avoir arrangé son congé maladie, Cassi décida, pour tuer le temps avant son entretien avec Ballantine, d'aller en pathologie. Elle pourrait annoncer son opération à Robert et le simple fait de le voir lui redonnait toujours confiance. Mais quand elle arriva dans son bureau, il était vide. L'un des techniciens lui dit que Robert ne devait pas venir : il allait être admis, tôt dans l'après-midi, pour de la chirurgie dentaire et avait décidé de s'offrir, à l'extérieur, ce qui serait sans doute son dernier vrai repas de la semaine.

Cassi était déjà devant l'ascenseur quand elle repensa à Jeoffry Washington. Retournant au labo, elle demanda les coupes. La femme trouva le tiroir sans peine et expliqua que la moitié seulement était prête. Elle dit qu'il fallait deux jours au moins pour un cas et proposa à Cassi de revenir le lendemain pour le tout. Cassi dit qu'elle comprenait, mais qu'elle ne s'intéressait qu'aux vues H & E, qui devaient être prêtes.

Les coupes que Cassi voulait, étaient là et, en fait, ce furent les premières qu'elle trouva en tirant le tiroir. Il y en avait six en tout, étiquetées VEINE GAUCHE DU COUDE, TACHE : H & E, suivi du numéro d'autopsie de Jeoffry Washington.

Cassi s'assit devant le microscope de Robert et, ajustant les branches, mit au point sur la première. Il y avait une petite zone ronde écrasée dans une tache de chair rose. A plus fort grossissement, Cassi vit quelque chose de bizarre. En y regardant de plus près, elle identifia une multitude de petits précipités blancs entourant la paroi de la veine. Cassi les examina soigneusement, autrement, elles avaient l'air normales. Il n'y avait ni cellules infiltrées ni inflammation. Cassi se demanda si les petites taches blanches venaient du montage. Il n'y avait aucun moyen de le savoir. Elle vérifia les autres vues et trouva le même précipité sur toutes, sauf une.

En les rapportant au labo, elle les montra à la manipulatrice qui resta aussi perplexe. Cassi décida d'en parler à Robert dès qu'elle saurait le numéro de sa chambre. Après un coup d'œil à sa montre, elle s'aperçut qu'il était temps d'aller voir Ballantine.

Il mangeait un sandwich dans son bureau et lui demanda si sa secrétaire pouvait lui apporter quelque chose. Elle refusa de la tête. Après ce qu'elle avait à dire, elle n'était pas sûre d'avoir encore envie de manger.

Elle commença par s'excuser de la scène qu'avait provoquée Thomas mais le Dr Ballantine la coupa en lui assurant que la soirée avait connu un grand succès et qu'il doutait que quelqu'un se souvienne de l'incident. Cassi aurait aimé le croire; malheureusement, elle savait que c'était exactement le genre de scène à scandale qui reste dans la tête des gens.

« J'ai parlé plusieurs fois à Thomas ce matin, dit le docteur. Je suis tombé sur lui avant d'opérer.

– Comment était-il? » demanda Cassi.

Elle revoyait Thomas, inconscient dans son fauteuil de cuir, puis trébuchant jusqu'à la salle de bains.

« Parfaitement bien. Il semblait de bonne humeur. J'étais content que tout soit redevenu normal. »

A son grand désespoir, les yeux de Cassi se remplirent de larmes. Elle s'était promis que ça n'arriverait pas.

« Allons, allons, dit le docteur. Ça arrive à tout le monde d'éclater de temps en temps. Ne donnez pas trop d'importance à l'incident d'hier soir. Quand on pense à son travail, c'est bien compréhensible. Peut-être pas excusable, mais compréhensible. Le personnel dit même qu'il passe énormément de gardes à l'hôpital. Dites-moi, ma chère, Thomas se conduit normalement chez vous?

– Non », dit Cassi en laissant tomber son regard sur ses mains, immobiles sur ses genoux.

Une fois qu'elle se mit à parler, les mots coulèrent facilement. Elle dit à Ballantine la réaction de Thomas face à la possibilité de son opération, avoua que leurs rapports étaient difficiles depuis un certain temps, mais qu'elle ne pensait pas que sa maladie en soit la véritable raison. Thomas savait avant leur mariage qu'elle était diabétique et, sauf pour ses yeux, son état n'avait pas changé. Elle ne pensait pas que ces complications médicales expliquaient les colères de Thomas.

Elle s'arrêta, commença à transpirer.

« Je crois que le vrai problème, c'est que Thomas s'est mis à prendre trop de cachets. Je veux dire, des tas de gens prennent de temps à autre une Dexedrine ou un somnifère, mais peut-être que Thomas en fait trop. »

Elle s'interrompit de nouveau et leva les yeux sur Ballantine.

« J'en ai vaguement entendu parler, réfléchit-il tout haut. L'un des internes a parlé d'un tremblement. Il ne s'est pas rendu compte que j'étais derrière lui dans le couloir. Que prend exactement Thomas?

– Dexedrine pour rester éveillé et Percodan ou Talwin pour se calmer. »

Le Dr Ballantine alla à la fenêtre et contempla la salle des chirurgiens, juste en face. Se retournant vers Cassi, il s'éclaircit la gorge. Sa voix n'avait rien perdu de sa chaleur.

« La facilité d'accès aux drogues peut être une grave tentation pour un médecin, surtout s'il se surmène comme Thomas. »

Ballantine revint à son bureau et s'installa dans son fauteuil.

« Mais la disponibilité n'explique pas tout. Beaucoup de docteurs pensent qu'ils y ont droit : ils s'occupent des gens toute la journée et considèrent qu'ils méritent un peu d'aide en cas de besoin. Les médicaments ou l'alcool. C'est une histoire banale. Et, comme on leur a appris à se suffire à eux-mêmes, au lieu d'aller voir un autre médecin, ils font leurs propres prescriptions. »

Cassi fut très soulagée que Ballantine digère la nouvelle avec un tel calme. Pour la première fois depuis des jours, elle se sentit optimiste.

« Je crois que le plus important est de ne pas en parler, dit Ballantine. Les rumeurs nuiraient à votre mari et à l'hôpital. Ce que je vais faire, c'est avoir un entretien diplomatique avec Thomas et voir si nous pouvons régler ce problème avant qu'il ne nous échappe. Je peux vous assurer, Cassi, que les ennuis de Thomas sont mineurs. Il opère toujours avec autant de succès.

– Vous n'êtes pas inquiet pour ses patients? demanda-t-elle. Enfin, vous l'avez vu opérer récemment?

– Non, admit Ballantine. Mais je serais le premier à le savoir, s'il y avait quelque chose. »

Cassi n'en était pas si sûre.

« Je connais Thomas depuis dix-sept ans, dit Ballantine d'un ton rassurant. Je le saurais s'il y avait quelque chose de vraiment grave.

– Comment allez-vous aborder le sujet? » demanda Cassi.

Le docteur haussa les épaules :

« Au pif!

– Vous ne direz pas que je vous ai parlé?

– Certainement pas. »

Portant une gerbe d'iris qu'elle avait achetée chez le fleuriste de l'hôpital, Cassi prit le couloir du dix-septième jusqu'à la porte 1747. Celle-ci était entrouverte. Elle cogna et passa le nez. Une silhouette était allongée sur l'unique lit, le drap tiré jusqu'aux yeux, mimant un tremblement terrorisé.

« Robert! rit Cassi. Que diable... »

Robert bondit hors du lit dans son pyjama et sa robe de chambre.

« Je t'ai vue arriver », expliqua-t-il. Lorgnant les fleurs, il demanda : « Elles sont pour moi? »

Cassi lui abandonna le bouquet. Robert prit le temps de les disposer soigneusement dans son pichet d'eau avant de les poser sur la table de nuit.

Regardant autour d'elle, Cassi vit que ce n'était pas le premier. Il y avait une douzaine de bouquets s'épanouissant partout.

« On dirait des funérailles, fit Robert.
– Pas de cet humour-là, répliqua Cassi en lui envoyant une bourrade. Trop de fleurs! Ça veux dire que tu as des tas d'amis. »

Elle s'installa au pied du lit.

« Je n'ai jamais été dans un hôpital comme patient, dit Robert en tirant une chaise comme s'il venait en visiteur. Je n'aime pas ça. Je me sens vulnérable.

– Tu t'y habitueras. Crois-moi, c'est mon métier.

– En fait, j'en sais trop, dit Robert. Je peux t'assurer que je suis vraiment terrifié. J'ai convaincu l'anesthésiste de doubler mes somnifères. Autrement, je sais que je ne dormirai pas de la nuit.

– Dans quelques jours, tu te demanderas pourquoi tu étais si nerveux.

– C'est facile à dire quand on est habillé comme tout le monde. » Robert levant son poignet, montra le bracelet en plastique portant son nom. « Je suis devenu un numéro.

– Peut-être te sentiras-tu mieux en sachant que ton courage m'a poussée à l'action. Je suis admise demain. »

L'expression de Robert devint compatissante.

« Maintenant, je me sens ridicule. Je fais tout un cirque pour une malheureuse dent, alors que tu dois faire face à une opération des yeux.

– Une anesthésie est une anesthésie.

– Je crois que tu fais ce qu'il fallait faire, approuva Robert. Et je suis sûr que ton opération sera réussie à cent pour cent.

– Et tes chances à toi? se moqua Cassi.

– Oh... cinquante, fit Robert en riant. Tiens, j'ai quelque chose à te montrer. »

Il se leva et alla à la table de nuit. Après avoir pris un classeur, il rejoignit Cassi sur le bord du lit.

« Grâce à l'ordinateur, j'ai rassemblé les données sur les MOS. J'ai trouvé des choses intéressantes. D'abord, comme tu avais deviné, tous les patients étaient sous perfusion. De plus, sur les deux dernières années, les cas ont touché de plus en plus de patients en condition physique stationnaire. En d'autres termes, les décès deviennent de plus en plus inattendus.

– Mon Dieu! s'exclama Cassi. Quoi d'autre?

– J'ai un peu jonglé avec les données, en fournissant à l'ordinateur tous les paramètres de notre étude, sauf la chirurgie. Il a recherché quelques autres cas, notamment un patient nommé Sam Stevens. Il est mort inopinément pendant un cathétérisme cardiaque. C'était un handicapé mental mais en parfaite condition physique.

– Perfusé?

– Ouais », approuva Robert.

Ils se regardèrent plusieurs minutes.

« Et enfin, dit-il, l'ordinateur a trouvé une prépondérance de mâles. Curieusement, par rapport aux données existantes, la machine a découvert un nombre anormalement élevé d'homosexuels. »

Cassi leva le nez des papiers et croisa le regard amical de Robert. Ils ne parlaient jamais d'homosexualité et Cassi n'était pas désireuse d'en discuter.

« Je suis allée te voir en pathologie ce matin, dit-elle pour changer de sujet. Tu n'étais pas là, mais j'ai trouvé certaines coupes de Jeoffry Washington. En regardant les prélèvements sur l'emplacement de l'intraveineuse, j'ai trouvé un précipité blanc à l'intérieur de la veine. J'ai d'abord cru que c'était une erreur mais il était là partout, sauf sur un cliché. Tu crois que ça peut vouloir dire quelque chose? »

Robert pinça les lèvres.

« Non, dit-il finalement. Ça ne me fait penser à rien. Je ne vois qu'une chose : quand par inadvertance on ajoute du calcium à une solution de bicarbonate, ça précipite, mais ça devrait être dans le flacon, pas dans la veine. J'aurai peut-être une idée en regardant cette coupe. En attendant, assez de ces histoires morbides. Évidemment, le précipité pourrait descendre dans la veine, mais ce serait si flagrant dans le flacon que tout le monde s'en apercevrait. En attendant, raconte-moi ta soirée d'hier. Qu'est-ce que tu as mis? »

Cassi déguisa la vérité. Il était toujours possible que Robert apprenne ce qui s'était passé par le téléphone arabe de l'hôpital, mais elle ne tenait pas à en parler. Cassi était vraiment surprise que Robert n'ait pas remarqué ses yeux rouges, lui d'habitude si attentif! Elle trouva pourtant cela normal, il était inquiet de son admission à l'hôpital. Sur la promesse de passer le voir le lendemain, Cassi partit avant de succomber à la tentation de lui confier le poids de ses propres soucis.

Larry Owen se sentait comme une corde de piano trop tendue, prête à se rompre à la moindre tension supplémentaire. Thomas Kingsley était arrivé en retard ce matin et il était furieux que Larry ait attendu son arrivée pour ouvrir le torse du premier patient. Larry procéda à l'opération en un temps record mais l'humeur de Thomas ne s'était pas améliorée. Rien ne satisfaisait le chirurgien. Non seulement Larry avait fait un travail « merdique » mais les infirmières ne lui tendaient pas les bons instruments, les internes ne débridaient pas comme il fallait et l'anesthésiste n'était qu'un « petit con incompétent ». Par malheur, on avait donné à Thomas un porte-aiguille défectueux et il l'avait lancé contre le mur avec tant de force qu'il s'était cassé en deux.

Pourtant Larry en était déjà passé par là. Ce qui le rendait fou, c'était la manière d'opérer de Thomas. Il était flagrant, depuis qu'il avait attaqué le premier patient, que le chirurgien était épuisé. Sa coordination, ordinairement sans failles, était nulle et il commettait des erreurs de jugement. Pire que tout, Thomas tremblait de façon incontrôlable. Le cœur de Larry manqua s'arrêter en regardant Thomas se pencher sur le patient avec une aiguille effilée comme un rasoir, essayer de diriger l'instrument dans le minuscule morceau de veine saphène qu'il tentait de recoudre au tout petit vaisseau coronaire.

Larry avait espéré, en vain, que le tremblement diminuerait au fil de la matinée. Mais ça avait empiré.

« Voulez-vous que je le recouse? avait-il demandé plusieurs fois. Je crois que je vois mieux de là où je suis.

– Si je veux ton aide, je te la demanderai », était la seule réponse de Thomas.

Dieu sait comment ils se tirèrent des deux premiers cas avec les pontages à peu près en place et les patients débranchés de la machine cœur-poumon! Mais Larry appréhendait le troisième : un homme marié, trente-huit ans, père de deux petits enfants. Larry avait ouvert la poitrine du patient et attendait que Kingsley revienne de la salle des chirurgiens. Le pouls de l'interne battait à toute vitesse et il commençait à transpirer à grosses gouttes. Quand Kingsley déboula enfin dans le bloc, Larry sentit son estomac se nouer de peur.

D'abord, tout se passa à peu près bien, même si Thomas tremblait toujours et semblait encore plus irritable. L'équipe de chirurgie à cœur ouvert, rendue prudente par les deux premiers cas, faisait attention de ne le contrarier en rien. Le plus dur revenait à Larry qui essayait d'anticiper les mouvements erratiques de Thomas et de faire autant de travail que Thomas le voulait bien. Les vrais ennuis ne commencèrent que quand ils se mirent à recoudre les pontages. Larry n'osait pas regarder et détourna la tête quand le porte-aiguille de Thomas approcha le cœur.

« Bordel de merde! » hurla Thomas.

Larry sentit remonter son estomac quand il vit Thomas retirer sa main du champ opératoire, l'aiguille enfoncée dans son propre index. Par inattention, Thomas avait arraché l'un des gros cathéters qui amenait le sang du patient à la machine cœur-poumon. La plaie se remplissait de sang comme si on avait ouvert un robinet et, en quelques secondes, commença à tacher les compresses stériles puis s'égoutta par terre.

Larry plongea avec fièvre la main dans la plaie pour chercher à tâtons les pinces retenant la suture autour de la veine cave. Heureusement, il les toucha tout de suite. Il tira adroitement et la perte de sang diminua.

« Si j'avais une exposition correcte, ce genre de chose n'arriverait pas », enrageait Thomas en arrachant l'aiguille de son doigt pour la laisser tomber par terre. Il s'éloigna de la table en tenant sa main blessée.

Larry réussit à vider la plaie de son sang. Tout en remettant le cathéter en place, il essaya de penser à ce qu'il pouvait faire. Thomas n'était pas en état de continuer à opérer ce jour-là; mais dire quoi que ce soit, c'était risquer le suicide professionnel. A la fin, Larry décida qu'il ne pouvait plus supporter cette tension. Quand il eut remis en état le champ opératoire, il s'écarta de la table et alla vers Thomas qui se faisait remettre des gants par Mlle Goldberg.

« Pardonnez-moi, docteur Kingsley, commença Larry avec toute l'autorité qu'il pouvait rassembler. Vous avez eu une journée éprouvante. Je suis désolé que nous n'ayons pas été plus dans le tempo. La vérité, c'est que vous êtes épuisé. Je vais continuer. Ne prenez pas la peine de remettre vos gants. »

Pendant une seconde, Larry crut que Thomas allait lui taper dessus mais il se força à continuer.

« Vous avez fait des centaines d'opérations comme celle-ci, docteur Kingsley. Personne ne vous reprochera d'être trop fatigué pour en terminer une. »

Thomas se mit à trembler. Puis, au grand étonnement et soulagement de Larry, il retira ses gants avec un clac et sortit.

Larry soupira et échangea un regard avec Mlle Goldberg.

« Je reviens », dit Larry à l'équipe.

Toujours avec ses gants et sa blouse, il quitta le bloc. Il espérait qu'un autre chirurgien serait disponible et fut soulagé de voir le Dr Sherman sortir de la salle n° 6. Larry le prit à part et lui raconta tranquillement ce qui s'était passé.

« Allons-y, fit George. Et je ne veux pas en entendre parler hors du bloc, compris? Ça peut arriver à n'importe qui et si le public apprenait cela, ça pourrait être une catastrophe, pas seulement pour le Dr Kingsley mais pour l'hôpital.

– Je sais », répondit Larry.

Thomas n'avait jamais été si en colère. Comment Larry avait-il osé suggérer qu'il était trop fatigué pour continuer? Ça avait été un cauchemar. La possibilité d'un tel désastre le hantait fréquemment. C'est cette peur qui l'avait au départ poussé à prendre parfois un somnifère. Il était parfaitement capable de terminer l'opération et, s'il n'avait pas été si bouleversé par l'infidélité de Cassi, il ne serait certainement pas parti. Il pénétra, furieux, dans la salle des chirurgiens et prit le téléphone près de la machine à café. Il appela Doris pour être sûr qu'il n'y avait pas d'urgence et lui demander de remettre à un autre jour ses rendez-vous de l'après-midi. Il était déjà en retard et ne se sentait pas de taille à recevoir des malades. Doris était sur le point de raccrocher quand elle se souvint que Ballantine avait appelé en demandant si Thomas pourrait passer à son bureau.

« Qu'est-ce qu'il voulait? demanda Thomas.

– Il n'a rien dit, répondit Doris. Je lui ai demandé à quel sujet, au cas où tu aurais eu besoin d'un dossier. Mais il a dit qu'il voulait juste te voir. »

Thomas prévint le central qu'il serait dans le bureau du Dr Ballantine s'il y avait un appel. Pour se calmer et atténuer un mal de tête qui empirait lentement, il prit un autre Percodan dans son casier. Puis il enfila une blouse blanche et quitta la salle en se demandant à quoi rimait cet entretien. Il ne pensait pas que le patron le convoque pour parler de la scène avec George Sherman et ça n'avait certainement rien à voir avec l'incident Larry Owen. Ça devait avoir un rapport avec le service en général. Il repensa au bizarre commentaire de l'administrateur la veille et estima que Ballantine allait enfin lui révéler ses plans. Il était toujours possible que le patron pense à prendre sa retraite et ait envie de discuter de la manière de passer la main à Thomas.

« Merci d'être venu me voir », dit Ballantine dès que Thomas fut assis dans son bureau.

Il avait l'air un peu mal à l'aise et Thomas bougea sur sa chaise.

« Thomas, commença enfin Ballantine. Je crois que nous devrions parler franchement. Je vous jure que rien de ce que nous dirons ne sortira de cette pièce. »

Thomas croisa haut les jambes, prit sa cheville dans la main tandis que son pied battait la mesure.

« On a porté à mon attention le fait que vous preniez peut-être des drogues. »

Le pied de Thomas cessa son mouvement nerveux. La colère éclata en lui comme un coup de grisou, mais il garda la même expression.

« Je tiens à ce que vous sachiez, reprit Ballantine, que ce n'est pas un problème rare.

– Quel genre de drogues suis-je censé prendre? » demanda Thomas en faisant un énorme effort pour dominer ses émotions.

« Dexedrine, Percodan et Talwin, cita le docteur. Un choix assez classique. »

Avec des yeux rétrécis, Thomas scruta la face de son patron. Il détestait l'expression paternaliste du vieil homme. Être jugé par ce bouffon stupide mettait Thomas hors de lui. Heureusement que le Percodan qu'il avait pris dans la salle commençait à faire effet.

« J'aimerais savoir qui vous a fait ce mensonge ridicule, parvint-il à dire calmement.

– Ça n'a pas d'importance. Ce qui compte...

– C'est important pour moi, coupa Thomas. Quand quelqu'un lance ce genre d'accusation malsaine, ça ne doit pas rester anonyme. Laissez-moi deviner : George Sherman.

– Absolument pas, nia Ballantine. A propos. J'ai parlé à George du regrettable incident d'hier. Il n'a rien compris à votre accusation.

– Ben tiens! fit sèchement Thomas. Tout le monde sait que George a essayé d'épouser Cassi avant que je ne la rencontre. Et puis, je leur ai servi l'occasion sur un plateau, avec toutes mes gardes. »

Le Dr Ballantine toussa.

« Ça ne me paraît pas des preuves très solides, Thomas. Ne pensez-vous pas avoir réagi trop vite?

– Pas du tout », dit Thomas en décroisant les jambes et en laissant retomber son pied avec bruit. « Vous les avez bien vus à votre soirée.

– Tout ce que j'ai vu, c'est une très jolie femme qui ne s'intéressait qu'à son mari. Vous êtes un homme heureux, Thomas. J'espère que vous le savez. Cassi est quelqu'un de rare. »

Thomas eut envie de se lever pour partir mais Ballantine parlait toujours.

« Je crois que vous vous surmenez trop, Thomas. Vous cherchez à en faire trop. Bon sang, mon vieux, qu'est-ce que vous essayez de prouver? Je n'arrive même pas à me souvenir de votre dernier jour de congé. »

Thomas essaya d'interrompre mais Ballantine l'arrêta.

« Tout le monde a besoin de prendre le large. De plus, vous avez des responsabilités envers votre femme. Je sais, par hasard, que Cassi doit se faire opérer des yeux. N'a-t-elle pas droit à un peu de votre temps? »

Thomas était maintenant à peu près certain que Ballantine avait parlé à Cassi. Aussi incroyable que ça paraisse, elle avait dû venir le voir avec ses histoires démentes de drogue. Ça ne suffisait pas, pensa Thomas avec colère, qu'elle soit allée parler à sa mère. Il lui fallait aussi voir son chef de service. Thomas s'aperçut soudain que Cassi pouvait le détruire. Elle pouvait démolir la carrière qu'il avait mis sa vie entière à construire.

Heureusement pour Thomas, son instinct de survie fut plus fort que sa colère. Il s'obligea à penser avec une logique froide pendant que Ballantine terminait.

« J'aimerais vous suggérer de prendre des vacances bien méritées. »

Thomas savait que le patron serait ravi de le voir loin de l'hôpital pendant que l'équipe d'enseignement tailladerait joyeusement son temps opératoire, mais il réussit à sourire.

« Écoutez, tout ça ne rime à rien, fit-il calmement. Peut-être que je travaille trop dur, mais c'est parce qu'il y a tellement de choses à faire. Quant aux yeux de Cassi, il est évident que j'ai l'intention de lui consacrer du temps quand elle sera alitée. Mais, en fait, c'est uniquement à Obermeyer de lui dire comment résoudre au mieux son problème rétinien. »

Ballantine ouvrait la bouche mais Thomas l'interrompit.

« Je vous ai écouté; maintenant, rendez-moi la pareille. Pour cette idée que je me drogue; vous savez que je ne bois pas de café. Ça ne m'a jamais convenu. Alors, il est vrai que je prends parfois une Dexedrine. Mais ça n'a pas plus d'effet que le café. Simplement, on ne peut pas la prendre avec du lait et du sucre. Je veux bien admettre que les conséquences en société ne soient pas les mêmes, surtout si on en abuse pour échapper à la vie, mais moi je ne m'en sers que de temps en temps pour travailler mieux. Quant au Percodan et au Talwin : oui, j'en ai pris car je suis sujet aux migraines depuis ma jeunesse. C'est rare, mais quand cela arrive, la seule chose qui me soulage, c'est le Percodan ou le Talwin. Une fois l'un, une fois l'autre. Et je vais vous dire quelque chose : je serais tout disposé à vous laisser, vous ou quelqu'un d'autre, vérifier mes prescriptions habituelles. Vous verrez en une seconde la quantité de ces médicaments que je prescris et à qui. »

Thomas se radossa dans son siège et croisa les bras. Il tremblait toujours et ne tenait pas à ce que Ballantine le voit.

« Bon, fit Ballantine avec un soulagement visible. Cela semble tout à fait raisonnable.

– Vous savez aussi bien que moi que nous prenons tous un cachet de temps en temps.

– C'est vrai, admit Ballantine. Mais quand un médecin ne contrôle plus le nombre de drogues qu'il avale, ça devient grave.

– Mais dans ce cas-là, ils se droguent, conclut Thomas. Je n'en prends jamais plus de deux en vingt-quatre heures et encore, quand j'ai une migraine.

– Je dois avouer que je me sens mieux, dit Ballantine. Mais franchement, vous travaillez trop. Je pense toujours ce que je disais à propos de vacances. »

J'en suis persuadé, pensa Thomas.

« Et je veux que vous sachiez, continua Ballantine, que l'équipe tout entière ne veut que votre bien. Même s'il y a quelques changements, vous serez toujours la clé de ce service.

– C'est rassurant! Je pense que c'est Cassandra qui est venue à propos des cachets. »

Thomas énonçait un fait.

« Qui m'en a parlé n'a vraiment aucune importance, contra Ballantine en se levant. Surtout depuis que vous avez apaisé mes craintes. »

Maintenant, Thomas était sûr que c'était bien Cassi. Elle avait dû fouiller dans son bureau et trouver les flacons. Il fut submergé par une autre vague de colère.

Il se leva, les poings légèrement serrés. Il savait qu'il devait rester seul un moment. Après avoir salué Ballantine et l'avoir remercié de sa sollicitude, Thomas sortit en hâte du bureau.

Ballantine le suivit des yeux un instant. Il se sentait mieux mais sans être complètement rassuré. La scène de la veille ne se laissait pas oublier et puis il y avait ces rumeurs persistantes qui depuis peu s'amoncelaient dans le personnel. Il ne voulait pas avoir de problèmes avec Thomas. Pas maintenant. Ça ferait tout rater.

Quand la porte de la salle d'attente s'ouvrit, Doris laissa vite tomber dans un tiroir le roman qu'elle lisait, puis le referma d'un geste rendu souple par l'habitude. Voyant Thomas, elle prit les messages et contourna le bureau. Ayant passé tout l'après-midi seule, elle était contente de rencontrer quelqu'un de vivant.

Thomas l'ignora, comme si elle était un meuble. A sa surprise, il passa devant elle sans le moindre signe. Elle tendit la main pour lui saisir le bras mais rata son coup et Thomas continua vers son bureau comme un somnambule. Doris suivit.

« Thomas, le Dr Obermeyer a appelé et...

– Je ne veux rien savoir », coupa-t-il en fermant la porte.

Tel un démarcheur aguerri, elle mit son pied dans l'encoignure. Elle tenait à remettre les messages à Thomas.

« Sors d'ici », hurla-t-il.

Doris recula de peur et la porte se ferma à son nez avec un bruit sec.

Il se laissa envahir par la fureur qu'il avait contenue pendant l'entretien torturant avec Ballantine. Cherchant des yeux quelque chose sur quoi passer sa colère, il saisit un petit vase que Cassi lui avait donné pendant leurs fiançailles et le jeta par terre. En regardant les morceaux éparpillés, il se sentit un peu mieux. Il alla à son bureau, tira le deuxième tiroir et attrapa le flacon de Percodan, renversant plusieurs cachets sur la table. Il en prit un, rangea le reste et partit chercher un verre d'eau dans le cabinet de toilette.

Revenu à son bureau, il rangea le flacon et referma le tiroir. Il commençait à retrouver son sang-froid mais il ne pouvait toujours pas oublier la trahison de Cassi. Ne comprenait-elle pas que seule la chirurgie comptait pour lui? Comment pouvait-elle être assez cruelle pour essayer de nuire à sa carrière? Aller d'abord voir sa mère; la seule personne qui ait vraiment un pouvoir sur lui, puis George et maintenant le patron. Il n'allait pas tolérer ça. Il l'avait tant aimée au début de leur mariage. Elle était si douce, si délicate, si dévouée. Pourquoi cherchait-elle à le détruire? Il ne la laisserait pas faire. Il allait...

Soudain, Thomas se demanda si Ballantine ne trouvait pas son compte à tout ça. Depuis peu, il avait le sentiment qu'il se passait quelque chose de bizarre entre Ballantine et Sherman. Peut-être un plan compliqué pour l'évincer.

Thomas sentit encore une vague d'angoisse lui nouer l'estomac. Il devait faire quelque chose... mais quoi?

Lentement d'abord, puis plus vite, les idées commencèrent à prendre forme. Tout d'un coup, il sut ce qu'il pouvait faire. Ce qu'il devait faire.

Encore troublé par son entrevue du matin avec Thomas, Ballantine décida de passer au bloc voir s'il n'y trouverait pas George. Sherman manquait peut-être du génie de Thomas mais c'était un bon chirurgien, régulier, et un administrateur maître de lui et équitable. L'équipe l'admirait et Ballantine pensait de plus en plus à George pour lui succéder quand il décrocherait. Pendant longtemps, les responsables avaient poussé Thomas à passer au plein-temps pour pouvoir devenir patron mais, maintenant, Ballantine se demandait si Thomas accepterait.

Malheureusement, George était encore en train d'opérer. Ballantine en fut surpris et souhaita qu'il n'y ait pas de problème. Il savait que George n'avait qu'un cas, à 7 h 30 du matin. Le fait qu'il soit toujours en salle d'opération au milieu de la matinée n'augurait rien de bon.

Ballantine décida de passer le temps en allant voir Cassi à

Clarkson II. Même s'il n'était pas entièrement optimiste à propos de l'avenir de son mari, il voulait la rassurer dans la mesure du possible. Malgré les nombreuses années que Ballantine avait passées au Boston Memorial, il n'avait jamais mis les pieds à Clarkson II et, en poussant la lourde porte coupe-feu, il eut l'impression d'entrer dans un autre monde.

Par bien des côtés, cela ne ressemblait pas du tout à un hôpital, mais plutôt à un hôtel de deuxième ordre. En passant devant la salle principale, il entendit un jeu télévisé idiot et quelqu'un qui tapotait au hasard sur un piano : aucun des bruits qu'il associait traditionnellement avec l'hôpital, comme le sifflement du respirateur ou le cliquetis caractéristique des flacons de goutte-à-goutte. Ce qui le mettait peut-être le plus mal à l'aise, c'était de voir tout le monde habillé normalement. Le docteur n'avait aucun moyen de savoir qui était malade et qui était soignant. Il voulait trouver Cassi, mais avait peur de ne pas tomber sur la bonne personne en se renseignant.

Le seul endroit où il était sûr de ne pas se tromper, c'était le poste des infirmières. Il se dirigea vers le comptoir.

« Je peux vous aider? » demanda une grande Noire élégante dont l'étiquette portait seulement « Roxane ».

« Je cherche le docteur Cassidy », dit Ballantine gêné.

Avant que Roxane puisse répondre, la tête de Cassi apparut à la porte de la salle des dossiers.

« Docteur Ballantine! Quelle surprise! »

Cassi se leva.

Ballantine la rejoignit en admirant une fois de plus sa beauté fragile. Thomas doit être fou pour passer tant de nuits à l'hôpital, songea-t-il.

« Puis-je vous parler? demanda Ballantine.

– Bien sûr. Voulez-vous venir dans mon bureau?

– Ici, ça ira très bien », fit Ballantine en montrant la pièce vide.

Cassi repoussa quelques dossiers.

« Je rédigeais quelques notes sur mes patients pour les autres médecins quand je serai en train de me faire opérer. »

Ballantine hocha la tête.

« Je suis descendu pour vous dire personnellement que j'ai déjà parlé à Thomas. Nous avons eu une bonne discussion. Je crois qu'il force trop et il a reconnu prendre assez souvent de la Dexedrine pour se réveiller, mais il m'a pratiquement convaincu qu'il n'utilisait de calmants que pour ses migraines. »

Cassi ne répondit pas. Elle était certaine que Thomas n'avait pas eu de migraine depuis vingt ans.

« Bien, fit Ballantine avec une jovialité forcée. Occupez-vous de votre œil et ne vous inquiétez plus pour votre mari. Il a même proposé qu'on vérifie ses prescriptions. »

Il se leva et tapota l'épaule de Cassi.

Cassi voulait de toutes ses forces partager l'optimisme de Ballantine. Mais il n'avait pas vu les pupilles de Thomas, ni son pas incertain. Et le patron n'était pas victime de ses humeurs imprévisibles.

« J'espère que vous avez raison, soupira Cassi.

– Bien sûr que oui », s'exclama Ballantine, ennuyé que son discours ne l'ait pas convaincue.

Il se prépara à partir.

« Et vous n'avez pas parlé de notre conversation, ajouta Cassi, voyant que Ballantine s'impatientait.

– Évidemment pas. De toute façon, la jalousie de Thomas prouve qu'il vous adore. Et avec raison. »

Ballantine sourit.

« Merci d'être descendu me voir.

– Ce n'est rien », fit Ballantine avec un geste de la main.

Il repartit vers la porte coupe-feu, heureux de quitter Clarkson II. Il n'avait jamais compris qu'on puisse faire psychiatrie.

Arrivé à l'ascenseur, il secoua la tête. Il détestait être mêlé à des histoires de famille. Là, il avait essayé d'aider les deux Kingsley. Il avait été voir Cassi pour l'apaiser mais, apparemment, elle ne voulait pas écouter. Pour la première fois, il mit en doute l'objectivité de la jeune femme.

En descendant de l'ascenseur, Ballantine décida de voir si George était sorti.

Il trouva Sherman dans la salle de réveil, entouré par le

personnel soignant. Quand George aperçut le patron, il s'excusa et suivit Ballantine dans le couloir.

« J'ai eu une conversation gênante avec la femme de Kingsley ce matin, dit Ballantine en allant droit au vif du sujet. Je croyais qu'elle voulait me voir pour s'excuser à propos de l'incident d'hier. Mais ce n'était pas ça. Elle s'inquiétait, Thomas prendrait des drogues! »

George ouvrit la bouche pour répondre, puis hésita. Les internes étaient justement en train de décrire la conduite de Kingsley au bloc ce matin, avant que George ne prenne la relève. S'il en parlait au patron, Kingsley serait vraiment dans de sales draps. Et il était toujours possible que Thomas ait simplement trop bu la veille, exaspéré comme il l'était après la bagarre. George décida de garder provisoirement ses pensées pour lui.

« Vous avez cru Cassi? demanda-t-il.

– Je ne suis pas sûr. J'ai parlé à Thomas qui m'a donné de bonnes raisons, mais je l'ai quand même trouvé anormalement agité. » Ballantine soupira. « Vous avez toujours dit que vous n'aviez pas envie de devenir chef de service, mais même si Kingsley accepte le plein-temps, il ne conviendra peut-être pas, une fois le service réorganisé. Il n'apprécie vraiment pas les nouveaux patients que nous traitons dans le cadre de l'enseignement.

– Oui, dit George, et je ne vois pas Thomas accepter l'idée d'une intervention gratuite pour attardés mentaux dans le but de former de nouvelles équipes de chirurgiens vasculaires.

– Son point de vue n'est pas nécessairement mauvais. Ces nouveaux procédés, si coûteux, devraient en priorité être mis au service des patients qui ont le plus de chances de survivre longtemps. Mais, en pratique, les internes y touchent rarement. Et pour que l'hôpital favorise les patients les plus rentables pour la société, qui doit juger? Comme vous l'avez dit, George, nous ne sommes que des médecins, pas des dieux.

– Il se calmera peut-être. Si notre plan marche, nous aurons certainement besoin de lui dans l'équipe enseignante.

– Espérons-le, dit Ballantine. Je lui ai suggéré de prendre

des vacances avec sa femme. A propos, je suis sûr que son accusation à votre égard était pure paranoïa.

– Hélas oui! Mais je peux vous dire que si elle me donnait une chance, je me battrais toujours pour elle. En plus de son allure superbe, c'est une des femmes les plus tendres que j'ai jamais rencontrées.

– N'asticotez pas notre génie plus qu'il n'est besoin, dit Ballantine en riant. Entre-temps, pensez-vous que je doive vérifier les prescriptions de Thomas?

– Cela ne peut pas faire de mal. Mais il y a d'autres moyens de se procurer des médicaments pour un médecin », dit George en pensant à l'effondrement de Thomas pendant l'opération.

« Souhaitons seulement qu'il prenne bientôt ses vacances et qu'il nous revienne comme avant.

– Oui », dit George qui pourtant n'avait jamais beaucoup apprécié Thomas, même en des temps plus heureux.

IX

Cassi était en état de choc : elle n'arrivait pas à croire à la transformation de Thomas. Vers 5 heures, il l'avait appelée en disant que ses opérations de l'après-midi avaient été annulées et qu'il était libre. Il proposa alors de la raccompagner avec la Porsche en disant qu'elle devrait laisser sa voiture à l'hôpital.

Pour la première fois depuis des mois, le dîner fut agréable. Thomas était soudain redevenu charmant, l'homme que Cassi avait épousé. Il prit avec humour les plaintes habituelles de Patricia et fut ouvertement tendre et affectionné avec Cassi.

Elle était infiniment ravie mais un peu perdue. Il était difficile de croire que Thomas avait oublié les événements violents de la veille et elle le regardait, ébahie, presser sa mère de rentrer chez elle et lui servir avec sollicitude un Kahlua. Il se versa un cognac. Ils s'assirent sur le divan ovale, devant le feu.

« J'ai eu un coup de fil du Dr Obermeyer, dit-il en sirotant son cognac. Mais le temps que je le rappelle, il était parti. Quoi de neuf pour ton œil?

– Je l'ai vu aujourd'hui. Il dit que ma vision ne s'améliore pas, il faut donc opérer.

– Quand? »

Thomas parlait d'une voix veloutée en faisant tourner son cognac.

« Le plus tôt possible », risqua Cassi.

Thomas prit la nouvelle avec un calme apparent et Cassi continua.

« Je pense qu'Obermeyer cherchait à te joindre parce qu'il a prévu l'opération pour après-demain. A moins, bien sûr, que tu n'aies une objection.

– Objection? interrogea Thomas. Pourquoi donc? Ta vue c'est trop important. Il n'y a pas à hésiter. »

Cassi laissa échapper un soupir de soulagement. Elle était si inquiète de la réaction de Thomas qu'elle ne s'était pas rendu compte qu'elle retenait sa respiration.

« Je sais bien que c'est une opération mineure, mais je suis morte de peur. »

Thomas se pencha et lui passa le bras autour des épaules.

« Bien sûr que tu as peur. C'est une réaction naturelle. Mais Martin Obermeyer est un crac. Tu ne pourrais pas être en de meilleures mains.

– Je sais, dit Cassi avec un pauvre sourire.

– Et j'ai pris une décision cet après-midi, dit Thomas en la serrant plus fort. Dès qu'Obermeyer te donnera le feu vert, nous prendrons des vacances. Pourquoi pas les Caraïbes? Ballantine m'a convaincu que j'avais besoin de repos et y a-t-il meilleur moment que ta convalescence? Qu'en dis-tu?

– Ça a l'air merveilleux. »

Elle tendait son visage pour l'embrasser au moment où le téléphone sonna.

Thomas se leva pour répondre. Elle souhaita que ce ne soit pas pour le rappeler à l'hôpital.

« Seibert, disait Thomas. Content de vous entendre. »

Cassi se pencha pour poser soigneusement son verre sur la table basse. Robert ne l'avait jamais appelée chez elle. C'était exactement le genre d'interruption qui rendait Thomas fou furieux.

Mais il disait calmement :

« Elle est là, Robert. Non, il n'est pas trop tard. »

Avec un sourire, il tendit l'appareil à Cassi.

« J'espère que ça ne t'ennuie pas que je t'appelle chez toi, dit Robert, mais j'ai réussi à me glisser en pathologie pour regarder la section des veines de Jeoffry Washington. Une fois revenu dans ma chambre, je me suis souvenu que j'avais déjà vu des précipités semblables. Je travaillais sur un homme mort d'un accident du travail. Il s'était éclaboussé de fluorure de sodium concentré. Il s'était rincé mais assez de substance avait pénétré pour causer la mort. Il avait le même genre de précipité dans les veines. »

Cassi baissa la voix et tourna le dos à Thomas. Elle ne voulait pas qu'il sache qu'elle suivait toujours les MOS.

« Mais le fluorure de sodium n'est pas un médicament.

– Si, dentaire.

– Mais il n'est pas administré par voie interne, murmura Cassi. Et sûrement pas en perfusion.

– C'est vrai. Mais laisse-moi te raconter comment la victime de cet accident est morte. Il a eu une crise d'épilepsie et ensuite une arythmie cardiaque aiguë. Ça te rappelle quelque chose? »

Cassi savait que six patients de la série des MOS étaient morts avec les mêmes symptômes mais elle ne dit rien. Le fluorure de sodium n'est pas la seule chose qui peut les provoquer et il n'y avait pas de raison de conclure trop vite.

« Dès que je retourne au labo, dit Robert, je pourrai analyser ces précipités. Je saurais si c'est du fluorure de sodium. Si c'est le cas, tu sais ce que ça signifie?

– J'en ai une idée, prononça à regret Cassi.

– Ça veut dire meurtre. »

« Qu'est-ce qu'il y avait? demanda Thomas quand Cassi vint le rejoindre sur le divan. Robert a une nouvelle crise avec sa série de MOS? »

A la grande surprise de Cassi, il avait l'air curieux, pas énervé. Elle décida qu'elle pouvait lui parler un peu des progrès de Robert.

« Il travaille toujours dessus, dit-elle. Il a commencé à rassembler les données juste avant d'être admis à l'hôpital. Il a un relevé de l'ordinateur qui montre des résultats assez intéressants.

– Comme?

– Oh, plusieurs possibilités, fit évasivement Cassi. Il ne peut rien éliminer. Enfin, il se passe des tas de choses dans les hôpitaux. Tu te souviens de ces pauvres gens dans le New Jersey à qui on a administré du curare? »

Cassi eut un rire nerveux.

« Il ne pense pas à des meurtres? dit Thomas.

– Oh non! s'écria Cassi désolée d'en avoir tant dit. Il a seulement remarqué un curieux précipité dans la dernière autopsie et il voulait le chercher dans les données. » Thomas hocha la tête et, apparemment, se mit à réfléchir. Espérant lui rendre sa bonne humeur, Cassi ajouta : « Robert t'est vraiment reconnaissant d'être intervenu en sa faveur.

– Je sais, dit Thomas souriant soudain. Je ne l'ai pas fait pour lui, mais, s'il insiste pour voir les choses ainsi, tant mieux. Maintenant, je crois que nous devrions aller nous coucher. »

Pendant qu'il la conduisait tendrement au premier, Cassi tenta en vain de déchiffrer le message que contenaient ses extraordinaires yeux bleus. Elle frissonna, sans bien savoir si c'était à l'idée du plaisir sensuel qui l'attendait, ou d'autre chose...

X

Cassi n'avait pas été « patient » dans un hôpital depuis le lycée. Maintenant, avec sa médecine et son internat derrière elle, c'était une expérience tout à fait différente. Savoir tout ce qui pouvait se produire rendait chaque geste plus effrayant. Comme elle était arrivée à l'hôpital avec Thomas, il était beaucoup trop tôt pour son admission. En fait, on lui avait dit qu'elle devait attendre. La personne compétente serait là à 10 heures et quand elle protesta en disant que des gens rentraient toute la nuit pour des urgences, le secrétaire se contenta de répéter que Cassi devait revenir à 10 heures.

Après avoir perdu trois heures dans la bibliothèque, beaucoup trop nerveuse pour pouvoir se concentrer sur quelque chose de plus difficile que *Psychologie,* Cassi retourna aux admissions. Le personnel avait changé mais pas son attitude. Au lieu de faciliter cette étape, ils semblaient décidés à la rendre aussi pénible que possible, comme si c'était un rite de passage. Cette fois, on annonça à Cassi qu'elle n'avait pas de carte de l'hôpital et qu'on ne pouvait donc pas la faire rentrer. Une employée indifférente lui dit finalement d'aller au bureau d'identification, au deuxième étage.

Une demi-heure plus tard, armée d'une carte toute neuve qui ressemblait dangereusement à une carte de crédit, Cassi retourna aux admissions. Là, elle se trouva confrontée à un problème apparemment insurmontable. Comme elle utilisait son nom de jeune fille, Cassidy, dans l'hôpital parce qu'il figurait sur son diplôme et comme Thomas avait pris son assurance au nom de Kingsley, la secrétaire prétendit avoir besoin de son certificat de mariage. Cassi dit qu'elle ne l'avait pas. Ce n'est pas quelque chose dont elle croyait avoir besoin pour entrer à l'hôpital mais on pouvait tout simplement appeler le bureau de Thomas pour arranger les choses. L'employé répéta que l'ordinateur avait besoin du certificat. Elle n'était que la bonne à tout faire de la machine, du moins c'est ce qu'elle soutenait. On sortit enfin de cette impasse grâce au responsable des admissions qui réussit, Dieu sait comment, à amadouer l'ordinateur. Finalement, on donna à Cassi une chambre au seizième étage et une femme aimable en blouse verte l'escorta en haut.

Mais pas au seizième. On emmena d'abord Cassi au premier pour une radio des poumons. Elle dit qu'elle en avait eu une six semaines avant, pour un examen de routine, et n'en voulait pas d'autre. Le radio dit : « L'anesthésiste n'anesthésie jamais personne sans radio » et Cassi mit encore une heure à obtenir du patron d'anesthésiologie qu'il appelle Obermeyer qui à son tour appela Jackson, le chef du service de radiologie, lequel contrôla l'ancienne radio de Cassi, rappela Obermeyer qui rappela le chef d'anesthésie qui rappela le type de la radiologie pour dire que Cassi n'avait pas besoin d'une autre radio.

La suite de l'admission de Cassi se passa mieux avec, quand même, une visite au labo pour un examen de sang et d'urine. Finalement, on déposa Cassi dans une chambre à deux lits d'un bleu indistinct. Sa compagne avait une soixantaine d'années et portait un pansement sur l'œil gauche.

« Mary Sullivan j'm'appelle », dit la femme une fois que Cassi se fut présentée.

Elle paraissait plus que son âge car elle ne portait pas son dentier.

Cassi se demanda de quoi on l'avait opérée.

« La rétine est tombée, dit Mary comme si elle remarquait l'intérêt de Cassi. On a dû me retirer l'œil et le recoller avec un rayon laser. »

Cassi rit malgré elle.

« Je ne crois pas qu'on ait retiré votre œil.

– Sûr que oui. D'ailleurs, la première fois qu'on a retiré mon pansement, je voyais double et j'ai cru qu'ils l'avaient recollé de travers. »

Cassi n'était pas d'humeur à discuter. Elle défit sa valise et rangea soigneusement son insuline et ses seringues dans le tiroir de la table de nuit. Ce soir, elle se ferait sa piqûre habituelle mais, ensuite, elle ne devait plus s'administrer de médicaments toute seule sans l'accord de son médecin, le Dr McInery.

Cassi mit son pyjama. Cela paraissait ridicule à cette heure de la journée, mais elle connaissait la raison de cette règle : mettre les patients en vêtements de nuit les encourage psychologiquement à se soumettre à la routine hospitalière. Elle sentit l'évolution. Maintenant, elle était un « patient ».

Après toutes ces années d'hôpital, elle fut sidérée de voir combien elle se sentait gênée sans sa blouse blanche. Rien que de quitter sa chambre et elle était mal à l'aise, comme si elle faisait quelque chose de mal. Et en arrivant au dix-septième pour aller voir Robert, elle se sentait une intruse.

Il n'y eut pas de réponse quand elle frappa au 1747. Elle ouvrit doucement la porte. Robert était à plat dos, ronflant légèrement. Au coin de sa bouche, il y avait une seule goutte de sang à moitié sec. Cassi vint le long du lit et le regarda quelques instants. Visiblement, il était encore sous le coup de son anesthésie. En vraie professionnelle, Cassi vérifia le goutte-à-goutte. Il coulait lentement. Elle embrassa le bout de ses doigts et les posa sur le front de Robert. En repartant vers la porte, elle aperçut une pile de listing d'ordinateur. Elle s'approcha et regarda la première page. Comme elle s'y attendait, c'étaient les données de la série des MOS. Elle pensa un instant les emporter, mais à l'idée que Thomas pourrait les trouver dans sa chambre, elle hésita. Elle les lirait plus tard, avec Robert.

De plus, si elle prenait au sérieux la nouvelle théorie de son ami, ce n'était pas le genre de preuve qu'elle souhaiterait avoir dans sa chambre la veille d'une opération.

Thomas ouvrit la porte de la salle d'attente et passa dans son bureau. Il salua d'un signe de tête les patients et maudit mentalement l'architecte qui n'avait pas prévu d'entrée séparée. Il aurait préféré pouvoir arriver sans être vu. Doris sourit à son approche mais sans quitter son siège. Après l'incident de la veille, elle était assez prudente. Elle lui tendit les messages.

Dans son bureau, Thomas mit la blouse blanche qu'il aimait porter pour recevoir ses patients. Il trouvait que cela suscitait non seulement le respect, mais même l'obéissance. Assis à son bureau, il parcourut rapidement la liste des appels jusqu'à celui de Cassi. Il s'arrêta en ouvrant des yeux ronds sur la fiche rose. Chambre 1640. Thomas fronça les sourcils. C'était une chambre à deux lits, juste en face du poste des infirmières.

Arrachant le téléphone à son support, il appela le directeur des admissions, Grace Peabody.

« Mademoiselle Peabody, fit Thomas avec irritation, je viens d'apprendre que ma femme est dans une chambre à deux lits. Je voudrais vraiment qu'elle soit seule.

– Je comprends, mais nous sommes un peu envahis en ce moment et elle est entrée en semi-urgence.

– Eh bien, je suis sûr que vous pouvez lui trouver une chambre seule puisque je crois que c'est important. Dans le cas contraire, je me ferai un plaisir d'appeler le directeur de l'hôpital.

– Je vais faire de mon mieux, docteur Kingsley, répliqua Mlle Peabody aussi sèchement.

– C'est ça », dit Thomas avant de raccrocher brutalement.

« Merde! » Il détestait ces bureaucrates à la cervelle d'oiseau qui dirigeaient l'hôpital maintenant. Ils ne semblaient chercher qu'à créer le plus de désagréments possible. Il avait du mal à imaginer comment quelqu'un pouvait être assez borné pour ne pas donner une chambre seule à la femme du plus célèbre chirurgien du Memorial.

Après un coup d'œil à l'horaire que Doris avait posé sur son bureau, Thomas se massa les tempes. Sa tête recommençait à lui faire mal.

Hésitant brièvement, il tira le second tiroir. Après trois

pontages et avant douze rendez-vous, il méritait un peu d'aide. Il prit une de ses pilules couleur pêche et l'avala. Alors, et alors seulement, il appuya sur la touche de l'interphone et dit à Doris d'envoyer le premier client.

Les rendez-vous se passèrent mieux que Thomas ne le craignait. Sur douze visites, il y avait deux opérés qui ne prirent que dix minutes. Sur les dix restants, Thomas accepta cinq pontages et une prothèse de valvule. Les quatre autres malades n'auraient jamais dû être dirigés sur Thomas. Il s'en débarrassa rapidement.

Il signa quelques lettres puis rappela Mlle Peabody.

« Que pensez-vous de la 1652? » demanda-t-elle d'un ton pincé.

La chambre 1652 était une chambre seule, au bout du couloir, en coin. Les fenêtres donnaient au nord et à l'ouest avec une belle vue sur la rivière Charles. C'était parfait et Thomas le lui dit. Mlle Peabody raccrocha sans dire au revoir.

Thomas remit sa veste et, après avoir dit : « A tout à l'heure » à Doris, partit vers le bâtiment Scherington. Il s'arrêta une minute en radio pour examiner des clichés avant d'aller voir Cassi.

Quand il arriva au seizième, il fut surpris de trouver sa femme toujours au 1640. Il entra sans frapper.

« Pourquoi n'as-tu pas déménagé?

– Déménagé? » répéta Cassi sans comprendre.

Avec Mary Sullivan, elle parlait d'avoir des enfants.

« Je me suis arrangé pour que tu aies une chambre seule, dit Thomas d'un ton exaspéré.

– Je n'ai pas besoin d'être seule, Thomas. J'étais contente de la compagnie de Mary. »

Cassi essaya de présenter son mari mais il appuyait déjà sur le bouton d'appel.

« On va traiter ma femme correctement, dit Thomas en scrutant le couloir pour voir où se cachaient les infirmières. Quand le moindre de ces administrateurs soi-disant indispensables a un membre de sa famille à l'hôpital, il s'octroie toujours une chambre privée. »

Thomas parvint à provoquer simultanément un branle-bas de combat généralisé et un sentiment de gêne intense chez sa femme. Elle ne voulait pas déranger les infirmières tant qu'elle allait bien mais, pendant presque une demi-heure, tout le personnel s'occupa de l'installer dans sa nouvelle chambre.

« Voilà, s'écria finalement Thomas. C'est beaucoup mieux. »

Cassi dut admettre que la pièce était plus gaie. De son lit, elle voyait le soleil hivernal toucher l'horizon. Elle n'avait pas apprécié toutes ces histoires, mais elle était touchée de l'apparente sollicitude de Thomas.

« Maintenant, j'ai de bonnes nouvelles, dit-il en s'asseyant au bord du lit. J'ai discuté avec Martin Obermeyer et il a dit que dans une semaine tu serais sur pied, c'est certain. Alors, je nous ai réservé une chambre dans un petit hôtel sur une plage de Martinique. Qu'est-ce que tu en dis?

– Ça me paraît merveilleux », répondit-elle.

L'idée de vacances, tous les deux tout seuls, était une chose à savourer, même si, pour une raison quelconque, cela ne se réalisait pas.

On frappa à la porte entrouverte et Joan Widiker passa la tête.

« Entre, dit Cassi en la présentant à Thomas.

– Ravie de vous connaître! s'écria Joan. Cassi me parle souvent de vous.

– Joan est en troisième année d'internat en psychiatrie, expliqua Cassi. Elle m'a énormément aidée, surtout en me donnant confiance.

– Enchanté de faire votre connaissance », répondit Thomas qui ressentit une antipathie immédiate, en la classant d'office dans la catégorie de ces femmes qui arborent leur féminité comme un étendard.

« Je m'excuse de tomber comme cheveu sur la soupe, dit Joan, sentant qu'elle les avait interrompus. Je suis simplement passée pour dire à Cassi que tous ses patients sont en bonnes mains. Ils te souhaitent tous un prompt rétablissement, Cassi. Même le colonel. C'est ça le plus drôle, dit Joan en riant. Le fait que tu sois malade semble avoir eu un bon résultat thérapeutique sur eux. Peut-être que tous les psychiatres devraient se faire opérer de temps à autre. »

Cassi rit tout en regardant son mari refermer son manteau.

« Je reviendrai, annonça-t-il. J'ai ma visite. » Se retournant vers Cassi, il l'embrassa. « Je te verrai demain matin, avant l'opération. Tout ira bien. Prends juste une bonne nuit de sommeil.

– Je ne peux pas rester non plus, avoua Joan après son départ. J'ai une autre consultation, en médecine. J'espère que je n'ai pas chassé ton mari.

– Thomas est absolument merveilleux, rayonna Cassi, pressée de partager cette bonne nouvelle. Il a été tellement attentionné et d'un grand soutien. Nous allons même partir en vacances. Je crois que je me trompais sur le nombre des médicaments qu'il prend. »

Joan ne croyait pas à l'objectivité de Cassi car elle n'avait pas oublié son degré de dépendance vis-à-vis de Thomas. Mais elle garda ses pensées pour elle et dit simplement à Cassi combien elle était heureuse que tout aille pour le mieux. Après lui avoir souhaité mille choses, Joan partit.

Cassi resta un moment dans son lit à contempler le ciel passer de l'orange pâle au violet argenté. Elle ne savait pas très bien pourquoi Thomas était si gentil avec elle. Mais, quelle qu'en fût la raison, elle lui en était infiniment reconnaissante.

Quand le ciel fut enfin noir, Cassi commença à se demander comment allait Robert. Elle ne voulait pas téléphoner, au cas où il dormirait et se dit qu'elle allait plutôt monter voir par elle-même.

L'escalier était pratique : juste en face de sa chambre et Cassi grimpa rapidement au dix-septième. La porte de Robert était fermée. Elle frappa doucement.

Une voix endormie lui dit d'entrer.

Robert était réveillé mais encore sonné.

En réponse à la question de Cassi, il lui assura qu'il ne s'était jamais senti mieux. Il se plaignait seulement d'avoir l'impression que sa bouche avait servi de terrain à un match de hockey.

« Tu as mangé? » demanda Cassi. Elle remarqua que les listings étaient maintenant sur la table de nuit.

« Tu te moques de moi? » fit Robert. Il leva le bras, montrant sa perfusion. « Régime de pénicilline liquide pour votre serviteur.

– On m'opère demain matin, annonça Cassi.

– Tu vas adorer ça », dit Robert dont les paupières résistaient aux efforts qu'il faisait pour les garder ouvertes.

Cassi sourit, serra sa main libre et partit.

La douleur fut si forte que Thomas faillit crier. Il avait trébuché contre la vieille malle que Doris avait au pied de son lit. Il cherchait ses sous-vêtements dans l'obscurité. Estimant qu'il se fichait de la réveiller, il alluma. Pas étonnant qu'il ne trouve pas son slip! Elle l'avait jeté à l'autre bout de la pièce et il s'était accroché à une poignée du bureau.

Après avoir trouvé tous ses vêtements, Thomas éteignit et alla sur la pointe des pieds dans le salon où il s'habilla. Il sortit en faisant le moins de bruit possible. Quand il arriva dans la rue, il regarda sa montre. Un peu moins de 1 heure du matin.

Il alla directement dans le vestiaire de chirurgie, retira les vêtements qu'il venait d'enfiler et mit une tenue stérile. Dans le couloir, il s'arrêta devant la salle d'opération qui était en service. Il attacha un masque et poussa la porte. L'anesthésiste dit à Thomas que le patient avait eu une rupture d'anévrisme à la suite d'une tentative de cathétérisme cet après-midi.

Le médecin de garde était un interne. Thomas s'approcha.

« Ça se présente mal? » demanda Thomas en essayant de regarder dans la plaie.

Le médecin se tourna et reconnut Thomas.

« Plutôt! On n'a pas encore déterminé jusqu'où va l'anévrisme. Peut-être jusqu'à la poitrine. Si c'est le cas, vous êtes un envoyé de Dieu. Vous serez là?

– Bien sûr. Je vais sans doute dormir un peu dans le vestiaire. Appelez-moi si vous avez besoin d'aide. »

Il sortit du bloc et retourna lentement dans la salle des chirurgiens. Trois infirmières qui venaient de terminer une intervention s'y reposaient. Thomas leur fit un signe puis continua vers les vestiaires.

La soirée de Cassi s'était bien passée. Elle s'était injecté son insuline, avait avalé un dîner sans goût et pris une douche avant de regarder un peu la télévision. Elle avait essayé de lire une revue de psychiatrie mais avait fini par abandonner en se rendant compte qu'elle n'arrivait pas à se concentrer. A 10 heures, elle avait pris un somnifère mais, une heure plus tard, elle était encore tout à fait réveillée, en train d'analyser les conséquences des trouvailles de Robert. S'il y avait vraiment du fluorure de sodium dans les veines de Jeoffry Washington, il y avait un assassin dans l'hôpital. Étant donné que le lendemain elle allait revenir du bloc, sonnée et sans défense, il n'y avait rien d'étonnant à ce que cette pensée la tienne éveillée.

Elle se retournait sans arrêt d'un côté et de l'autre dans le noir quand elle entendit un bruit. Elle n'était pas sûre, mais elle avait l'impression que c'était la porte.

Cassi resta sur le côté, retenant sa respiration. Il n'y eut pas d'autre bruit, mais elle sentit une présence, comme si elle n'était plus seule dans la chambre. Elle voulait se retourner pour regarder mais elle était paralysée par une terreur irrationnelle. Puis elle entendit un bruit très net. Comme un objet de verre touchant sa table de nuit. Quelqu'un était debout juste derrière elle. Pour vaincre sa terreur, Cassi dut utiliser les dernières ressources de sa force mentale et elle s'obligea à se tourner vers la porte.

Elle poussa un cri de terreur étouffée en se trouvant face à une silhouette en blanc. Sa main partit comme une flèche et alluma la lampe de chevet.

« Mon Dieu! Tu m'as fait peur! s'écria George Sherman en portant une main à son cœur en un geste théâtral. Cassi, tu viens de me faire perdre dix ans de vie! »

Cassi vit un énorme bouquet de roses rouge foncé dans un vase sur sa table de nuit. Sur le côté, il y avait une enveloppe blanche portant : CASSI.

« Je suis désolée. Je crois que nous nous sommes fait peur mutuellement, dit-elle. J'avais du mal à m'endormir. Je t'ai entendu entrer.

– Eh bien, j'aurais préféré que tu dises quelque chose. Je m'attendais à ce que tu dormes et je ne voulais pas te réveiller.

– Ces superbes roses sont pour moi?

– Oui. Je pensais terminer beaucoup plus tôt, mais j'ai été retenu par une réunion jusqu'à maintenant. J'avais commandé les fleurs cet après-midi et je voulais être sûr que tu les aurais. »

Cassi sourit.

« C'est si gentil de ta part.

– On m'a dit que tu serais opérée dans la matinée. J'espère que tout se passera bien. » Il sembla soudain se rendre compte qu'elle était en chemise de nuit. Il rougit, murmura en vitesse : « Bonne nuit » et battit rapidement en retraite.

Malgré elle, Cassi eut un sourire. Elle le revoyait renverser son verre sur ses genoux. Elle retira l'enveloppe du bouquet et sortit la carte. « Tous les vœux d'un admirateur secret. » Elle rit. George pouvait être si attendrissant! En même temps, elle comprenait qu'il n'ait pas eu envie de signer, après la scène de Thomas chez Ballantine.

Deux heures plus tard, Cassi était toujours bien réveillée... En désespoir de cause, elle rejeta les couvertures et se glissa hors du lit. Sa robe de chambre était posée sur la chaise et elle l'enfila en se disant qu'elle pourrait voir si Robert dormait. Lui parler pourrait finalement la calmer assez pour qu'elle s'endorme.

Cassi s'était sentie gênée de marcher dans l'hôpital en habit de malade dans l'après-midi, mais maintenant elle se sentait carrément coupable. Les couloirs étaient déserts et il n'y avait aucun bruit dans l'escalier. Cassi courut jusqu'à la chambre de Robert en espérant que personne ne la verrait et la réexpédierait au seizième.

Elle plongea dans la pièce obscure. La seule lumière venait de la salle de bains dont la porte était à peine entrouverte. Cassi ne pouvait pas voir Robert mais elle entendait sa respiration régulière. Venant en silence près du lit, elle aperçut son visage : il dormait à poings fermés.

Elle était sur le point de partir quand elle repéra une fois de plus le listing. Elle le prit doucement sans faire de bruit; puis elle passa la main en aveugle sur la table de nuit pour prendre le crayon qu'elle avait vu l'après-midi. Ses doigts trouvèrent un verre d'eau, puis une montre et enfin le crayon.

Reculant dans la salle de bains, Cassi arracha une page blanche. En l'appuyant contre le bord du lavabo, elle écrivit :

« Peux pas dormir. Emprunté les MOS. Les statistiques m'endorment toujours. Amitiés. Cassi. »

En sortant de la pièce éclairée, Cassi trouva encore plus difficilement son chemin jusqu'à la table de nuit. Du bout des doigts, elle réussit à glisser son mot sous le verre d'eau et était sur le point de partir quand la porte s'ouvrit lentement.

Retenant un cri de frayeur, Cassi faillit bousculer une silhouette qui avançait dans la pièce.

« Seigneur, qu'est-ce que tu fais là? » murmura-t-elle.

Quelques papiers s'échappèrent de ses mains.

Thomas, sans lâcher la porte, fit signe à Cassi de ne pas faire de bruit. La lumière du couloir tomba sur le visage de Robert mais il ne bougea pas. Certain qu'il n'allait pas se réveiller, Thomas se pencha pour aider Cassi à ramasser ses papiers.

En se relevant, Cassi murmura à nouveau :

« Que diable fais-tu ici? »

En réponse, Thomas la dirigea en silence vers le couloir et referma la porte derrière eux.

« Pourquoi ne dors-tu pas? fit-il d'une voix dure. Tu es opérée ce matin! Je suis passé par ta chambre voir si tout allait bien et je suis tombé sur un lit vide. Ce n'était pas dur de deviner où tu pouvais être.

– Je suis flattée que tu sois venu me voir, murmura Cassi en souriant.

– Il n'y a pas de quoi rire, dit sévèrement Thomas. Tu devrais dormir. Que fais-tu ici à 2 heures du matin? »

Cassi leva les feuilles d'ordinateur.

« Je n'arrivais pas à dormir alors j'ai pensé que je pourrais travailler.

– C'est ridicule, lança Thomas en lui prenant le bras pour la ramener à l'escalier. Tu devrais dormir depuis des heures.

– Le somnifère n'a pas fait effet, expliqua Cassi en redescendant.

– Alors, tu aurais dû en réclamer un autre. Ma parole, Cassi! Tu devrais le savoir. »

Devant sa chambre, Cassi s'arrêta et leva les yeux vers Thomas.

« Je suis désolée. Tu as raison. Je n'ai pas réfléchi.

– Ce qui est fait est fait, dit Thomas. Va te coucher. Je vais te chercher un autre cachet. »

Pendant un instant, Cassi regarda Thomas marcher d'un pas décidé vers le poste des infirmières. Puis elle rentra dans sa chambre. Posant les données MOS sur sa table de nuit, elle jeta sa robe de chambre sur la chaise et envoya balader ses chaussons. Thomas aux commandes, elle se sentait plus en sécurité.

Quand il revint avec le cachet, il resta debout près du lit pour la regarder avaler. Puis, à moitié pour rire, il ouvrit la bouche de Cassi et fit semblant de chercher dedans pour voir s'il n'était plus là.

« C'est une atteinte à l'intimité, protesta Cassi en dégageant son visage.

– Il faut traiter les enfants comme des enfants », rétorqua-t-il en riant.

Il ramassa le listing, le porta jusqu'au bureau et le jeta dans le dernier tiroir.

« Fini pour ce soir. Tu vas dormir. »

Thomas tira la chaise vers le lit, éteignit la lampe de chevet et prit la main de Cassi.

Il lui dit qu'il voulait qu'elle se détende et qu'elle pense à leurs prochaines vacances. Il décrivit doucement les sables immaculés, l'eau cristalline et le chaud soleil tropical.

Cassi écouta, savourant les images. Bientôt, elle sentit la paix l'envahir. Quand Thomas était là, elle pouvait se détendre. Elle sentait que le somnifère commençait à agir et s'aperçut qu'elle s'endormait.

Robert était pris dans les limbes d'entre veille et sommeil. Il avait fait un cauchemar terrifiant : il était enfermé entre deux murs qui se rapprochaient inexorablement. L'endroit où il se tenait devenait de plus en plus petit. Il n'arrivait plus à respirer.

Il essaya de toutes ses forces de se réveiller. Les murs disparurent. Le rêve était terminé mais l'horrible sensation d'étouffement persistait. Comme si la pièce avait été vidée de son air.

Paniqué, il chercha à s'asseoir mais son corps ne lui obéissait pas. Agitant les bras de terreur, il chercha le bouton d'appel. Alors sa main toucha quelqu'un qui se tenait en silence dans le noir. De l'aide!

« Dieu soit loué! souffla-t-il en reconnaissant son visiteur. Quelque chose ne va pas. Aidez-moi. Je veux de l'air! Aidez-moi, j'étouffe! »

Le visiteur le repoussa si brutalement sur le lit que la seringue vide qu'il avait à la main faillit tomber par terre. Robert tendit encore le bras et attrapa la veste de l'homme. Ses jambes heurtèrent les montants, provoquant un vacarme métallique. Il essaya de crier mais il ne put proférer qu'un gargouillis incohérent. Espérant faire taire Robert avant que quelqu'un ne vienne voir ce qui se passait, l'homme se pencha pour lui fermer la bouche. Le genou du malade remonta et frappa l'homme au menton, refermant ses dents sur le bout de sa langue.

Avec une rage décuplée par la douleur, l'homme pesa de tout son poids sur la main appuyée sur la figure de Robert, enfonçant sa tête dans l'oreiller. Pendant quelques minutes encore, les jambes du pathologiste furent animées de mouvements désordonnés. Puis, il ne bougea plus. L'homme se redressa et retira lentement sa main comme s'il craignait que le jeune homme se débatte à nouveau. Mais Robert ne respirait plus, son visage était presque noir dans la faible lumière.

L'homme se sentait vidé de toute substance. Essayant de ne pas penser, il alla dans la salle de bains rincer le sang de sa bouche. Avant, chaque fois qu'il « expédiait » un malade, il savait que c'était la seule chose à faire. Il donnait la vie, il prenait la vie. Mais il ne donnait la mort que pour le bien de tous.

L'homme se souvint de la première fois où il avait été responsable de la mort d'un patient. Il n'avait pas douté une seconde. C'était il y a bien longtemps, au moment où il était encore en première année d'internat en chirurgie. Il y avait eu une crise dans le service de réanimation.

Tous les malades avaient eu des complications. Personne ne pouvait sortir du service et tout le programme de chirurgie cardiaque de l'hôpital s'était arrêté. Tous les jours pendant la visite, le chef de clinique, Barney Kaufman, passait de lit en lit pour voir si quelqu'un était mûr pour un transfert, mais ce n'était jamais le cas. Et, tous les jours, il s'arrêtait en dernier devant un patient que Barney avait surnommé Frank Légume. Une cascade d'embolies due à une valvule calcifiée s'était déclenchée pendant l'opération et Frank Légume, précédemment Frank Segelman, s'était retrouvé avec un cerveau mort. Il était dans le service depuis plus d'un mois. Le fait qu'il vive encore, c'est-à-dire que son cœur batte et que ses reins fabriquent de l'urine, ne tenait qu'au dévouement du personnel soignant.

Un après-midi, Kaufman avait regardé Frank.

« Monsieur Légume, nous vous aimons tous beaucoup, mais pourriez-vous envisager de quitter cet hôtel? Je sais que ce n'est pas la nourriture qui vous retient. »

Tout le monde ricana, sauf l'homme. Il avait continué à contempler le visage vide de Frank. Plus tard, cette nuit-là, il était revenu dans le service bourdonnant et s'était dirigé vers Frank Légume avec une seringue remplie de chlorure de potassium. En quelques secondes, le rythme cardiaque de Frank s'affola avec des ondes T anormales, avant de devenir plat. L'homme donna lui-même l'alarme mais c'est avec tiédeur que l'équipe tenta la réanimation.

Ensuite, toute le monde se montra satisfait, depuis les infirmières jusqu'au chirurgien de garde. L'homme dut presque se retenir pour ne pas revendiquer la responsabilité de cette action libératrice. Cela avait été si simple, propre, net et pratique.

L'homme devait admettre que tuer Robert Seibert, ce n'était pas la même chose. Là, il n'avait pas cette satisfaction du devoir accompli, accompagné de la conviction qu'il était l'un des rares à avoir le courage de le réaliser. Pourtant, Robert Seibert devait mourir. Il l'avait bien cherché à force de fouiller dans ses prétendues séries de MOS.

En revenant de la salle de bains, l'homme chercha rapidement dans la pièce les preuves rassemblées par Robert. N'en trouvant pas, il alla à la porte et l'entrouvrit.

Une infirmière de nuit descendait le couloir avec un petit plateau de métal. Pendant une seconde, l'homme pensa avec terreur qu'elle venait peut-être chez Robert. Mais elle entra dans une autre chambre, laissant la voie libre.

Le cœur battant, l'homme se glissa dans le couloir. Ce serait une catastrophe d'être vu à cet étage. Quand il était interne, il avait de bonnes raisons pour traîner dans les couloirs, les chambres des malades ou même en réanimation à toutes les heures du jour ou de la nuit. Maintenant, ce n'était plus pareil. Il devait faire plus attention.

Quand il fut en sécurité dans l'escalier, la panique le submergea. Il dévala trois étages sans s'arrêter pour respirer, continua sa descente effrénée jusqu'au onzième, alors il commença enfin à ralentir. Sur le palier du quatrième, il s'arrêta, colla son dos au mur de ciment, ahanant après l'effort. Il savait qu'il devait se reprendre.

Après une profonde inspiration l'homme ouvrit doucement la porte de l'escalier. En quelques secondes, il se sentit en sûreté, mais son esprit ne voulait pas s'apaiser. Il réfléchissait sans cesse aux MOS. Il se rendit compte que Robert devait avoir des documents dans son bureau, très probablement sur une disquette d'ordinateur. L'homme décida qu'il ferait mieux d'aller faire un tour en pathologie avant qu'on n'apprenne la mort de Robert. Ensuite, le seul problème serait Cassi. Il se demandait ce que Robert avait pu lui dire exactement.

XI

Cassi se réveilla en sursaut et ouvrit les yeux sur le visage souriant d'une laborantine qui appelait : « Docteur Cassidy » pour la troisième fois.

« Vous dormez vraiment bien », dit-elle en voyant enfin s'ouvrir les paupières de Cassi.

Cassi secoua la tête en se demandant pourquoi elle se sentait droguée. Puis elle se souvint du deuxième somnifère.

« Je dois vous prendre du sang, s'excusa la jeune femme. On m'a demandé une prise de sang à jeun.

– D'accord », fit tranquillement Cassi.

Elle lui abandonna son bras gauche en se souvenant que, les jours suivants, elle ne s'injecterait pas son insuline elle-même.

Quelques minutes plus tard, une infirmière entra et planta habilement une aiguille dans le bras gauche de Cassi avant de suspendre un flacon de D5W avec dix unités d'insuline normale. Puis elle tendit à Cassi ses médicaments préopératoires.

« Ça devrait vous soutenir, dit l'infirmière. Maintenant, essayez de vous détendre. On va venir vous chercher tout de suite. »

Le temps qu'on mette Cassi sur un chariot et qu'on l'emmène à l'ascenseur, elle se sentait bizarrement distante, comme si tout cela arrivait à quelqu'un d'autre. En arrivant vers le bloc opératoire, elle ne remarquait plus que vaguement la foule des chariots, des infirmières et des docteurs. Elle ne reconnut même pas Thomas avant qu'il ne se penche pour l'embrasser et elle lui dit alors qu'il avait l'air ridicule dans son attirail de chirurgien. En tout cas, elle pensait le lui avoir dit.

« Tout va bien se passer, dit Thomas en lui pressant la main. Je suis content que tu aies décidé de te faire opérer. C'est le mieux. »

Le Dr Obermeyer se matérialisa sur la gauche de Cassi. « Je tiens à ce que vous preniez bien soin de ma femme! » entendit-elle. Puis elle avait dû s'endormir. La chose dont elle se souvenait ensuite, c'est d'avoir été poussée dans le couloir jusqu'à la salle d'opération. Elle n'avait pas peur du tout.

« Je vais vous donner quelque chose pour dormir, dit l'anesthésiste.

– Je suis déjà endormie », murmura-t-elle en regardant monter les bulles dans le flacon suspendu au-dessus de sa tête.

Une minute plus tard, elle dormait profondément.

Au bloc, tout se passa très vite. A 8 h 5, on avait isolé les muscles de son œil avant de les ligaturer. Dès qu'on obtint une immobilisation parfaite, le Dr Obermeyer fit des incisions dans la sclérotique et introduisit ses instruments. A l'aide d'un microscope spécial, il regarda à travers la cornée et la pupille jusqu'à la vitrée tachée de sang. A 8 h 45, il commença à voir la rétine. A 9 h 15, il trouva la source de l'hémorragie à répétition. C'était une simple anse aberrante d'un vaisseau néoformé. Avec beaucoup de précautions, Obermeyer le coagula. Il se sentait très optimiste. Le problème était résolu, mais, en plus, il n'avait aucune raison de se reproduire. Cassi avait de la chance.

Thomas avait terminé son unique pontage de la journée. Il avait annulé les deux autres. Heureusement, le cas s'était assez bien passé mais il avait encore eu du mal à recoudre les anastomoses. Contrairement à la veille, il avait pu terminer mais dès que Larry Owen commença à refermer, Thomas alla mettre ses vêtements de ville. Normalement, il attendait que Larry raccompagne le malade en salle de réveil mais, ce matin-là, il était trop nerveux pour rester sans rien faire. Il retourna donc au bloc pour voir comment ça se passait.

« Très bien, cria Larry par-dessus son épaule. Nous en sommes à la peau. On a arrêté l'halothane.

– Bon, j'ai une urgence.

– Ici, nous dominons la situation. »

Thomas quitta l'hôpital, chose qu'il faisait rarement quand il travaillait, et monta dans sa Porsche. Quand il mit le contact, il s'enivra au bruit du puissant moteur. Après les énervements de l'hôpital, la voiture lui procurait une immense sensation de liberté. Sur la route, rien ne pouvait l'atteindre. Rien!

Thomas traversa Boston, gara sa voiture à un endroit interdit, juste devant une grande pharmacie, comptant bien que son macaron de médecin lui éviterait un PV. En entrant dans le magasin, il alla directement au comptoir des prescriptions.

Le pharmacien, dans sa traditionnelle tunique à col haut, sortit de derrière le comptoir.

« Je peux vous aider?

– Oui, dit Thomas. J'ai appelé pour certains médicaments.

– Bien sûr, ils sont là », dit le pharmacien en soulevant un petit carton.

« Voulez-vous une ordonnance? demanda Thomas.

– Non. Montrez-moi votre carte. Ça suffira. »

Thomas ouvrit son portefeuille et le tendit au pharmacien qui y jeta un coup d'œil rapide avant de demander :

« Ça sera tout? »

Thomas fit oui de la tête et rangea son portefeuille.

« Nous n'avons pas beaucoup de demande pour un dosage pareil, dit le pharmacien.

– Pas étonnant », dit Thomas en prenant le paquet.

Cassi se réveilla de son anesthésie, flottant entre rêve et réalité. Elle entendait des voix, mais très lointaines et elle n'arrivait pas à distinguer ce qu'elles disaient. Elle se rendit finalement compte qu'on l'appelait, qu'on lui disait de se réveiller.

Cassi essaya d'ouvrir les yeux mais découvrit qu'elle ne pouvait pas. Un sentiment de terreur l'envahit et elle voulut s'asseoir mais on l'arrêta tout de suite.

« Du calme, tout va bien », dit une voix près d'elle.

Mais ça n'allait pas du tout. Cassi ne voyait pas. Que s'était-il passé? Soudain, elle se souvint de l'anesthésie et de l'opération.

« Mon Dieu! Je suis aveugle! » hurla Cassi en essayant de toucher son visage.

Quelqu'un lui saisit les poignets.

« Du calme. Vous avez un bandeau sur les yeux.

– Pourquoi un bandeau? cria Cassi.

– Rien que pour maintenir vos yeux au repos, dit calmement la voix. Ce n'est que pour un jour ou deux. Votre opération s'est très bien passée. Votre médecin dit que vous avez de la chance. Il a coagulé le vaisseau rebelle mais il ne veut pas que ça se remette à saigner, alors il faut être sage. »

Cassi se sentit un peu rassurée mais le noir lui faisait peur.

« Laissez-moi voir, rien qu'une seconde, supplia-t-elle.

– Impossible. Ordre du docteur. Nous ne devons pas toucher à votre pansement. Mais je peux vous mettre une lampe juste devant. Je suis sûre que vous la verrez. D'accord?

– Oui », dit Cassi désireuse d'être rassurée.

Pourquoi ne l'avait-on pas prévenue avant l'opération? Elle se sentait abandonnée.

« Je suis là », fit la voix.

Cassi entendit un déclic et distingua immédiatement la lumière. Encore mieux, elle voyait aussi bien avec les deux yeux.

« Je la vois, s'écria-t-elle, excitée.

– Bien sûr que oui, dit la voix. Vous vous en tirez bien. Vous avez mal quelque part?

– Non », répondit Cassi.

La lumière s'éteignit.

« Alors reposez-vous. Nous sommes là si vous avez besoin de nous. Appuyez simplement sur le bouton. »

Une fois détendue, Cassi écouta les diverses infirmières s'agiter autour de leurs malades. Elle comprit qu'elle était en salle de réveil et se demanda si Thomas viendrait la voir.

Thomas boucla ses rendez-vous de bonne heure. A 2 h 10, il ne lui restait plus que celui de 2 h 30. En attendant, il chercha qui était de garde cette nuit dans le service thoracique. Quand il sut que c'était le Dr Burgess, Thomas l'appela.

Il expliqua qu'il comptait de toute façon coucher à l'hôpital pour être près de Cassi et proposa de prendre la garde. Burgess pourrait lui rendre la politesse quand ils partiraient en vacances.

Thomas raccrocha et, voyant qu'il avait encore un quart d'heure à tuer, décida d'aller voir Cassi. Elle venait d'être ramenée dans sa chambre et il ne savait pas si elle dormait ou non. Elle était calmement allongée, le visage couvert d'un énorme bandeau maintenu en place par de gros sparadraps. Un goutte-à-goutte s'écoulait lentement dans son bras gauche.

Thomas avança en silence jusqu'au bord du lit.

« Cassi, chuchota-t-il. Tu dors?

– Non, dit Cassi. C'est toi, Thomas? »

Il prit le bras de Cassi.

« Comment te sens-tu, chérie?

– Plutôt bien, à part ce bandeau. J'aurais préféré qu'Obermeyer m'en parle.

– J'ai discuté avec lui, dit Thomas. Il m'a appelé juste après l'opération. Il m'a dit que ça s'était mieux passé qu'il ne l'espérait. Apparemment, ça ne concernait qu'un vaisseau. Il s'en est occupé mais comme c'était un gros vaisseau, il a choisi le bandeau. Il ne pensait pas en avoir besoin.

– Ça ne facilite pas les choses, se plaignit Cassi.

– Je veux bien le croire », compatit Thomas.

Il resta encore dix minutes puis dit qu'il devait retourner à son cabinet. Il lui pressa la main en disant qu'elle devait dormir le plus possible.

A sa surprise, Cassi somnola réellement et ne se réveilla pas avant la fin de l'après-midi.

« Cassi? » disait quelqu'un.

Cassi sursauta, surprise par cette voix inattendue, toute proche.

« C'est moi, Joan. Je suis désolée si je t'ai réveillée.

– Ce n'est rien. Mais je ne t'avais pas entendue rentrer.

– Il paraît que ton opération s'est bien passée, annonça Joan en tirant une chaise.

– C'est ce qu'on ma dit; mais je me sentirai encore mieux quand on m'enlèvera ce bandeau.

– Cassi, commença Joan. J'ai une nouvelle. Je me suis demandé tout l'après-midi si je devais t'en faire part ou non.

– Qu'y a-t-il? » demanda Cassi inquiète.

Sa première pensée fut qu'un de ses patients s'était tué. Le suicide était un souci permanent à Clarkson II.

« C'est une mauvaise nouvelle.

– A ta voix, j'avais deviné.

– Tu crois que tu es de force? Ou dois-je attendre?

– Tu dois me le dire maintenant. Sinon, je vais seulement m'inquiéter.

– Eh bien, c'est à propos de Robert Seibert. »

Joan s'arrêta. Elle savait quel effet la nouvelle allait avoir sur son amie.

« Quoi à propos de Robert? demanda aussitôt Cassi. Bon sang! Joan, parle! »

Au fond d'elle-même, elle savait déjà ce que Joan allait dire.

« Robert est mort la nuit dernière », annonça Joan en prenant la main de Cassi.

Cassi resta sans bouger. Cinq, dix minutes passèrent, Joan ne savait plus. Le seul signe de vie chez Cassi était sa faible respiration et la force avec laquelle elle serrait la main de Joan. Comme si Cassi s'y accrochait pour survivre. Joan ne savait pas quoi faire.

« Cassi, ça va? » finit-elle par murmurer.

Pour Cassi, c'était comme un coup mortel. Bien sûr, tout le monde est inquiet en entrant à l'hôpital, mais pas plus sérieusement qu'on n'espère gagner le gros lot en achetant un billet de loterie. Il y a un risque, mais si infinitésimal que ça ne vaut pas la peine d'y penser.

« Cassi, ça va? » répéta Joan.

Cassi soupira.

« Raconte-moi ce qui s'est passé.

– On ne sait pas vraiment, fit Joan soulagée de l'entendre parler. Et je ne connais pas les détails. Apparemment, il est simplement mort dans son sommeil. Les infirmières m'ont dit que l'autopsie avait révélé un désordre cardiaque plus grave qu'on ne croyait. Je suppose qu'il a eu une crise cardiaque, mais je n'en suis pas sûre.

– Oh, mon Dieu! s'écria Cassi en ravalant ses larmes.

– Je suis navrée de t'apporter de si mauvaises nouvelles, s'excusa Joan. J'ai juste pensé qu'à ta place, j'aurais voulu savoir.

– C'était un type vraiment merveilleux, dit Cassi. Et un si bon ami. »

La nouvelle était tellement foudroyante que Cassi se sentit soudain au-delà de toute émotion.

« Je peux t'apporter quelque chose? demanda Joan avec sollicitude.

– Non merci. »

Il y eut un silence qui mit Joan très mal à l'aise.

« Tu es certaine que ça va? demanda-t-elle.

– Ça va, Joan.

– Tu veux parler de ce que tu ressens?

– Pas maintenant, fit Cassi. Pour l'instant, je ne ressens rien du tout. »

Joan comprit que Cassi s'était refermée sur elle-même. Elle n'était pas certaine d'avoir eu raison de parler, mais ce qui est fait est fait. Elle resta un moment à tenir la main de Cassi. Puis elle partit en se retournant à la porte pour lui souhaiter une bonne nuit.

En s'en allant, elle s'arrêta au poste des infirmières et parla à la surveillante. Elle dit qu'elle avait vu Cassi en tant qu'amie et non professionnellement mais elle se sentait le devoir de souligner le fait que Cassi était extrêmement déprimée par la mort d'un ami. Peut-être les infirmières pourraient-elles la surveiller de près.

Cassi resta longtemps sans bouger. Elle n'avait pas protesté quand Joan était partie, mais maintenant, elle se sentait terriblement seule. La mort de Robert avait libéré toutes ses vieilles peurs d'être abandonnée. Elle n'arrêtait pas de ressasser le cauchemar qu'elle faisait enfant : sa mère allait la rendre à l'hôpital contre une fillette en bonne santé.

Paniquée, Cassi chercha à tâtons le bouton. Elle voulait que quelqu'un vienne l'aider, tout de suite.

« Qu'y a-t-il, docteur Cassidy? demanda une infirmière en entrant dans la chambre, quelques minutes plus tard.

– Je me sens terrifiée, dit Cassi. Je ne supporte pas ce bandeau. Retirez-le.

– Étant médecin, vous savez bien que je ne peux pas faire ça, dit l'infirmière. C'est contraire aux ordres. Voilà ce que je vais faire. Je vais appeler votre docteur. Ça vous va?

– Faites ce que vous voudrez, mais je ne veux plus de bandeau. »

L'infirmière sortit et Cassi se retrouva encore seule dans le noir. Le temps se traînait. Quand elle tendait l'oreille, elle entendait le son rassurant de gens bougeant le long des couloirs.

L'infirmière revint enfin.

« J'ai parlé au Dr Obermeyer, annonça-t-elle gaiement. Il m'a dit de vous dire qu'il allait bientôt venir. Il m'a aussi dit que votre opération s'était superbement bien passée mais que vous devez absolument vous reposer. Il a recommandé un autre sédatif, alors, si vous voulez bien vous tourner...

– Je ne veux pas d'autre sédatif! Je veux retirer ce bandeau!

– Allons, allons », plaida l'infirmière.

Elle tira les couvertures.

Pendant une seconde, Cassi hésita entre l'obéissance et la méfiance. Puis elle se tourna à regret et subit la piqûre.

« Voilà, dit l'infirmière. Ça devrait vous calmer un peu.

– Qu'est-ce que c'était? demanda Cassi.

– Ça, il faudra poser la question à votre médecin. En attendant, allongez-vous et profitez de votre mauvaise santé. Que pensez-vous de la télévision en fond? Vous voulez que je l'allume? »

Elle joignit le geste à la parole sans attendre de réponse, puis sortit.

Cassi trouva rassurante la voix du présentateur. Le sédatif fit bientôt effet et Cassi s'endormit. Elle se réveilla un instant quand Obermeyer passa pour lui annoncer personnellement combien son opération avait été réussie. Il dit qu'il pensait que sa vision de l'œil gauche serait pratiquement normale quand on retirerait le bandeau, mais que les prochains jours étaient critiques et qu'elle devait essayer de rester patiente. Il lui dit aussi qu'il avait laissé une ordonnance pour des sédatifs et qu'elle devait demander des médicaments à chaque fois qu'elle se sentirait angoissée.

Rassérénée, Cassi replongea dans le sommeil. Quand elle se réveilla, quelques heures plus tard, elle entendit des murmures dans sa chambre. En écoutant, elle reconnut une des voix.

« Thomas? dit-elle.

– Je suis là, chérie. »

Il lui prit la main.

« J'ai peur, fit-elle en sentant avec étonnement des larmes couler sous le bandage.

– Cassi, pourquoi pleures-tu?

– Je ne sais pas », répondit-elle en se souvenant que c'était à cause de la mort de Robert.

Elle commença à le dire à Thomas mais elle pleurait si fort qu'elle ne pouvait pas parler.

« Il faut que tu te reprennes, c'est important pour ton œil.

– Je me sens si seule.

– Ridicule. Je suis là, avec toi. Tu es entourée d'une nuée d'infirmières attentives. Tu es dans le meilleur hôpital. Alors essaye seulement de te détendre.

– Je ne peux pas, protesta-t-elle.

– Je crois que tu as encore besoin de sédatif », diagnostiqua Thomas.

Elle l'entendit parler à une autre personne dans la pièce.

« Je ne veux pas d'autre piqûre, dit Cassi.

– Mais c'est moi le docteur et toi le patient », répliqua Thomas.

Ensuite, Cassi fut ravie qu'il ait insisté. Elle se mit à somnoler pendant qu'il lui parlait.

Il appela l'infirmière. Quand elle arriva, il quitta le bord du lit :

« Je veux que vous lui donniez deux somnifères cette nuit. Hier, après une dose, elle se promenait dans les couloirs et nous ne tenons vraiment pas à ce qu'elle se lève aujourd'hui. »

L'infirmière sortit et Thomas attendit un peu pour être sûr que Cassi dormait bien.

Au bout de quelques minutes, elle ouvrit la bouche et se mit à ronfler sur un ton grave peu habituel. Thomas alla à la porte, hésita puis revint vers le bureau et ouvrit le dernier tiroir. Comme il s'y attendait, les données MOS étaient toujours là. Dans ces circonstances, il ne tenait pas à ce que Cassi se précipite dessus dès qu'on aurait retiré son bandeau.

Il prit rapidement le listing et le glissa sous son bras. Sur un dernier regard à sa femme, Thomas sortit de la chambre et partit vers le poste des infirmières. Il demanda la surveillante Mlle Bright.

« Je crains que ma femme ne supporte pas très bien le stress », s'excusa-t-il.

Mlle Bright sourit au Dr Kingsley. Elle le connaissait très bien professionnellement. C'était surprenant de l'entendre admettre que quelqu'un pouvait avoir une faiblesse humaine. Pour la première fois, elle le plaignit. Il était clair qu'il ne supportait pas bien non plus la présence de sa femme à l'hôpital.

« Nous allons bien nous occuper d'elle.

– Je ne suis pas son médecin et ne veux pas me mêler de ça, mais, comme je le disais à l'infirmière, je crois que pour des raisons psychologiques, on devrait la laisser sous d'assez fortes doses de sédatif.

– J'y veillerai, répliqua Mlle Bright. Ne vous tracassez pas. »

Cassi n'arrivait pas à se souvenir d'avoir dîné bien que l'infirmière qui avait apporté les somnifères maintenait qu'elle l'avait fait.

« Je ne m'en souviens pas du tout, dit Cassi.

– Ce n'est pas un compliment pour la cuisine de l'hôpital, se moqua l'infirmière. Ni pour moi qui vous ai fait manger.

– Et mon diabète?

– Tout va bien. On vous a donné un peu plus d'insuline après le repas, mais autrement tout est là. » L'infirmière tapota le flacon avec un doigt replié pour que Cassi l'entende. « Et voilà vos somnifères. »

Cassi tendit sagement la main droite et sentit deux cachets tomber dans sa paume. Elle les mit dans sa bouche. Puis, tendant encore le bras, chercha le verre d'eau.

« Pensez-vous avoir besoin d'un sédatif?

– Je ne crois pas, dit Cassi. J'ai l'impression d'avoir dormi toute la journée.

– C'est très bien. Là, votre table de nuit est juste ici. »

L'infirmière reprit le verre puis guida la main de Cassi pour qu'elle puisse toucher le verre d'eau, la carafe, le téléphone et le bouton d'appel.

« Rien d'autre? demanda l'infirmière. Vous avez mal?

– Non, merci. »

Cassi était étonnée de ne pas souffrir plus de l'opération.

« Voulez-vous que j'éteigne la télévision?

– Non », dit Cassi.

Le bruit de fond lui plaisait.

« Bon, mais voici l'interrupteur. » L'infirmière guida la main de Cassi jusqu'au bouton, au bord du lit. « Dormez bien et, si vous avez besoin de quelque chose, appelez. »

Une fois l'infirmière partie, Cassi se lança dans une exploration en solitaire. En s'étirant, elle toucha la table. L'infirmière l'avait écartée du mur pour qu'elle soit un peu plus accessible. Elle tira assez difficilement le tiroir métallique et chercha sa montre. C'est Thomas qui la lui avait donnée et elle se demanda si elle n'aurait pas dû la mettre dans le coffre de l'hôpital. Elle ne la trouva pas tout de suite. Sa main rencontra ses propres ampoules d'insuline et une poignée de seringues. La montre était dessous. Elle était assez bien cachée.

Elle remit sa main sous les couvertures. Appréciant l'effet des cachets, elle comprit pourquoi on peut être tenté d'en abuser. La réalité reculait. Les problèmes étaient là, mais au loin. Elle pouvait penser à Robert sans ressentir la douleur de l'avoir perdu. Elle se souvint combien il dormait tranquillement la veille. Elle souhaita qu'il soit mort aussi paisiblement.

Cassi s'arracha soudain à l'abîme du sommeil. Elle venait de se rendre compte subitement qu'elle devait être une des dernières personnes à avoir vu Robert vivant. Elle se demanda à quelle heure il était mort. Si seulement elle avait été là! Peut-être aurait-elle pu faire quelque chose. Thomas aurait certainement pu le sauver.

Cassi se concentra sur le noir de ses paupières. Le souvenir de Thomas arrivant dans la chambre de Robert se déroulait lentement dans son esprit. Elle se souvenait de son étonnement à le voir. Thomas avait dit que, ne la trouvant pas dans sa chambre, il avait supposé qu'elle était allée voir Robert. Cela l'avait satisfaite sur le moment mais, maintenant, Cassi se demandait pourquoi Thomas venait la voir au milieu de la nuit.

Cassi essaya d'imaginer ce qu'on avait trouvé à l'autopsie de Robert, spécialement si on avait découvert une véritable cause au décès. Malgré son désir de chasser cette pensée de son esprit, elle se retrouva en train de se demander si Robert était cyanosé ou s'il avait eu des convulsions. Tout d'un coup, Cassi commença à redouter que Robert ne soit un « candidat » de plus pour sa propre théorie. Il pourrait être le vingtième. Et si la dernière personne à avoir vu Robert vivant était Thomas? Et si Thomas était retourné dans la chambre de Robert après l'avoir quittée? Et si le changement d'attitude brutal de Thomas n'était pas aussi innocent qu'il en avait l'air?

Cassi se mit à trembler. Elle savait qu'elle était en train de faire une crise de paranoïa et connaisssait la réalité des fantasmes qui se nourrissent d'eux-mêmes. Elle n'ignorait pas la tension qu'elle subissait, ni la quantité de drogues qu'elle avait avalée, notamment le somnifère qui sapait sa faculté de réflexion.

Pourtant, son cerveau revenait sans arrêt à ces pensées terrifiantes. Involontairement, elle se retrouva en train d'admettre que le premier MOS s'était produit en même temps que l'internat de Thomas... Cassi se demanda si certains décès coïncidaient avec des nuits de garde de son mari.

Tout à coup, elle prit conscience de sa totale vulnérabilité. Elle était seule dans une chambre, un goutte-à-goutte dans le bras, un bandeau sur les yeux et sous sédatif. Elle n'avait même pas le moyen de savoir si quelqu'un entrait dans la pièce, aucun moyen de défense.

Cassi voulut crier à l'aide, mais sa peur la paralysait. Elle se pelotonna. Des secondes passèrent, puis des minutes. Elle finit par repenser au bouton d'appel. Avec une folle lenteur, elle avança la main dans sa direction, s'attendant à moitié à ce que ses doigts rencontrent un ennemi inconnu. Quand elle toucha le cylindre de plastique, elle appuya, en maintenant le bouton sous son pouce.

Personne ne vint. Elle crut attendre une éternité. Elle relâcha le bouton puis le renfonça à plusieurs reprises en suppliant l'infirmière de faire vite. A chaque seconde, elle s'attendait à ce qu'il arrive quelque chose d'épouvantable.

« Qu'est-ce qu'il y a? demanda sèchement l'infirmière en retirant le bouton de la main de Cassi. Vous n'avez qu'à sonner une fois et nous venons le plus vite possible. N'oubliez pas qu'il y a beaucoup de patients à cet étage et que la plupart sont plus malades que vous.

– Je veux changer de chambre, dit Cassi. Je veux retourner dans une chambre à deux lits.

– Cassi! s'écria l'infirmière exaspérée. Il est tard.

– Je ne veux pas rester seule!

– D'accord, Cassi. Du calme. Dès que nous aurons fini de remplir les papiers des médicaments, je verrai ce que je peux faire.

– Je veux parler à mon médecin.

– Cassi, vous savez l'heure qu'il est?

– Ça m'est égal. Je veux lui parler.

– Bon, je vais l'appeler, si vous me promettez d'être sage. »

Cassi laissa l'infirmière lui allonger les jambes.

« Voilà, vous devez vous sentir mieux. Maintenant, détendez-vous et j'appelle Obermeyer. »

Quand l'infirmière sortit, la panique de Cassi avait

diminué. Elle se rendit compte qu'elle réagissait irrationnellement. Elle se conduisait plus mal que ses propres patients. Penser à Clarkson II lui rappela Joan. C'était la seule personne qui comprendrait et ne serait pas en colère d'être réveillée. A tâtons, Cassi trouva le téléphone et le posa sur son ventre. Le combiné coincé entre son épaule et l'oreiller, elle obtint le standard de l'hôpital. Quand Cassi eut expliqué qui elle était, l'opératrice appela le Dr Widiker.

Le téléphone sonna longtemps et Cassi commença à craindre que Joan ne soit sortie tard. Elle était sur le point de raccrocher quand Joan répondit.

« Ouf, Dieu merci, dit Cassi. Je suis si contente que tu sois chez toi.

– Cassi, qu'y a-t-il?

– Je suis terrorisée, Joan.

– Par quoi? »

Cassi prit un temps. Avec Joan au bout du fil, elle se rendait compte de la stupidité de ses peurs : Thomas était le chirurgien cardiaque le plus réputé de Boston.

« Ça a quelque chose à voir avec Robert? demanda Joan.

– En partie, admit Cassi.

– Cassi, écoute-moi. C'est normal que tu sois chamboulée. Ton meilleur ami vient de mourir et tu viens de te faire opérer. Tu as les yeux bandés. Ne laisse pas divaguer ton imagination. Demande un somnifère à l'infirmière.

– J'ai déjà pris plein de médicaments.

– Pas assez ou pas ce qu'il fallait. Ne joue pas les héroïnes. Veux-tu que j'appelle Obermeyer?

– Non.

– Qu'est-ce que je peux faire?

– Sais-tu si Robert était cyanosé quand on l'a trouvé ou s'il y a des preuves qu'il a eu des convulsions?

– Cassi, je n'en sais rien! Et ce n'est pas le genre de choses avec lesquelles il faut te torturer. Il est mort. Tu as déjà assez à faire avec ça.

– Je suppose que tu as raison, dit Cassi. Une seconde, Joan. Il y a quelqu'un.

– C'est Mlle Randall, annonça l'infirmière. Le Dr Obermeyer essaye de vous joindre. »

Cassi remercia Joan et raccrocha. Le récepteur était à peine posé que le téléphone sonna.

« Cassi, commença Obermeyer, les infirmières viennent de me prévenir que tu étais nerveuse. Je ne sais pas comment te convaincre que tout va pour le mieux. Ton opération s'est très bien passée. Je m'attendais à trouver la pathologie classique des diabétiques mais ce n'était pas le cas. Tu devrais te sentir soulagée.

– Je crois que c'est ce bandeau sur mes yeux, fit Cassi d'un ton d'excuse. Je me sens terriblement seule. J'aimerais être transférée dans une chambre avec un autre malade. Tout de suite.

– Je pense que c'est un peu trop en demander au personnel soignant, Cassi. Nous pourrons peut-être y penser demain. Pour l'instant, je tiens surtout à ce que tu te détendes. J'ai conseillé aux infirmières de te donner un autre sédatif.

– L'infirmière est là, dit Cassi.

– Bon. Fais cette piqûre et dors. Je crois que j'aurais dû m'y attendre. Les médecins et leurs femmes font toujours les pires patients. Et toi, Cassi, tu es les deux! »

Cassi se laissa faire une autre piqûre. Elle sentit Mlle Randall lui tapoter une dernière fois l'épaule. Elle resta seule à nouveau, mais cela n'avait pas d'importance. Le sommeil lui tomba dessus comme une avalanche silencieuse.

Cassi se réveilla d'un rêve violent, plein de bruits et de couleurs vives. Malgré la forte dose de sédatif, une vague douleur battant dans son œil gauche lui rappela tout de suite qu'elle était à l'hôpital.

Pendant un moment, elle resta parfaitement immobile, l'oreille aux aguets. Derrière les bandages, les couleurs folles continuaient à danser devant ses yeux, sans doute à cause de la pression du bandeau. Cassi n'entendait rien, sauf les sons étouffés et distants de l'hôpital endormi. Puis, elle crut sentir quelque chose. Elle attendit et le sentit encore. C'était le tube de son goutte-à-goutte. Son pouls s'accéléra. Était-ce son imagination?

« Qui est là? » demanda Cassi ayant soudain trouvé le courage de parler.

Pas de réponse.

Cassi leva la main droite et la balança sur la gauche du lit. Il n'y avait personne. Elle baissa la main pour toucher le sparadrap qui retenait la perfusion à son bras. Elle remonta rapidement le long du tube avec son doigt et tira doucement. La sensation était exactement celle qu'elle avait ressentie. Dans le noir, quelqu'un avait touché sa perfusion.

Essayant de dominer sa peur grandissante, Cassi chercha à tâtons le bouton sur la table de nuit. Il n'y était pas. Elle toucha la carafe, le téléphone, le verre d'eau, mais rien d'autre. Elle étendit ses recherches en allant plus vite car elle sentait croître son impression d'isolement et de vulnérabilité. Il n'y avait pas de bouton. Il avait disparu.

Cassandra se trouva figée par le pouvoir de son imagination. Il y avait quelqu'un dans la pièce. Elle sentait une présence. Alors, elle respira une odeur familière. L'eau de toilette Yves Saint-Laurent.

« Thomas! » lança Cassi en se redressant sur le coude droit. Elle appela encore : « Thomas! »

Pas de réponse.

Cassi se sentit inondée de sueur. En quelques secondes elle était complètement trempée. Son cœur, qui battait déjà vite, s'emballa. Cassi comprit tout de suite ce qui se passait. Cela lui était déjà arrivé, mais pas si terriblement vite. Elle avait une crise insulinique!

Elle saisit avec désespoir le bandeau en essayant de glisser ses doigts sous les bords collants. Sa main gauche, qu'elle n'avait pas encore bougée à cause de la perfusion, arrachant aussi les bandages.

Cassi essaya d'appeler, mais sa voix était sans force. Le lit se mit à tourner. Elle se jeta sur le côté, contre le montant. En se débattant comme une folle, elle cherchait le bouton. Elle ne réussit qu'à envoyer valser la table de nuit avec le téléphone, la carafe d'eau fraîche et le verre. Mais Cassi n'entendait pas. Son corps était déjà secoué par une forte crise d'épilepsie.

Carol Aronson, la surveillante de nuit du seizième, était dans la pharmacie en train de prélever un antibiotique quand elle entendit au loin un bruit de verre. Elle hésita une seconde, passa la tête dans la salle des dossiers et échangea un regard interrogateur avec Lenore, l'aide-soignante. Ensemble, les deux femmes sortirent de la salle des infirmières pour chercher la raison de ce fracas. Elles avaient toutes deux la désagréable impression que quelqu'un était tombé de son lit. Elles n'avaient fait que quelques pas dans le couloir lorsqu'elles entendirent le tintamarre venant de la chambre de Cassi.

Les deux femmes se précipitèrent dans la pièce. Cassi était en pleines convulsions, les bras emmêlés dans les barreaux qu'elle secouait d'avant en arrière.

Carol, qui savait que Cassi était diabétique, comprit tout de suite ce qui se passait.

« Lenore, appelle le médecin de garde et apporte-moi une ampoule de glucose à 50 p. 100, une seringue de 50 cc et un flacon neuf de D5W. »

L'aide-soignante sortit en courant.

Pendant ce temps, Carol réussit à dégager les bras de Cassi. Elle essaya ensuite de passer un abaisse-langue entre ses dents serrées, mais c'était impossible. Elle arrêta alors le goutte-à-goutte qui coulait rapidement et se contenta d'éviter que Cassi ne se cogne la tête contre le haut du lit.

Lenore revint, Carol prit le D5W et changea tout de suite le flacon. Elle mit l'ancien de côté, sachant que le docteur voudrait vérifier le niveau d'insuline. Puis elle ouvrit la perfusion à fond et fit passer le glucose à 50 p. 100 de l'ampoule dans la seringue vide. Quand elle eut terminé, elle se demanda si elle devait s'en servir. Techniquement, elle était censée attendre l'arrivée d'un médecin mais Carol avait passé assez de temps dans un service de médecine de crise pour savoir que, dans ces circonstances-là, on essayerait avant tout le glucose et que, de toute façon, ça ne pouvait pas faire de mal. Elle décida de l'administrer. La quantité de transpiration sur le corps de Cassi suggérait une très forte réaction.

Carol planta l'aiguille dans la perfusion et poussa le mandrin. Avant même qu'elle n'ait injecté les derniers centimètres cubes, le résultat fut spectaculaire. Cassi cessa ses convulsions et sembla reprendre conscience. Ses lèvres s'ouvrirent comme si elle essayait de dire quelque chose.

Mais l'amélioration ne dura pas. Cassi retomba dans l'inconscience et, même si elle n'avait plus de véritables convulsions, chaque muscle continuait à se contracter.

Quand l'équipe de garde arriva, Carol leur dit ce qu'elle avait fait. L'interne examina Cassi et commença à donner des ordres.

« Je veux une prise de sang pour les électrolytes, notamment calcium, gaz du sang et sucre, dit-il à l'interne en première année. Et je veux aussi un ECG, fit-il à l'externe. Et mademoiselle Aronson, que diriez-vous d'une autre ampoule de glucose? »

Pendant que l'équipe se mettait au travail, Lenore redressa la table de nuit et y posa le téléphone. Du pied, elle repoussa les éclats de verre de la carafe dans un coin. Le tiroir était sorti de la table et Lenore le remit en place. C'est alors qu'elle trouva plusieurs ampoules vides d'insuline. Étonnée, elle les tendit à Carol qui les fit à son tour passer à l'interne.

« Mon Dieu! s'exclama-t-il. Devait-elle se faire sa piqûre d'insuline les yeux bandés?

– Bien sûr que non, répliqua Carol. Il y avait de l'insuline dans sa perfusion, plus un apport selon son taux de sucre.

– Alors, pourquoi s'est-elle injecté de l'insuline? demanda l'interne.

– Je n'en sais rien, admit Carol. Peut-être qu'elle a été égarée par tous ces sédatifs et qu'elle s'est administré machinalement son médicament. Bon sang, je ne sais pas.

– Elle aurait pu le faire les yeux bandés?

– Bien sûr. Pensez qu'elle se fait deux piqûres par jour depuis vingt ans. Elle n'aurait pas pu mesurer la bonne dose, mais elle pouvait certainement se faire la piqûre. De plus, il y a une autre possibilité.

– Laquelle?

– Peut-être l'a-t-elle fait exprès. L'infirmière de jour a dit qu'elle était déprimée et son mari a précisé qu'elle se conduisait bizarrement. Je pense que vous savez qui est son mari. »

L'interne approuva. Il ne voulait pas croire au suicide car

il détestait les complications psychologiques, surtout à 3 heures du matin.

Carol, qui avait rempli une autre seringue de glucose tout en parlant, la lui tendit. L'interne l'injecta tout de suite. Comme la première fois, Cassi reprit conscience quelques instants puis repartit.

« Quel est son médecin? » demanda l'interne en prenant une troisième seringue de glucose.

« Le Dr Obermeyer, ophtalmologie.

– Que quelqu'un l'appelle, ordonna-t-il. C'est trop pour un simple interne. »

Le téléphone sonna longtemps avant que Thomas ne tende le bras pour décrocher dans un brouillard. Il avait pris deux Percodan avant de s'allonger et il avait du mal à reprendre ses esprits.

« Vous êtes bien difficile à réveiller, dit gaiement la standardiste de l'hôpital. Vous avez un appel du Dr Obermeyer. Il voulait vous avoir directement mais je lui ai dit que vous aviez laissé des ordres. Voulez-vous le numéro?

– Oui! » s'écria Thomas en cherchant un stylo sur le bureau.

La standardiste lui donna le numéro. Thomas commença à le composer puis s'arrêta. Regardant l'heure, cela l'inquiéta. C'était certainement à propos de Cassi. Il alla dans la salle de bains s'asperger la figure d'eau froide.

Il attendit que le brouillard créé par les drogues se dissipe un peu avant de téléphoner.

« Thomas, nous avons eu une complication, cette nuit, annonça Obermeyer.

– Une complication? répéta Thomas inquiet.

– Oui, expliqua Obermeyer. Quelque chose à quoi nous ne nous attendions pas. Cassi s'est donné une surdose d'insuline.

– Elle est hors de danger? demanda Thomas.

– Oui, apparemment. »

Thomas restait sans voix.

« Je sais que ça doit te faire un choc, disait Obermeyer. Mais ça va. Le Dr McInery, son médecin, est là et grâce à la rapidité d'action de l'infirmière, il dit que Cassi s'en tirera bien. Nous l'avons transportée en réa pour l'instant, par précaution.

– Dieu merci, dit Thomas dont la cervelle tourbillonnait. J'arrive. »

Dès qu'il eut atteint le service, Thomas se précipita au chevet de Cassi. Elle paraissait dormir tranquillement. Il remarqua que le bandeau de son œil droit avait disparu.

« Elle dort, mais on peut la réveiller », dit une voix à son côté.

Thomas se retourna pour tomber sur Obermeyer.

« Veux-tu lui parler? » demanda-t-il en se penchant pour secouer Cassi par l'épaule.

Thomas lui retint le bras.

« Non merci. Laisse-la dormir.

– Je savais qu'elle n'était pas elle-même ce soir, s'excusa Obermeyer. J'ai ordonné d'autres sédatifs. Je ne m'attendais vraiment pas à ce genre de chose.

– Elle était paniquée quand je l'ai vue, lui apprit Thomas. Un de ses amis est mort hier soir et ça l'a beaucoup troublée. Je ne tenais pas à le lui dire mais je sais qu'une interne en psychiatrie a eu la mauvaise idée de lui annoncer la nouvelle.

– Crois-tu à une tentative de suicide? demanda Obermeyer.

– Je n'en sais rien. Elle était peut-être dans le brouillard. Elle a l'habitude de s'administrer son insuline deux fois par jour.

– Que penses-tu d'un conseil psychiatrique?

– C'est toi le médecin traitant. Je ne suis pas très objectif. Mais si j'étais à ta place, j'attendrais, elle est en sécurité ici.

– J'ai retiré le bandeau de son œil droit, fit Obermeyer. Je crains que ces bandages n'aient joué un grand rôle dans son anxiété. Heureusement le gauche est toujours parfait. Comme elle vient d'avoir une crise d'épilepsie, ce qui est certainement la pire épreuve imaginable pour la coagulation de ce vaisseau, je ne crois pas que nous ayons à nous inquiéter d'autres hémorragies.

– Où en est son taux de sucre? demanda Thomas.

– Pratiquement normal maintenant; mais on va le suivre attentivement. On pense qu'elle s'est administré une énorme dose d'insuline.

– Ma foi, elle était parfois imprudente dans le passé, dit Thomas. Elle essaye toujours de minimiser sa maladie. Mais là, c'est plus que de l'imprudence. Enfin! il est toujours possible qu'elle ne se soit pas rendu compte de ce qu'elle faisait. »

Thomas remercia Obermeyer de son bon travail et sortit à pas lents de la salle de réanimation.

Au bureau, les infirmières levèrent les yeux quand il passa. Elles n'avaient jamais vu le Dr Kingsley l'air aussi déprimé et inquiet.

XII

Cassi reprit contact avec le monde vers 5 heures du matin. Elle voyait la grande pendule murale au-dessus du poste des infirmières et pensa qu'elle était en salle de réveil. Elle avait un épouvantable mal de tête, qu'elle attribua à son opération. D'ailleurs, quand elle chercha à regarder de côté, son œil gauche lui fit très mal. Elle toucha rapidement le bandage autour de l'endroit opéré.

« Eh bien, docteur Cassidy! » fit une voix à sa gauche. Elle tourna lentement la tête et aperçut le visage souriant d'une infirmière. « Bienvenue dans le monde des vivants. Vous nous avez fait une de ces peurs! »

Sidérée, Cassi lui rendit son sourire. Elle déchiffra le nom de l'infirmière : Mlle Stevens, réanimation médicale. Elle en fut encore plus troublée.

« Comment vous sentez-vous? demanda Mlle Stevens.

– J'ai faim, fit Cassi.

– Peut-être que votre taux de sucre est encore un peu bas. Il n'arrête pas de monter et descendre comme une balle. »

Cassi bougea légèrement et ressentit une brûlure désagréable entre les jambes. Elle comprit qu'elle avait une sonde.

« Il y a eu un ennui avec mon diabète pendant l'opération?

– Pas pendant, répondit Mlle Stevens en souriant. Le lendemain. Si j'ai bien compris, vous vous êtes fait une piqûre de trop.

– Vraiment? s'étonna Cassi. Quel jour sommes-nous?

– Vendredi, 5 heures du matin. »

Cassi se sentit très troublée : elle avait perdu une journée entière.

« Où suis-je? demanda-t-elle. Ce n'est pas la salle de réveil?

– Non, c'est le service de réanimation. Vous êtes ici à la suite de votre crise. Vous ne vous souvenez pas du tout d'hier?

– Je ne crois pas », fit évasivement Cassi.

Quelque part au fond de son esprit, commençait à remonter une impression de terreur.

« Vous avez été opérée hier matin, puis renvoyée dans votre chambre. Apparemment, tout allait bien. Vous ne vous souvenez pas?

– Non », dit Cassi sans conviction.

Des images commençaient à sortir du néant. Elle se souvenait de cette sensation horrible d'être enfermée dans son monde intérieur, totalement vulnérable. Vulnérable et terrifiée. Mais par quoi?

« Écoutez, dit Mlle Stevens. Je vais vous chercher du lait. Et puis, vous essayerez de vous rendormir. »

Quand Cassi regarda à nouveau la pendule, il était 7 heures passées. Thomas était debout près du lit, ses yeux étaient rouges et gonflés.

« Elle s'est réveillée il y a deux heures environ, disait Mlle Stevens debout de l'autre côté. Son taux de sucre est assez bas, mais il paraît stable.

– Je suis si heureux que tu ailles mieux, dit Thomas en voyant que Cassi s'était réveillée. Je suis passé au milieu de la nuit, mais tu n'étais pas encore bien lucide. Comment te sens-tu?

– Plutôt bien », répondit Cassi.

L'eau de toilette de Thomas avait un curieux effet; comme si le parfum d'Yves Saint-Laurent faisait partie de son horrible cauchemar. Cassi savait que, quand elle avait le malheur d'avoir une crise, elle faisait toujours des rêves fous. Mais, cette fois-ci, elle avait l'impression que le cauchemar n'était pas terminé.

Son cœur se mit à battre plus vite, ce qui amplifia son mal

de tête. Elle n'arrivait pas à faire la différence entre le rêve et la réalité. Elle fut soulagée quand Thomas partit quelques minutes plus tard en disant :

« J'ai une opération. Je reviendrai dès que j'aurai fini. »

A midi, Cassi avait déjà eu la visite du Dr Obermeyer et de son médecin et elle avait quitté la réa. On la ramena dans sa chambre au bout du couloir mais elle fit tant d'histoires pour ne pas rester seule qu'on finit par la mettre dans une chambre de quatre personnes, en face du poste des infirmières. Elle avait trois compagnes : deux avaient des fractures multiples et étaient en extension; l'autre, une vraie montagne, avait été opérée de la vésicule et n'allait pas très bien.

Cassi avait aussi insisté sur un autre point : elle ne voulait plus de perfusion. Le Dr McInery essaya de la raisonner en soulignant qu'elle venait d'avoir une crise grave. Il lui dit que si elle n'avait pas été perfusée et n'avait pas reçu le sucre à ce moment-là, elle aurait pu tomber dans un coma irréversible. Cassi avait écouté poliment mais était restée intransigeante. On avait retiré la perfusion.

Au milieu de l'après-midi, Cassi se sentit beaucoup mieux. Son mal de tête s'atténua et devint tolérable. Elle écoutait ses voisines de chambre raconter leurs épreuves quand Joan Widiker entra.

« Je viens d'apprendre ce qui s'est passé, dit-elle avec inquiétude. Comment vas-tu?

– Très bien, s'écria Cassi, ravie de voir Joan.

– Dieu merci! Cassi, on m'a dit que tu t'étais administré une surdose d'insuline.

– Si c'est le cas, je ne m'en souviens pas, fit Cassi.

– Tu es sûre? demanda Joan. Je sais que tu étais très troublée à propos de Robert... » Sa voix mourut.

« Quoi, Robert? » demanda Cassi, nerveuse.

Avant que Joan ne réponde, quelque chose se déclencha dans son cerveau. Comme si une pièce manquante se mettait en place. Cassi se souvint que Robert était mort la nuit suivant son opération.

« Tu ne te souviens pas? » demanda Joan.

Se tassant sur elle-même, Cassi se laissa aller dans son lit.

« Maintenant, je me souviens. Robert est mort. »

Cassi leva les yeux vers Joan, suppliant que ce ne soit pas vrai, que cela fasse partie du cauchemar provoqué par l'insuline.

« Robert est mort, approuva solennellement Joan. Cassi, as-tu cherché à supporter ta peine en niant les faits?

– Je ne crois pas, mais je ne suis pas sûre. »

C'était doublement cruel de devoir apprendre deux fois une telle nouvelle. L'avait-elle oblitérée ou la crise l'avait-elle effacée simplement de sa mémoire sélective?

« Dis-moi », fit Joan en tirant une chaise pour pouvoir parler tranquillement. Les autres femmes firent semblant de ne pas écouter. « Si ce n'est pas toi qui as injecté l'insuline, comment est-elle arrivée dans ton sang? »

Cassi secoua la tête.

« Je ne suis pas suicidaire, si c'est ce que tu sous-entends.

– Il est important que tu me dises la vérité, insista Joan.

– C'est ce que je fais, rétorqua Cassi. Je ne crois pas m'être injecté de l'insuline, même en dormant. Je pense qu'on l'a fait.

– Par accident? Une surdose accidentelle?

– Non, je pense que c'était volontaire. »

Joan regarda son amie avec un détachement clinique. Penser que dans l'hôpital quelqu'un cherchait à vous faire du mal était un fantasme dont Joan avait entendu parler. Mais elle ne s'attendait pas à ça chez Cassi.

« Tu es sûre? » demanda-t-elle finalement.

Cassi secoua la tête.

« Après ce que j'ai traversé, il est difficile d'être certaine de quoi que ce soit.

– Et d'après toi, qui a fait ça? » demanda Joan.

En cachant sa bouche derrière sa main, Cassi murmura :

« Je crois que ça pourrait être Thomas. »

Joan resta interdite. Elle n'adorait pas Thomas mais cette accusation sentait la pure paranoïa. Elle ne savait pas comment réagir. Il devenait évident que Cassi avait besoin d'une aide psychiatrique, pas seulement d'un conseil amical.

« Qu'est-ce qui te fait croire que c'est Thomas? interrogea Joan.

– Je me suis réveillée au milieu de la nuit et j'ai senti son eau de toilette. »

Si Joan avait le moins du monde soupçonné son amie de schizophrénie, elle n'aurait pas relevé. Elle savait que Cassi était quelqu'un de rigoureusement normal mais dans un état de tension extrême. Joan pensa qu'il valait mieux empêcher Cassi de continuer dans cette voie dangereuse.

« Cassi, j'estime que sentir l'eau de toilette de Thomas au milieu de la nuit n'est pas une preuve sérieuse. »

Cassi essaya de l'interrompre mais Joan lui dit de la laisser terminer.

« Je crois que cette fois, tu prends le rêve pour la réalité.

– Joan, j'y ai déjà pensé.

– De plus, continua Joan sans tenir compte de Cassi, les crises diabétiques entraînent des cauchemars. Je suis sûre que tu le sais mieux que moi. Je pense que tu as vécu un délire aigu. Après tout, tu étais très tendue... ton opération et la mort malheureuse de Robert! Je crois que dans cet état, il est absolument possible que tu te sois fait ta piqûre et qu'ensuite tu aies eu des cauchemars qui te semblent réels maintenant. »

Cassi écoutait avec plaisir. Il lui était déjà arrivé d'avoir du mal à distinguer de la réalité les rêves provoqués par l'insuline.

« Mais j'ai tout de même beaucoup de mal à croire que j'ai pu m'injecter une surdose, dit-elle.

– Ça n'en était peut-être pas une. Tu as pu te donner ta dose habituelle. Tu as pu penser que c'était l'heure de ta piqûre du soir. »

C'était une explication tentante. Certainement plus facile à accepter que le fait que Thomas voulait sa mort.

« Mon seul souci, poursuivait Joan, est de savoir si tu es encore déprimée maintenant.

– Un peu, je crois, surtout à cause de la mort de Robert. Je suppose que je devrais être contente des résultats de l'opération, mais dans ces circonstances, c'est difficile. Je peux te rassurer, je ne me sens pas suicidaire. De toute façon, on m'a retiré toute mon insuline.

– Ce n'est pas plus mal », fit Joan en se levant. Elle était convaincue que Cassi disait vrai. « Malheureusement, j'ai deux consultations à expédier. Il faut que j'y aille. Soigne-toi et appelle au besoin. Promis?

– C'est promis », dit Cassi.

Elle sourit à Joan. C'était une excellente amie et un bon docteur. Elle lui faisait confiance.

« Cette dame est psychiatre? demanda l'une des voisines de Cassi après le départ de Joan.

– Oui, répondit Cassi. Elle est interne comme moi, mais plus avancée. Elle aura fini au printemps.

– Pense-t-elle que vous êtes folle? » demanda la femme.

Cassi réfléchit à la question qui n'était pas aussi stupide qu'elle en avait l'air. D'une certaine façon, Joan la croyait temporairement folle.

« Elle pense que je suis un peu perturbée », dit Cassi. Les euphémismes rendent les choses plus faciles. « Elle pense que j'ai peut-être essayé de me faire du mal en dormant. Si je me mets à faire quelque chose de bizarre, vous appellerez les infirmières, hein?

– Ne vous inquiétez pas. Je crierai à m'en faire éclater les poumons. »

Les autres voisines de Cassi, qui écoutaient, approuvèrent avec enthousiasme.

Cassi espérait ne pas les avoir trop inquiétées, mais d'une certaine manière, elle était plus tranquille d'être ainsi surveillée. Si elle s'était vraiment fait une piqûre d'insuline sans le savoir, leur vigilance inquiète ne lui ferait pas de mal.

Elle ferma les yeux et se demanda quand on enterrerait Robert. Elle espérait sortir à temps. Puis elle pensa à l'étude sur les MOS et à ce qui allait se passer à ce sujet. Se souvenant du listing qu'elle avait pris dans sa chambre, elle décida de voir si quelqu'un pouvait mettre la main dessus.

Elle appela l'infirmière qui promit de passer dans son ancienne chambre. Une demi-heure plus tard, l'infirmière revint en disant que les deux aides-soignantes qui avaient aidé au déménagement de Cassi n'avaient pas vu de papiers.

Elle ajouta qu'elle avait elle-même ouvert tous les tiroirs sans rien trouver.

Peut-être que les données sur les MOS étaient aussi une hallucination, se dit Cassi. Elle croyait se souvenir d'être allée dans la chambre de Robert, d'avoir pris les textes avant de tomber sur Thomas. Mais ce n'était peut-être qu'un rêve. Cassi se demanda comment elle pourrait vérifier. Le plus simple serait de poser la question à Thomas mais elle n'en avait pas envie.

En regardant autour d'elle, Cassi fut contente de voir ses voisines se préparer pour le dîner. Leur simple présence la rassurait.

Thomas s'arrêta juste avant le pont du canal, à l'entrée du marais. Il coupa le moteur et vérifia avant d'ouvrir la portière qu'il n'y avait pas de voiture. Sortant de la voiture, il alla sur le pont de bois voûté, ses chaussures sonnaient creux sur les vieilles planches. La marée descendait et le courant, qui était fort sous le petit pont, tourbillonnait follement autour des piles.

Thomas avait besoin d'un bol d'air. Les deux Talwin qu'il avait pris avant de quitter son bureau avaient eu fort peu d'effet sur son humeur. Il ne s'était jamais senti aussi inquiet. La conférence du vendredi après-midi avait été un vrai désastre. Et par-dessus tout ça, le problème grandissant de Cassi.

Thomas passa presque une demi-heure sur le pont désert, laissant la brise humide le refroidir jusqu'aux os. Cet inconfort était thérapeutique, il lui permettait de réfléchir. Il devait faire quelque chose. Ballantine et sa suite cherchaient à détruire tout ce que Thomas avait soigneusement érigé. Dans sa main, il serrait une ampoule de médicament qu'il voulait jeter à l'eau. Mais il n'en fit rien et la remit dans son manteau.

Peu à peu, Thomas se sentit mieux. Il avait une idée et, au fur et à mesure qu'elle prenait forme, il se mit à sourire. Puis il rit, se demandant pourquoi il n'y avait pas pensé plus tôt. Dans un nouvel élan d'énergie, il retourna à la voiture et réchauffa ses doigts au-dessus du dégivreur.

Après s'être garé, il traversa la cour au pas de course. Il mit le médicament dans sa veste en retirant son manteau et, se sentant enfin mieux, il entra saluer sa mère.

« Je suis vraiment contente que tu sois à l'heure, dit-elle. Harriet allait apporter le dîner. »

Elle lui prit le bras et le conduisit dans la salle à manger. Il savait qu'elle était de bonne humeur parce qu'elle l'avait tout à elle, mais elle réussit quand même à demander poliment des nouvelles de Cassi avant de se servir une assiette de pot-au-feu.

Quand Harriet fut retournée dans la cuisine, elle interrogea Thomas sur sa journée.

« Les choses vont mieux à l'hôpital?

– Pas vraiment, répliqua Thomas, peu désireux de discuter de la dégradation de la situation.

– Tu as parlé à George Sherman? demanda Patricia avec une moue.

– Mère, je ne tiens pas à parler des affaires de l'hôpital. »

Ils mangèrent quelques minutes en silence, mais Patricia n'arrivait pas à se contenir et parla encore :

« Tu sauras quoi faire de lui quand tu seras patron. »

Thomas posa sa fourchette.

« Mère, on ne peut pas parler d'autre chose?

– C'est difficile d'éviter le sujet alors que je vois combien ça te ronge. »

Thomas essaya de se calmer en respirant plusieurs fois à fond. Patricia le voyait trembler.

« Regarde-toi, Thomas. Tu ressembles à un écrou trop serré. »

Patricia tendit la main pour caresser le bras de son fils mais Thomas échappa à son contact en reculant sa chaise pour se lever.

« Ça me rend fou, admit-il.

– Quand penses-tu devenir patron? demanda Patricia en regardant son fils se mettre à marcher de long en large comme un lion en cage.

– Seigneur, j'aimerais bien le savoir, dit Thomas les dents serrées. Mais il ne faut plus que ça tarde. Le service tourne à la pagaille. Tout le monde semble n'avoir rien de plus pressé à faire que de démolir le programme cardio-vasculaire que j'ai créé. Si le Boston Memorial est célèbre, c'est grâce à mon équipe. Et, au lieu de me laisser l'agrandir, on n'arrête pas de ronger mon temps opératoire. Aujourd'hui, je viens encore d'apprendre qu'on le réduisait. Et tu sais pourquoi? Parce que Ballantine s'est arrangé pour que le secteur d'enseignement ait le droit de puiser librement dans une grande institution de malades mentaux à l'autre bout de l'État. Sherman y est allé et il a décidé que cet endroit était une vraie mine d'or pour la chirurgie cardiaque. Ce qu'il n'a pas précisé, c'est que l'âge mental moyen des patients ne dépasse pas deux ans. Certains sont même des monstres difformes. Ça me révolte!

– Eh bien, finalement, tout le mérite t'en reviendra? demanda Patricia en essayant de voir le côté positif des choses.

– Mère, ce sont des enfants mentalement déficients et on pense même recruter un chirurgien de cardiologie pour enfants à plein-temps.

– Mais alors? Ça ne te concerne pas.

– Mais si! cria Thomas. Ça me forcera à diminuer encore plus mon temps d'intervention. » Thomas sentait monter sa colère. « Mes patients auront le choix entre attendre dangereusement longtemps ou aller se faire soigner ailleurs.

– Mais tes malades passeront certainement les premiers, mon chéri.

– Mère, tu ne comprends pas, dit Thomas en faisant un effort pour parler lentement. L'hôpital se moque complètement que je sois le seul à prendre des patients qui, non seulement ont une bonne chance de s'en tirer, mais, en plus, en valent la peine. Pour parfaire la réputation du CHU, Ballantine irait jusqu'à sacrifier au profit d'un ramassis de tarés un temps opératoire extrêmement précieux. A moins de devenir patron, je ne pourrai pas les arrêter.

– Ma foi, Thomas, si on ne te donne pas le poste, tu n'auras qu'à aller dans un autre hôpital. Pourquoi ne viens-tu pas t'asseoir pour terminer ton dîner?

– Je ne peux pas aller dans un autre hôpital, hurla Thomas.

– Thomas, calme-toi.

– Pour la chirurgie cardiaque, il faut une équipe. Tu ne peux pas comprendre ça? »

Thomas jeta sa serviette dans son assiette à moitié pleine.

« Tu m'as énervé! cria-t-il hors de lui. Je rentre à la maison, espérant trouver la paix, et tu réussis à m'énerver! »

Il sortit en trombe de la pièce, laissant sa mère en train de se demander ce qu'elle avait bien pu faire de mal.

En passant dans le couloir du premier, Thomas entendit les vagues se briser sur la plage lointaine. Elles devaient bien faire près de deux mètres. Il adorait ce bruit. Cela lui rappelait son enfance.

Allumant brutalement la lumière dans le boudoir, il regarda autour de lui. Les meubles blancs semblaient froids et durs. Il détestait la façon dont Cassi avait tenu à redécorer la pièce. Elle avait quelque chose d'agressif, malgré les rideaux de dentelle et les coussins fleuris.

Il ne resta pas longtemps et retourna à son bureau. Les mains tremblantes, il chercha son Percodan. Il pensa un moment retourner en ville chez Doris. Mais bientôt le Percodan l'apaisa. Au lieu de sortir dans la nuit glaciale, il se versa un scotch.

XIII

Cassi avait espéré s'habituer à la lampe d'ophtalmologie, mais elle était aussi mal à l'aise chaque fois qu'Obermeyer l'examinait. Cinq jours s'étaient écoulés depuis son opération et, mis à part la crise, sa convalescence s'était bien passée, sans aucun incident. Le Dr Obermeyer était venu tous les jours pour regarder son œil, disant chaque fois que ça s'annonçait bien. Aujourd'hui, jour de sa sortie, on avait escorté Cassi jusqu'au cabinet du médecin pour ce qu'il appelait un dernier « bon » coup d'œil.

Elle fut soulagée quand il déplaça enfin sa lampe.

« Eh bien! Cassi, ce gêneur de vaisseau est en bon état, il ne saigne plus. Mais je n'ai pas besoin de te le dire. Ta vue s'est considérablement améliorée pour cet œil. Je veux te suivre avec des fonds d'œil en fluoroscopie et peut-être qu'à un moment il faudra même utiliser le rayon laser, mais tu es complètement sortie d'affaire. »

Cassi ne savait pas très bien ce qu'impliquaient les traitements laser, mais cela ne diminua pas son enthousiasme à l'idée de quitter l'hôpital. Convaincue que sa peur de Thomas n'était qu'imaginaire et qu'elle était en grande partie responsable de leurs problèmes, elle était impatiente de rentrer pour essayer de remettre leur vie de couple sur ses rails.

Cassi était parfaitement capable de marcher mais la dame en blouse verte qui était venue pour la raccompagner à sa chambre dans le bâtiment Scherington insista pour qu'elle prenne le fauteuil roulant. Cassi se sentait ridicule. La volontaire avait bien soixante ans et soufflait désagréablement en marchant, mais elle ne voulait rien savoir et Cassi dut se laisser pousser jusqu'à sa chambre.

Une fois sa valise faite, Cassi s'assit au pied de son lit et attendit son autorisation de sortie. Thomas avait annulé ses rendez-vous et allait la ramener vers 1 h 30 ou 2 heures. Depuis qu'elle était à l'hôpital, ses tendres attentions n'avaient pas faibli. Dieu sait comment il avait réussi à passer quatre ou cinq fois par jour et même à dîner dans la chambre, avec les voisines de Cassi, qu'il avait conquises. Il avait aussi mis leurs vacances sur pied et maintenant, avec la bénédiction d'Obermeyer, ils devaient partir dans dix jours.

Rien que l'idée des vacances suffisait à rendre Cassi très heureuse. Sauf pendant leur lune de miel en Europe, pendant laquelle Thomas avait pris le temps d'opérer et de faire des conférences en Allemagne, ils n'étaient jamais partis ensemble plus de quelques jours. Cassi attendait ce voyage comme un enfant de cinq ans attend Noël.

Même Ballantine était venu la voir à l'hôpital. Sa surdose d'insuline paraissait l'avoir désarçonné et Cassi se demandait s'il se sentait responsable à la suite de leurs entretiens. Quand elle essaya d'aborder le sujet, il esquiva, évasif.

Mais ce qui avait vraiment rendu le reste de son hospitalisation très agréable, c'était Thomas. Il était si détendu pendant ces cinq jours! Cassi avait même pu lui parler de Robert. Elle avait demandé à son mari si elle l'avait vraiment rencontré dans la chambre de Robert le soir de sa mort ou bien si elle l'avait rêvé. Thomas avait ri en disant qu'il l'avait bien trouvée là-bas, la veille de son opération. Elle était sous sédatif et ne semblait pas savoir ce qu'elle faisait.

Cassi fut ravie d'apprendre qu'elle n'avait pas inventé tous les événements de cette nuit-là. Elle s'interrogeait encore à propos de certains vagues souvenirs mais elle était toute prête à les attribuer à son imagination. Surtout après que Joan lui eut fait comprendre le pouvoir de son subconscient.

« Alors, fit Mlle Stevens en entrant dans la pièce d'un air affairé pour voir si Cassi était prête, voilà vos médicaments.

Ces gouttes pour le jour et cette pommade avant de vous coucher. J'ai aussi ajouté quelques bandeaux. Des questions?

– Non », dit Cassi en se levant.

Comme il était à peine plus de 11 heures, Cassi porta sa valise dans l'entrée et la laissa au bureau d'information. Sachant que Thomas en avait encore pour deux bonnes heures, Cassi reprit l'ascenseur pour se rendre au service de pathologie. L'un des vagues souvenirs dont elle ne tenait pas à parler avec Thomas touchait aux données MOS. Elle se souvenait de quelque chose à ce sujet, mais ce n'était pas clair et ce qu'elle souhaitait le moins, c'était que Thomas se doute qu'elle s'intéressait encore à cette étude.

En arrivant au huitième, Cassi alla directement dans le bureau de Robert. Mais ce n'était plus celui de Robert. Le panneau en inox sur la porte avait un nouveau nom : Dr Percey Frazer. Cassi frappa. Elle entendit quelqu'un crier : « Entrez. »

La pièce ne ressemblait pas du tout à ce qu'elle était du temps de Robert. Il y avait des piles de livres, de journaux médicaux et de clichés partout. Le sol était jonché de papiers jetés en boule. Le Dr Frazer allait avec la pièce. Il avait les cheveux frisés, en bataille, qui formaient avec sa barbe une masse hirsute.

« Je peux vous aider? » demanda-t-il en remarquant l'étonnement de Cassi devant ce fouillis. Sa voix n'était ni amicale ni hostile.

« J'étais une amie de Robert Seibert, annonça Cassi.

– Ah oui, fit Frazer en se renversant sur sa chaise tout en passant les mains derrière sa tête. Quelle tragédie!

– Savez-vous par hasard où sont ses papiers? demanda-t-elle. Nous travaillions ensemble sur un projet. J'espérais retrouver cette étude.

– Pas la moindre idée. Quand on m'a donné ce bureau, il avait été complètement vidé. Je vous conseille de voir le chef du service, le Dr...

– Je connais le patron, interrompit Cassi. J'étais interne ici.

– Désolé de ne pas pouvoir vous aider », dit le Dr Frazer en remettant sa chaise d'aplomb et en reprenant son travail.

Cassi se retourna pour partir puis repensa à quelque chose.

« Connaissez-vous le résultat de l'autopsie de Robert?

– J'ai entendu dire qu'il avait une grave déficience cardiaque.

– Et la cause du décès?

– Ça, je n'en sais rien. On attend pour le cerveau. Peut-être qu'ils n'ont pas fini.

– Savez-vous s'il était cyanosé?

– Je crois. Mais je ne pose pas de questions. Je suis nouveau ici. Pourquoi ne parlez-vous pas au patron?

– Vous avez raison. Pardon de vous avoir fait perdre votre temps. »

Le Dr Frazer fit un petit signe quand Cassi sortit du bureau en refermant soigneusement la porte derrière elle. Elle partit à la recherche du patron mais il était en réunion, en ville. Le cœur gros, Cassi décida de s'installer dans la salle d'attente de Thomas jusqu'à ce qu'il soit prêt à partir.

Voir l'ancien bureau de Robert déjà occupé l'avait vraiment confrontée à la réalité de sa disparition. Comme elle n'avait pas pu aller à l'enterrement, elle oubliait parfois que son ami était mort.

Quand elle arriva au bureau de Thomas, elle trouva porte close. En regardant sa montre, elle comprit pourquoi. Il était midi passé et Doris était partie déjeuner. Cassi se fit ouvrir la porte de la salle d'attente et s'installa sur le divan rose.

Elle essaya de feuilleter de vieux numéros du *New Yorker* mais elle n'arrivait pas à lire. Regardant autour d'elle, elle s'aperçut que la porte du bureau de Thomas était entrouverte. La seule chose que Cassi avait choisi délibérément d'oublier pendant la dernière semaine, c'était que Thomas prenait des drogues. Son changement d'attitude l'encourageait à croire qu'il avait cessé. Mais, au bout d'un certain temps, la curiosité pris le dessus. Elle se leva, traversa le bureau de Doris et entra dans celui de Thomas.

Elle n'y était allée que rarement. Elle jeta un coup d'œil sur les photos de Thomas et d'autres chirurgiens célèbres qui étaient disposées sur les étagères. Elle ne put s'empêcher de remarquer qu'il n'y en avait aucune d'elle. Par contre,

Patricia était là, aux côtés de son mari et de Thomas lui-même, souvenir du lycée.

Nerveusement, elle s'assit derrière le bureau.

Presque automatiquement, sa main ouvrit le deuxième tiroir à droite, celui où elle avait trouvé les médicaments à la maison. En le tirant, elle eut le sentiment de trahir. Thomas avait été si merveilleux toute la semaine précédente! Pourtant, tout était là : une pharmacie miniature avec Percodan, Demerol, Valium, morphine, Talwin et Dexedrine. Juste derrière les flacons, il y avait une pile de bons de commande destinés à une entreprise pharmaceutique d'un autre État, la Generic Drugs. Cassi les regarda de près. Ils étaient établis au nom d'un certain Dr Allan Baxter, le nom qu'elle avait trouvé sur les flacons à la maison.

Soudain elle entendit se refermer la porte de la salle d'attente. Résistant à la tentation de refermer le tiroir à toute volée, elle le fit glisser doucement. Puis, après une profonde inspiration, sortit du bureau de Thomas.

« Seigneur! s'exclama Doris en sursautant. Je ne pensais pas que vous étiez là.

– On m'a laissée sortir plus tôt, fit Cassi en souriant. Pour bonne conduite. »

Une fois remise de son étonnement, Doris se sentit obligée de faire savoir à Cassi qu'elle avait passé tout l'après-midi de la veille à annuler les rendez-vous d'aujourd'hui pour que Thomas puisse raccompagner sa femme. En même temps, elle jeta un coup d'œil dans le bureau et referma la porte.

« Vous connaissez le Dr Allan Baxter? » demanda Cassi sans entrer dans le jeu de Doris qui voulait lui faire comprendre que sa présence était indésirable.

« Le Dr Baxter était cardiologue, il occupait la pièce d'à côté, celle que nous avons récupérée pour ajouter les autres salles d'examen.

– Quand est-il parti? s'informa Cassi.

– Il n'est pas parti. Il est mort », dit Doris en s'asseyant à sa machine et en se penchant sur les documents posés sur le bureau. Sans regarder Cassi, elle ajouta : « Si vous voulez vous asseoir, je suis sûre que Thomas ne va pas tarder. »

Elle glissa une feuille de papier dans sa machine et se mit à taper.

« Je préfère attendre dans le bureau. »

Quand Cassi passa derrière la table, Doris lui jeta un regard noir.

« Thomas n'aime pas qu'il y ait quelqu'un dans son bureau quand il est absent, protesta-t-elle, autoritaire.

– Ça se comprend, répliqua Cassi. Mais je ne suis pas quelqu'un. Je suis sa femme. »

Cassi repassa la porte et la ferma, s'attendant à moitié à ce que Doris la suive. Mais la porte ne se rouvrit pas et elle entendit même le cliquetis de la machine à écrire.

Retournant au bureau de Thomas, elle se saisit rapidement d'une ordonnance, en remarquant que non seulement le nom était imprimé mais aussi le numéro d'ordre. En utilisant la ligne directe, Cassi appela le bureau de contrôle des narcotiques. Une standardiste répondit. Cassi se présenta et dit qu'elle avait une question à poser sur un médecin précis.

« Je crois que vous feriez mieux d'en parler avec un inspecteur », dit la standardiste.

Elle mit Cassi en attente. Sa main tremblait. Un inspecteur arriva enfin au bout du fil. Cassi lui donna ses références en précisant qu'elle était au Boston Memorial. L'inspecteur fut très cordial et demanda en quoi il pouvait l'aider.

« Je voudrais simplement une information, dit Cassi. Je me demandais si vous gardez une trace des ordonnances habituelles de chaque médecin.

– Oui, répondit l'inspecteur. Nous conservons les données sur ordinateur grâce au système d'information des drogues et narcotiques. Mais si vous voulez un renseignement sur un médecin donné, je crains de ne pas pouvoir vous aider. C'est confidentiel.

– Vous êtes les seuls à y avoir accès, c'est bien ça?

– Exactement, docteur. Évidemment, nous ne surveillons pas les habitudes des individus, sauf si le conseil de l'ordre soupçonne une irrégularité ou, bien entendu, si les ordonnances d'un médecin changent nettement en un court laps de temps. Dans ce cas, l'ordinateur recrache immédiatement son nom.

– Je vois, dit Cassi, si je comprends bien, je n'ai aucun moyen de m'informer sur un docteur en particulier.

– J'ai bien peur que non. Si vous avez une question à propos de quelqu'un, je vous suggère d'en parler au conseil de l'ordre. Je suis sûr que vous comprendrez pourquoi ces informations sont confidentielles.

– En effet, dit Cassi. Merci mille fois. »

Elle était sur le point de raccrocher quand l'inspecteur ajouta :

« Je peux vous dire si un médecin est bien enregistré et s'il exerce, mais pas le volume de ses prescriptions. Ça peut vous aider?

– Certainement! » s'exclama Cassi.

Elle donna le nom du Dr Allan Baxter et son numéro.

« Attendez, fit l'inspecteur, je donne ça à l'ordinateur. »

Pendant que Cassi attendait, elle entendit la porte d'entrée se refermer. Puis ce fut la voix de Thomas. Avec une montée de peur, elle fourra l'ordonnance dans sa poche. A l'instant où Thomas passait la porte, l'inspecteur reprit la communication. Cassi sourit, mal à l'aise.

« Le Dr Baxter est en exercice et son numéro est à jour. »

Cassi ne dit rien, elle se contenta de raccrocher.

Thomas parlait beaucoup et débordait de sollicitude en raccompagnant Cassi. S'il avait été furieux de la trouver dans son bureau, il l'avait dissimulé sous une avalanche de questions sur sa santé. Cassi avait répété qu'elle se sentait très bien mais Thomas avait quand même voulu qu'elle attende à l'entrée de l'hôpital pendant qu'il courait chercher la voiture.

Cassi était sensible aux attentions de Thomas mais elle était si bouleversée par ce qu'elle venait d'apprendre du bureau de contrôle qu'elle resta silencieuse presque toute la route. Maintenant, elle comprenait comment Thomas se débrouillait pour avoir ses drogues sans se faire remarquer. Il alimentait l'inscription d'Allan Baxter. Il lui suffisait de remplir une demande tous les ans et d'envoyer cinq dollars. Avec ce numéro et une vague idée des ordonnances habituelles du Dr Baxter, avant sa mort, Thomas pouvait obtenir beaucoup de médicaments. Sans doute plus qu'il ne pouvait en consommer.

Et le fait qu'il ait eu recours à un tel stratagème soulignait que son problème était plus grave que Cassi n'avait voulu le croire. Il avait été tellement normal la dernière semaine, qu'elle s'était laissée aller à espérer qu'il avait déjà réussi à dominer sa dépendance. Peut-être en parleraient-ils plus longuement quand ils seraient en vacances.

« J'ai une mauvaise nouvelle », dit Thomas, interrompant ses pensées.

Cassi se tourna. Elle vit ses yeux se poser sur elle un bref instant, comme pour s'assurer qu'elle écoutait.

« Avant de quitter le bloc aujourd'hui, j'ai eu un coup de fil d'un hôpital à Rhode Island. Ils nous amènent un patient pour une opération urgente ce soir. J'ai essayé de repasser le cas à quelqu'un d'autre, parce que je voulais rester avec toi, mais personne n'était libre. En fait, dès que je serai sûr que tu es bien installée, il faudra que je reparte. »

Cassi ne répondit rien. Elle était presque soulagée que Thomas retourne à l'hôpital. Cela lui donnerait une chance de décider ce qu'elle allait faire. Peut-être savoir la quantité de drogue que Thomas prenait. Il y avait toujours un espoir qu'il se soit arrêté.

« Tu as bien compris? demanda Thomas. Je n'ai pas eu le choix.

– Je comprends », fit Cassi.

Thomas mena la voiture jusqu'à la maison, insista pour sortir et lui ouvrir la porte. C'est quelque chose qu'il ne prenait plus la peine de faire depuis leurs premiers rendez-vous.

Dès qu'ils furent dans la maison, Thomas tint à ce qu'elle aille directement dans le boudoir.

« Où est Harriet? demanda Cassi quand Thomas la suivit avec une carafe d'eau glacée.

– Elle a pris son après-midi pour aller voir sa tante, dit Thomas. Mais ne t'inquiète pas, je suis sûr qu'elle t'a préparé de quoi dîner. »

Cassi ne s'inquiétait pas, elle était parfaitement capable de préparer son dîner, mais c'était bizarre de ne pas voir Mme Summer s'affairer.

« Et Patricia?
– Je m'occupe de tout, coupa Thomas. Je veux que tu te détendes. »

Cassi s'allongea sur la chaise longue et laissa Thomas lui poser une couverture sur les genoux. Avec tout son retard de lecture à portée de la main, elle avait de quoi faire.

« Je peux t'apporter autre chose? » demanda Thomas.

Cassi secoua la tête.

Il se pencha pour poser un baiser sur son front. Avant de partir, il laissa tomber une enveloppe sur ses genoux.

Cassi l'ouvrit et découvrit deux billets d'avion.

« Voilà de quoi rêver pendant mon absence. En attendant, dors bien. »

Cassi leva les bras et les passa autour du cou de Thomas. Elle le serra de toutes ses forces.

Thomas disparut dans la salle de bains en faisant attention de fermer doucement la porte. Cassi entendit la chasse d'eau. En revenant, il l'embrassa encore et lui dit qu'il appellerait après l'opération s'il n'était pas trop tard.

Après de courts arrêts dans son bureau, dans le salon et la cuisine, Thomas fut prêt à partir.

Cassi de retour, Thomas se sentait mieux. Il était même impatient d'opérer, espérant que ce serait un cas difficile. Mais avant de partir, il avait encore quelque chose à faire : voir sa mère.

Thomas sonna et attendit que Patricia descende l'escalier. Elle fut ravie de le voir, jusqu'au moment où il lui dit qu'il retournait tout de suite à l'hôpital.

« J'ai ramené Cassi à la maison aujourd'hui, lui dit-il.
– Ah, mais tu sais qu'Harriet n'est pas là. J'espère que tu ne t'attends pas à ce que je la soigne.
– Elle va très bien, Mère. Je veux simplement que tu la laisses tranquille. Je ne tiens pas à ce que tu ailles là-bas ce soir pour l'énerver.
– Ne t'inquiète pas. Je n'irai certainement pas là où on ne veut pas de moi », rétorqua Patricia, contrariante jusqu'au bout.

Thomas s'éloigna sans rien ajouter. Quelques minutes plus tard, il monta dans la voiture et, après s'être essuyé les mains sur le chiffon qu'il gardait sous le siège avant, démarra. Il se réjouissait de retourner à Boston : il n'y aurait pas beaucoup de circulation. Il fit doucement demi-tour et lança sa puissante voiture dans l'air frais de l'après-midi.

En arrivant à l'hôpital, Thomas fut ravi de trouver une place près de la guérite du gardien. Il lui adressa un « Bonsoir » sonore en descendant de voiture. Il entra dans l'hôpital et prit directement l'ascenseur pour le service de chirurgie.

Quand le soir tomba, Cassi laissa la pâle lumière hivernale disparaître sans allumer. Elle regarda la mer battue par le vent passer d'un bleu clair à un gris métallique. Les billets d'avion toujours sur les genoux, elle souhaita pouvoir discuter « drogue » honnêtement avec Thomas quand ils seraient loin. Elle savait que le problème serait à moitié résolu quand il l'aurait admis. Cherchant à réagir positivement, Cassi ferma les yeux et essaya d'imaginer de longues discussions sur la plage et le début d'une relation entièrement neuve. Encore fatiguée par son épreuve à l'hôpital, elle s'endormit.

Il faisait complètement nuit quand elle se réveilla. Elle entendait le vent agiter les doubles fenêtres et le bruit constant de la pluie sur le toit. Semblable à lui-même, le temps de Nouvelle-Angleterre venait de changer brusquement. Elle tendit le bras et alluma le lampadaire. Pendant un instant, la lumière l'aveugla et elle se protégea les yeux pour regarder sa montre. Elle fut étonnée de voir qu'il était presque 8 heures. Irritée contre elle-même, elle rejeta la couverture et se leva. Elle n'aimait pas prendre si tard son insuline.

Dans la salle de bains, Cassi nota que sa glycémie était à 2 +. Revenue dans le boudoir, elle alla au réfrigérateur et sortit ses médicaments. Portant tout l'attirail à son bureau, elle calcula soigneusement les doses correctes : cinquante unités de normale et dix de lente. Elle se piqua adroitement la cuisse gauche.

Elle brisa soigneusement l'aiguille et jeta la seringue dans la poubelle puis remit les flacons d'insuline au réfrigérateur. Cassi rangeait les « lente » et « normale » sur des étagères différentes pour être sûre de ne pas se tromper. Elle déballa ensuite les médicaments pour son œil, défit son bandeau et réussit à mettre les gouttes. Elle descendait à la cuisine quand elle ressentit la première vague d'étourdissement.

Elle attendit, pensant que ça passerait vite. Mais ça ne passait pas. Cassi sentit la sueur sourdre à ses paumes. Étonnée qu'un collyre puisse provoquer une réaction aussi forte, elle retourna dans le boudoir pour lire l'étiquette. C'était bien un antibiotique. Reposant le collyre, Cassi s'essuya les mains, elles étaient trempées. Elle se mit alors à transpirer sur tout le corps avec une incroyable sensation de faim.

Cassi comprit alors que ce n'étaient pas les gouttes. Elle avait une crise. Sa première pensée fut qu'elle avait mal lu la contenance de la seringue mais, en la retirant de la poubelle, elle vit que ce n'était pas ça. Elle vérifia les flacons d'insuline mais c'étaient les mêmes que d'habitude, de l'U 100. Cassi hocha la tête en se demandant comment son équilibre insulinique avait pu être perturbé à ce point.

De toute façon, les causes de la crise étaient moins importantes que le traitement. Cassi savait qu'elle ferait mieux de manger rapidement. Au milieu du couloir allant à la cuisine, elle sentit des ruisseaux de sueur lui couler dans le dos et son cœur se mit à battre la chamade. Elle essaya de prendre son pouls, mais sa main tremblait trop. Ce n'était pas une petite crise! C'était encore un gros choc insulinique, comme à l'hôpital.

Poussée par la peur, Cassi courut dans le boudoir et ouvrit l'armoire. La sacoche de docteur en cuir noir qu'elle avait eue en faculté était par là. Elle devait la trouver. Elle repoussa violemment les vêtements sur le côté pour chercher au fond des étagères. Là!

Cassi tira la sacoche et courut à son bureau. Elle défit la fermeture et renversa le contenu, dont un flacon de glucose dilué dans de l'eau. Les mains tremblantes, elle en prit un peu et se l'injecta. Il n'eut pas ou peu d'effet. Le tremblement s'accentuait. Même sa vision changeait.

Comme une folle, Cassi attrapa plusieurs petits flacons de perfusion de glucose à 50 p. 100 qui se trouvaient aussi dans la sacoche. Elle réussit à grand-peine à poser un garrot sur son bras gauche. Puis, d'une main saccadée, parvint à enfoncer une aiguille papillon dans la veine du dos de sa main. Le sang jaillit à l'autre extrémité de l'aiguille, mais elle n'en tint pas compte. Relâchant le garrot, elle brancha le tube du flacon. Quand elle leva la bouteille au-dessus de sa tête, le liquide transparent repoussa lentement le sang dans sa main puis se mit à couler rapidement.

Cassi attendit un instant. Avec le glucose, elle se sentit un peu mieux et sa vision s'éclaircit tout de suite. Coinçant le flacon entre sa tête et son épaule, Cassi appliqua quelques morceaux de sparadrap là où l'aiguille pénétrait dans sa peau. Il ne collait pas bien à cause du sang. Puis, prenant le flacon de la main droite, elle courut dans sa chambre, prit le téléphone et composa le 17.

Elle était terrifiée à l'idée de s'évanouir avant que quelqu'un ne réponde. Le téléphone sonnait. On lui répondit en disant :

« Le 17, urgences.

– J'ai besoin d'une ambulance », commença Cassi mais son interlocuteur l'interrompit d'un :

« Allô, allô!

– M'entendez-vous?

– Allô! Allô?

– M'entendez-vous? » cria Cassi dont la peur revenait.

Cassi entendit son interlocuteur dire quelque chose à une collègue. Puis la ligne fut coupée.

Cassi essaya encore, avec le même résultat. Elle appela alors l'opératrice; pour se heurter au même problème : elle, elle les entendait mais, eux, pas.

Cassi saisit le deuxième flacon de la main gauche tout en tenant au-dessus de sa tête celui qui coulait et courut au bureau de Thomas.

Horrifiée, elle s'aperçut que le téléphone ne marchait pas non plus. Elle entendait l'autre personne répéter « Allô » en vain, mais il était clair qu'on ne l'entendait pas. Éclatant en sanglots, elle raccrocha brutalement et reprit le second flacon.

La panique de Cassi grandissait au fur et à mesure qu'elle s'efforçait de descendre l'escalier sans tomber. Elle essaya sans plus de succès les téléphones de la cuisine et du salon.

Luttant contre une forte envie de dormir, elle courut dans l'entrée. Ses clés étaient sur la table et elle les serra contre le flacon de rechange. Elle pensait avant tout à essayer d'atteindre l'hôpital local qui n'était pas loin – dix minutes en voiture au plus. Grâce à la perfusion, la crise ne semblait pas empirer.

Ouvrir la porte d'entrée fut un effort qui obligea Cassi à poser un instant par terre le flacon du goutte-à-goutte. Le sang remonta dans le tube mais repartit dès qu'elle remit le flacon au-dessus de sa tête.

La nuit froide et pluvieuse sembla la ranimer quand elle courut au garage. En jonglant avec sa bouteille, elle réussit à ouvrir la porte de la voiture et à se mettre au volant. Rabattant le rétroviseur, elle y glissa le crochet du flacon et mit le contact.

Le démarreur tournait mais sans parvenir à lancer le moteur. Elle tremblait de tous ses membres. Elle retira la clé et ferma les yeux. Pourquoi la voiture ne démarrait-elle pas? Elle fit un autre essai, avec le même résultat. En regardant le flacon, elle s'aperçut qu'il était presque vide. D'une main tremblante, elle retira la capsule du second. Cet échange ne dura que quelques secondes mais elle en ressentit pourtant les effets. Elle n'avait pas le moindre doute que, quand il n'y aurait plus de glucose, elle perdrait conscience.

Elle se dit que, maintenant, sa seule chance, c'était le téléphone de Patricia. Sortant du garage sous la pluie, Cassi contourna le bâtiment et courut à la porte de sa belle-mère. Toujours tenant le flacon au-dessus de sa tête, elle sonna.

Comme la fois précédente, Cassi vit Patricia descendre l'escalier. Elle allait lentement et scruta prudemment la nuit. Quand elle reconnut Cassi et la vit en train de tenir son flacon, elle ouvrit rapidement la porte en grand.

« Mon Dieu! s'exclama Patricia en remarquant le visage transpirant et pâle de Cassi. Que s'est-il passé?

– Choc diabétique, marmonna Cassi. Faut appeler une ambulance. »

Le visage de Patricia refléta son inquiétude mais, apparemment paralysée d'étonnement, elle ne bougea pas.

« Pourquoi n'avez-vous pas appelé de chez vous?

– Pas possible. Téléphone en dérangement. S'il vous plaît. »

Cassi entra en bousculant Patricia. Le geste prit celle-ci par surprise et elle recula lourdement. Cassi n'avait pas le temps de discuter. Elle voulait téléphoner.

Patricia était furieuse. Même si Cassi n'était pas bien, ce n'était pas une raison pour être malpolie. Mais Cassi fit la sourde oreille aux plaintes de sa belle-mère et avait déjà composé le 17 quand Patricia la rejoignit au salon. Au grand soulagement de Cassi, cette fois, on l'entendait. Le plus calmement possible, elle donna son nom et son adresse et dit qu'elle avait besoin d'une ambulance. « Elle arrive », répondit la standardiste.

Cassi reposa le récepteur d'une main tremblante. Elle regarda Patricia dont les traits reflétaient la confusion plus qu'autre chose. Épuisée, Cassi s'affala sur le divan. Patricia fit de même et les deux femmes restèrent assises en silence jusqu'à ce que la sirène hurle dans l'allée. Les années d'antagonisme muet rendaient la communication difficile, mais Patricia aida Cassi, qui était alors presque inconsciente, à descendre.

En regardant l'ambulance ululante s'éloigner à toute vitesse à travers le marais salant, Patricia eut un moment de réelle compassion pour sa bru. Elle remonta lentement et appela le Boston Memorial. Elle trouvait que son fils devrait essayer de joindre sa femme à l'hôpital local. Mais Thomas était au bloc. Patricia demanda qu'il la rappelle au plus tôt.

Thomas jeta un coup d'œil à la pendule : il était 0 h 34. La surveillante lui avait remis le message de Patricia à l'instant où il était sorti du bloc, à 11 h 15. Quand il avait parlé à sa mère, elle était encore toute troublée et lui raconta ce qui s'était passé. Elle l'avait grondé d'avoir laissé Cassi seule et le pressait d'aller le plus vite possible à l'hôpital.

Thomas avait appelé Essex General, mais l'infimière n'avait pas pu lui donner des nouvelles de Cassi. Elle avait seulement confirmé qu'elle avait bien été admise. Thomas n'avait pas besoin qu'on le pousse à se dépêcher. Il était fou d'impatience.

Au feu rouge juste avant l'hôpital, il ralentit mais sans s'arrêter. Pour entrer dans l'hôpital, il prit si brusquement son tournant que les pneus hurlèrent.

Le bureau central était désert. Un petit panneau indiquait : RENSEIGNEMENTS : ALLEZ AUX URGENCES. Thomas piqua un spring le long du couloir.

Il y avait un petit coin pour attendre à côté d'un poste vitré d'infirmières. L'une d'elles y buvait son café en regardant une télé miniature. Thomas frappa au carreau.

« Je peux vous aider? demanda-t-elle avec un fort accent de Boston.

– Je suis le docteur Kingsley. Je cherche ma femme, fit nerveusement Thomas. Elle est arrivée en ambulance.

– Auriez-vous l'amabilité de vous asseoir un instant?

– Elle est là?

– Si vous voulez bien vous asseoir, j'irai chercher le médecin. Je crois qu'il vaut mieux que vous lui parliez. »

Mon Dieu, pensa Thomas en allant sagement s'asseoir. Il ne savait pas du tout ce qui allait se passer. Heureusement, il n'eut pas longtemps à attendre. Un Chinois dans une blouse froissée apparut, clignant des yeux sous la forte lumière du néon.

« Je suis navré, dit-il en se présentant comme le Dr Chang. Votre femme n'est plus parmi nous. »

L'espace d'une seconde, Thomas pensa qu'il lui annonçait la mort de Cassi, mais le médecin continua en disant qu'elle était repartie.

« Quoi? hurla Thomas.

– Elle est médecin, s'excusa le Dr Chang.

– Qu'essayez-vous d'insinuer? »

Thomas cherchait à dominer sa rage.

« Elle est arrivée sous choc insulinique. Nous lui avons donné du glucose et elle s'est stabilisée. Alors, elle a voulu partir.

– Et vous l'avez laissée faire!

– Je ne voulais pas, se défendit le Dr Chang. Je lui ai conseillé de ne pas le faire. Mais elle a insisté. Elle est partie contre l'avis médical. J'ai sa signature. Je peux vous la montrer. »

Thomas saisit le bras de l'homme.

« Comment avez-vous pu la laisser partir! Elle était en état de choc. Elle ne pouvait pas réfléchir correctement.

– Elle était lucide et a signé une décharge. Je ne pouvais pas faire grand-chose. Elle a dit qu'elle voulait aller au Boston Memorial. Je savais qu'elle y serait mieux soignée qu'ici. Je ne suis pas un spécialiste du diabète.

– Comment est-elle partie? demanda Thomas.

– En taxi. »

Thomas conduisait comme un fou. Il avait redescendu le couloir au pas de course. Il devait la trouver! Heureusement, il n'y avait presque personne dans les rues. Après un saut chez lui, il retourna à Boston. Quand il rentra dans le garage du Memorial, il était à peine moins de 2 heures. Il se gara et courut aux urgences.

C'était tout le contraire de l'Essex General. Il y avait foule. Thomas alla tout droit au bureau des admissions.

« Votre femme n'est pas passée aux urgences », lui dit un des employés.

L'autre tapa le nom de Cassi sur le clavier de l'ordinateur.

« Elle n'a pas été admise. Il dit qu'elle est sortie ce matin. »

Thomas sentit un vertige au creux de son estomac. Où pouvait-elle bien être? Il ne voyait qu'une autre possibilité : Clarkson II.

Il ne s'était jamais demandé pourquoi, mais Thomas n'aimait pas l'étage de psychiatrie. Il ne s'y sentait pas à l'aise. Il commença par détester le « floc » de la lourde porte coupe-feu se refermant derrière lui avec un bruit de succion.

Dans le couloir sombre, ses pas résonnaient trop fort. Il passa la salle commune où la télévision ronronnait, bien que personne ne la regardât. Au bureau, une infirmière qui lisait une publication médicale leva les yeux sur lui comme si c'était un patient.

« Je suis le docteur Kingsley », dit Thomas.

L'infirmière hocha la tête.

« Je cherche ma femme, le Dr Cassidy. L'avez-vous vue?

– Non, docteur Kingsley. Je croyais qu'elle était en congé maladie.

– C'est exact, mais j'ai pensé qu'elle aurait pu venir ici.

– Non. Mais si je la vois, je lui dirai que vous la cherchez. »

Thomas remercia la jeune femme et décida d'aller dans son cabinet en attendant de savoir quoi faire.

Dès qu'il eut ouvert la porte, il se précipita à son bureau pour prendre plusieurs Talwin. Il les avala avec une gorgée de scotch puis s'assit. Il se demanda s'il ne couvait pas un ulcère : une douleur lancinante le taraudait sous le sternum, jusque dans le dos. Mais il pouvait supporter la douleur. Le pire, c'était son angoisse irrépressible. Il avait l'impression qu'il allait éclater en mille morceaux. Il lui fallait trouver Cassi. Sa vie en dépendait.

Thomas tira le téléphone à lui. Malgré l'heure, il appela Ballantine. Cassi lui avait déjà parlé et il y avait une chance pour qu'elle se soit à nouveau tournée vers lui.

Le Dr Ballantine, abruti de sommeil, répondit à la seconde sonnerie. Thomas s'excusa et lui demanda s'il avait eu des nouvelles de Cassi.

« Non, fit Ballantine en se raclant la gorge. Pour quelle raison?

– Je ne sais pas, admit Thomas. Elle est sortie aujourd'hui de l'hôpital, mais après l'avoir raccompagnée, j'ai dû revenir pour une urgence. Quand je suis sorti du bloc, il y avait un message de ma mère. Elle m'a dit que Cassi s'était apparemment administré une autre surdose d'insuline. Une ambulance l'a conduite à l'hôpital local mais, le temps que j'arrive, elle avait signé sa décharge. Je n'ai pas la moindre idée de l'endroit où elle est, ni de son état. Je suis mort d'inquiétude.

– Thomas, je suis vraiment navré. Si elle appelle, je vous préviendrai immédiatement. Où serez-vous?

– Appelez l'hôpital. Ils auront mon numéro. »

Quand le Dr Ballantine eut raccroché, sa femme se retourna et lui demanda ce qui n'allait pas. Patron du service, Ballantine recevait peu de coups de fil en urgence la nuit.

« C'était Thomas Kingsley, répondit Ballantine réfléchissant dans le noir. Apparemment, sa femme n'est pas bien. Il a peur qu'elle n'ait essayé de se supprimer.

– Le pauvre homme, dit Mme Ballantine en sentant son mari rejeter les couvertures. Où vas-tu, chéri?

– Nulle part. Tu peux te rendormir. »

Le Dr Ballantine enfila sa robe de chambre et sortit. Il avait le désagréable sentiment que les choses ne se passaient pas comme il l'avait prévu.

XIV

Cassi se réveilla avec le même violent mal de tête qu'en réa. La différence, c'est que maintenant, elle avait l'esprit clair. Elle se souvenait de tout ce qui s'était passé la veille. En quittant l'Essex General, elle était partie sur Boston en pensant appeler le Dr McInery, mais, en arrivant à l'hôpital, elle s'était aperçue qu'elle n'avait plus besoin de soins. Avant de pouvoir réfléchir à ce qui s'était produit, elle savait qu'elle devait dormir. Elle était allée dans une chambre de garde vide à Clarkson II et s'était allongée.

En sombrant dans le sommeil, elle savait qu'il fallait trouver quelqu'un à qui parler de Thomas. Avait-il quelque chose à voir dans cette seconde surdose? Elle ne voyait pas comment, puisqu'elle s'était fait la piqûre elle-même. Mais le fait que tous les téléphones soient en dérangement, sauf celui de Patricia, semblait trop improbable pour être un accident, et puis, jamais sa voiture n'avait refusé de démarrer. Et si sa peur de voir Thomas lié aux MOS était justifiée? Et si ce n'était pas une hallucination et qu'il était bien responsable de la mort de Robert?

Si c'était vrai, il devait être malade, mentalement malade. Il avait besoin d'aide. Le Dr Ballantine avait dit qu'il ferait n'importe quoi si Thomas avait besoin de conseils. Cassi décida de le voir dans la matinée. Pour l'instant, elle était en sûreté. Après un dernier test d'urine, elle se dit qu'elle ferait aussi bien de dormir. Heureusement Patricia ne pourrait pas avertir Thomas avant le matin.

Quand elle se réveilla, bien avant l'aube, le service de psychiatrie était encore désert. Cassi se lava de son mieux et fonça au labo où elle convainquit un employé endormi de lui faire une prise de sang et un taux de sucre; mais la surveillante de nuit refusa de l'analyser parce que Cassi n'avait pas sa carte d'hôpital sur elle. Toute discussion étant au-dessus de ses forces, elle laissa l'échantillon et dit à la surveillante de faire ce que sa conscience lui dicterait. Elle annonça qu'elle repasserait. Puis elle monta au cabinet de Ballantine et s'installa dans le couloir, en face de sa porte.

Il s'écoula une heure et demie avant qu'il n'arrive. Il vit Cassi en sortant de l'ascenseur.

« Si vous avez une minute, j'aimerais vous parler, dit-elle.

– Bien sûr, fit Ballantine en se retournant pour ouvrir la porte. Entrez. »

Il se conduisait comme s'il l'attendait.

Cassi entra et regarda par la fenêtre pour éviter de croiser le regard de Ballantine. Au-delà de la rivière Charles, juste en face, elle voyait les bâtiments du MIT. Sans bien savoir pourquoi, Cassi pensa que le Dr Ballantine avait l'air assez ennuyé de la voir.

« Alors, qu'est-ce que je peux faire pour vous? demanda-t-il.

– J'ai besoin d'aide », commença Cassi.

Le médecin était debout devant son bureau. Il ne faisait rien pour la mettre à l'aise mais, à part lui, elle ne voyait pas à qui s'adresser.

« Et quel genre d'aide? demanda-t-il sans même lui faire signe de s'asseoir.

– Je ne sais pas exactement, fit-elle lentement. Mais, avant toute chose, il faut que Thomas soit mis en thérapie. Je sais qu'il se drogue.

– Cassi, coupa patiemment Ballantine. Depuis notre dernière conversation, j'ai vérifié les ordonnances de Thomas. S'il pèche, il le fait avec précaution, pour les narcotiques en tout cas.

– Il ne commande pas les médicaments sous son nom, interrompit Cassi. Mais les drogues ne sont qu'une partie du problème. Je crois que Thomas est malade. Mentalement. Je sais que je ne suis pas en psychiatrie depuis bien longtemps, mais Thomas est très certainement malade. J'ai peur qu'il ne voie en moi une menace. »

Ballantine ne répondit pas tout de suite. Il regarda Cassi avec étonnement et, pour la première fois depuis qu'il la voyait, inquiétude. Son expression s'adoucit et il lui passa le bras autour des épaules.

« Je sais que vous avez subi bien des tensions. Et je crois que le problème dépasse mes capacités. Ce que je voudrais, c'est que vous vous asseyiez et vous reposiez quelques minutes. Il y a quelqu'un à qui, je crois, vous devriez parler.

– Qui?

– Asseyez-vous, je vous prie », fit doucement Ballantine. Il tira un fauteuil pour le mettre devant le bureau, face à la fenêtre. « S'il vous plaît. » Il prit la main de Cassi et l'encouragea aimablement à s'asseoir. « Je veux que vous soyez bien. »

C'était là le Dr Ballantine dont Cassi se souvenait. Il allait prendre soin d'elle. Et de Thomas. Elle se laissa engloutir avec reconnaissance dans les coussins de cuir.

« Laissez-moi vous apporter quelque chose. Du café? Quelque chose à manger?

– Ça me ferait du bien », dit Cassi.

Elle avait faim et son taux de sucre devait être assez bas.

« Bon, attendez-moi ici. Je suis sûr que tout va s'arranger. »

Le Dr Ballantine sortit en refermant doucement la porte.

Cassi se demanda qui il allait appeler. Il fallait que ce soit quelqu'un d'important qui aurait de l'influence sur Thomas. Sinon, il n'écouterait pas. Cassi commença mentalement à répéter son récit. Elle entendit une porte s'ouvrir dans son dos et jeta un coup d'œil, s'attendant à voir Ballantine. Mais c'était Thomas.

Cassi tomba de haut. Thomas referma la porte avec sa hanche. Dans les mains, il tenait une assiette d'œufs brouillés et du lait. Il s'approcha et lui tendit le plat. Il n'était pas rasé et son visage était hagard et triste.

« Le Dr Ballantine a dit qu'il te fallait quelque chose à manger », fit-il.

Cassi prit automatiquement l'assiette. Elle avait faim, mais était trop frappée pour manger.

« Où est Ballantine? demanda-t-elle d'une voix hésitante.

– Cassi, tu m'aimes? » interrogea Thomas sur un ton suppliant.

Cassi ne savait plus où elle en était. Elle ne s'attendait pas à ça.

« Bien sûr que je t'aime, Thomas, mais... »

Thomas tendit la main et la posa sur les lèvres de Cassi pour la faire taire.

« Si tu m'aimes, tu dois comprendre que j'ai des ennuis. J'ai besoin d'aide, mais avec ton amour, je sais que je peux m'en sortir. »

Le cœur de Cassi fit un bond. Qu'avait-elle pensé? Thomas n'avait rien à voir avec les horribles événements de la veille. Sa maladie à lui la rendait folle, elle aussi.

« Je sais que tu le peux », l'encouragea Cassi.

Elle n'aurait pas cru que Thomas voyait si clair dans ses problèmes.

« Oui, je prends des drogues, dit Thomas, comme tu l'as soupçonné. Depuis la semaine dernière, je suis mieux, mais c'est encore un problème, un gros problème. Je me suis menti en essayant de le nier.

– Tu veux vraiment faire quelque chose? »

Thomas releva brusquement la tête. Des larmes coulaient sur ses joues.

« De toutes mes forces, mais je n'y arriverai pas tout seul, Cassi. J'ai besoin que tu sois avec moi, pas contre moi. »

Soudain, Thomas lui apparut comme un enfant perdu. Cassi posa son assiette et lui prit les mains.

« Je n'ai encore jamais demandé aide à quiconque, dit Thomas. J'ai toujours été trop fier. Mais je sais que j'ai fait des choses épouvantables. Une chose en entraîne une autre. Cassi, il faut que tu m'aides.

– Tu as besoin de voir un psychiatre, fit Cassi en observant la réaction de son mari.

– Je sais, admit-il. Je n'ai jamais voulu me l'avouer. J'avais si peur. Et au lieu d'accepter, j'ai simplement pris plus de drogues. »

Cassi contempla son mari. C'était comme si elle ne l'avait jamais vu. Elle se retint de lui demander s'il était à l'origine de sa surdose, s'il était responsable de la mort de Robert ou d'un quelconque cas de la série des MOS. Elle ne le pouvait pas. Thomas était trop brisé.

« Je t'en supplie, mendiait-il. Reste avec moi. J'ai eu tant de mal à admettre tout ça.

– Il faudra t'hospitaliser, dit Cassi.

– Je comprends. Mais ça ne peut pas être ici, au Memorial. »

Cassi se leva et posa les mains sur ses épaules.

« Je suis d'accord, le Memorial ne convient pas. Il est important que ça reste confidentiel. Thomas, tant que tu accepteras d'être soigné, je resterai près de toi, aussi longtemps que ça durera. Je suis ta femme. »

Thomas serra Cassi contre lui, posant dans son cou son visage trempé de larmes.

Cassi le berça pour le rassurer.

« Je connais une petite clinique à Weston, le Vickers Psychiatric Institute. Je crois que c'est là que nous devrions aller. »

Thomas approuva silencieusement de la tête.

« D'ailleurs, je crois que nous devrions y aller tout de suite, ce matin. »

Cassi repoussa Thomas pour voir son expression.

Thomas la regarda bien en face. Ses yeux turquoise semblaient ombrés par la douleur.

« Je ferai tout ce que tu crois nécessaire, n'importe quoi pour dissiper cette angoisse. Je ne peux plus la supporter. »

En Cassi, le médecin écarta les derniers doutes.

« Thomas, tu t'es mené si dur! Tu voulais tellement réussir que les moyens sont devenus plus importants que la fin. Je pense que c'est un problème classique chez les médecins, surtout les chirurgiens. Ne crois pas que tu es le seul. »

Thomas essaya de sourire.

« Je ne suis pas certain de comprendre, mais tant que toi,

tu comprends, et que tu ne me quittes pas, ça n'a pas d'importance.

– Si j'avais compris plus tôt! »

Cassi ramena Thomas au creux de ses bras. Malgré tout, elle avait l'impression d'avoir retrouvé son mari. Bien sûr qu'elle allait le soutenir. Elle savait mieux que personne ce que c'était que la maladie.

« Tout va être parfait, dit-elle. Nous prendrons les meilleurs médecins, les meilleurs psychiatres. J'ai beaucoup lu sur les médecins décompensés. Le taux de réhabilitation est presque de cent pour cent. Il faut seulement la volonté de guérir.

– Je suis prêt, dit Thomas.

– Allons-y », répondit Cassi en lui prenant la main.

Comme deux amoureux, Cassi et Thomas ne voyaient pas la foule qui entrait ce matin-là dans le Boston Memorial. En marchant, la main dans la main, jusqu'au garage, dans la lumière du jour levant, Cassandra fit l'éloge du Vickers Psychiatric Institute. Elle dit même à Thomas qu'elle pensait déjà à un psychiatre qui avait beaucoup d'expérience dans le traitement de cas similaires.

Quand ils furent montés dans la Porsche, Cassi demanda à Thomas s'il se sentait assez bien pour conduire. Thomas lui assura qu'il allait très bien. Cassi leva le bras et tira sa ceinture de sécurité. Comme d'habitude, elle eut envie de lui dire de l'imiter, mais elle préféra n'en rien faire. Elle avait l'impression que ses sensations étaient si « volatiles » qu'il risquait d'exploser à la moindre occasion.

Thomas fit démarrer la voiture et recula très doucement hors de sa place. Quand ils eurent passé le portail automatique, Cassi demanda comment Ballantine avait fait pour le prévenir si vite.

« Je l'ai appelé cette nuit quand je ne te trouvais pas, expliqua Thomas en s'arrêtant à un feu rouge. J'avais l'impression que tu pouvais aller le voir. Je lui ai demandé de m'appeler au cabinet s'il avait de tes nouvelles.

– Il n'a pas trouvé ça bizarre? Qu'as-tu dit exactement? »

Le feu changea et Thomas accéléra vers Storrow Drive. « Je lui ai juste dit que tu avais eu une autre crise. »

Cassi examina ses propres réactions. Elle devait admettre que ses actes pouvaient sembler irrationnels, surtout le fait de signer une décharge contre un avis médical quand elle était à peine stabilisée; et aussi de se terrer ainsi.

Comme d'habitude, Thomas conduisait trop vite et, quand ils arrivèrent dans Storrow Drive, Cassi se cala contre la portière, prévoyant le brusque virage à gauche qui les ferait entrer dans Weston. Mais Thomas tourna à droite et Cassi fut obligée de se retenir au tableau de bord pour ne pas lui tomber dessus. C'est par habitude, se dit-elle.

« Thomas, commença-t-elle. Nous allons à la maison et pas à Vickers, là. »

Thomas ne répondit pas.

Cassi se tourna pour le regarder. Ses phalanges étaient blanches sur le volant et l'aiguille du compteur montait implacablement. Cassi tendit la main pour lui masser le cou dont les muscles étaient noués. Elle aurait voulu qu'il se calme. Elle le sentait devenir fou de rage.

« Thomas, qu'est-ce qui t'arrive? » demanda Cassi en essayant de contrôler sa peur.

Thomas ne répondait pas et conduisait comme un automate. Ils montèrent la rampe d'accès et ralentirent avant de se fondre dans le flot des nombreuses voies de l'autoroute 93. A cette heure-là, la circulation était fluide et Thomas laissa filer la voiture.

Cassi se tourna vers lui, autant que sa ceinture de sécurité le permettait. Elle laissa glisser sa main le long de Thomas, ne sachant pas quoi faire. Ses doigts heurtèrent quelque chose de dur dans sa poche. Avant qu'il n'ait le temps de réagir, Cassi y plongea la main et sortit un paquet entamé d'insuline U 500.

Thomas lui arracha le paquet et le remit dans sa poche.

Cassi se détourna et regarda défiler la route dans un brouillard affolé. Son esprit allait à toute vitesse pendant qu'elle commençait à comprendre la cause de sa dernière crise. Il n'y avait qu'une seule explication pour que Thomas ait de l'insuline U 500. C'était un médicament rare. Il avait dû remplacer son U 100 par un dosage plus concentré, la forçant à s'administrer cinq fois son dosage normal. C'était facile à faire, il suffisait d'enfoncer une seringue dans la capsule comme elle le faisait pour tirer sa dose normale. Si elle n'avait pas eu cette solution de glucose, elle serait maintenant dans le coma, ou pire peut-être. Et à l'hôpital? Elle n'avait pas rêvé quand elle avait senti l'eau de toilette Saint-Laurent. Mais pourquoi? Parce que, comme Robert, elle avait étudié les MOS. Soudain, elle comprit clairement que la scène de Thomas avant de quitter l'hôpital n'était qu'une comédie. Elle se rendit compte avec horreur que Ballantine avait pensé que c'était elle la malade mentale, pas Thomas.

Cassi sentit monter en elle une émotion nouvelle : la colère. Pendant un instant, elle se porta autant sur elle que sur Thomas. Comment avait-elle pu être aussi aveugle?

Elle se tourna pour étudier le profil acéré de Thomas et elle le vit sous un jour nouveau. Ses lèvres semblaient cruelles et ses yeux fixes un peu fous. C'était comme si elle était à côté d'un inconnu... un homme qu'elle détestait intuitivement.

« Tu as essayé de me tuer », siffla Cassi en serrant les poings.

Thomas ricana avec une telle dureté que Cassi sursauta.

« Quelle clairvoyance! Je suis très impressionné. Tu as vraiment cru que les téléphones cassés et ta voiture qui ne démarrait pas étaient des coïncidences? »

Cassi détourna les yeux sur le paysage flou. Elle essayait de toutes ses forces de contrôler sa colère. Il lui fallait faire quelque chose. La ville disparaissait derrière eux.

« Bien sûr que j'ai essayé de te tuer, trancha Thomas. Comme je me suis débarrassé de Robert Seibert. Nom de Dieu! Que croyais-tu que j'allais faire? Vous laisser détruire ma vie, tous les deux? »

Cassi tourna brusquement la tête.

« Écoute, cria Thomas, tout ce que je veux, c'est opérer des gens qui méritent de vivre et pas un tas de malades mentaux ou de gens minés par d'autres tares. Il faut que la médecine admette que nos ressources sont limitées. On ne doit pas laisser attendre des candidats valables alors que des types avec des scléroses en plaques ou des pédés avec des insuffisances immunitaires occupent les lits trop rares et le temps des chirurgiens.

– Thomas, fit Cassi en essayant de dominer sa rage. Je veux que tu fasses demi-tour immédiatement. Tu comprends? »

Thomas contempla Cassi avec une haine non dissimulée.

« Tu croyais vraiment que j'irais dans ta clinique de fadas? fit-il avec un sourire cruel.

– C'est ton seul espoir », dit Cassi en essayant de se convaincre qu'il était malade à crever. Mais elle ne ressentait rien d'autre qu'un immense mépris.

« Ferme-la! hurla Thomas, cramoisi, les yeux exorbités. Les psychiatres sont tous des merdeux et je n'en laisserai aucun me juger. Je suis le meilleur chirurgien cardiaque du pays, bordel! »

Cassi sentait monter le pouvoir irrationnel de la colère narcissique de Thomas. Elle savait très bien ce qu'il lui réservait. Cela lui serait d'autant plus facile qu'elle passait pour une suicidaire qui s'était déjà administré deux surdoses d'insuline.

Droit devant, Cassi voyait approcher rapidement la bretelle de sortie de Somerville. Elle savait qu'elle devait faire quelque chose. Malgré leur vitesse, elle tendit le bras et attrapa le volant, leur faisant faire une forte embardée à droite. Elle espérait quitter l'autoroute.

Thomas l'écarta d'un geste et frappa le côté de sa tête. Elle partit en avant sous la force du coup et lâcha le volant pour se protéger. Thomas, pensant qu'elle le bloquait encore, le tourna de toutes ses forces et la voiture, qui avait déjà échappé à son contrôle, se mit à dévier follement sur la gauche. Thomas donna un dernier coup de volant à droite et la Porsche dérapa avant de s'écraser sur le rail de sécurité dans une explosion de verre brisé, de métal tordu et de sang.

XV

Cassandra entendait une voix très lointaine l'appeler. Elle essaya de répondre, mais sans succès. Elle ouvrit les yeux avec beaucoup de difficultés. Le visage inquiet de Joan Widiker émergea d'un brouillard dense.

Cassi cilla. En levant lentement les yeux, elle pouvait apercevoir une forêt de flacons de perfusion. A gauche, elle entendait le bip-bip incessant du moniteur cardiaque. Elle respira profondément et ressentit une vive douleur.

« N'essaye pas de parler, dit Joan. Tu ne t'en rends peut-être pas compte, mais tout va bien.

– Que s'est-il passé? murmura à grand-peine Cassi.

– Tu as eu un accident de voiture, répondit Joan en arrangeant les cheveux de Cassi. N'essaye pas de parler. »

Comme dans un rêve, Cassi se souvint du trajet cauchemardesque avec Thomas. Elle se rappela sa fureur, sa tentative de saisir le volant. Elle avait le vague souvenir d'une gifle et puis de s'être ramassée en prévision du choc. Mais, après, c'était comme si un rideau était tombé : le noir total.

« Où est Thomas? demanda Cassi en combattant sa peur.

– Il a été blessé aussi », dit Joan en l'obligeant à se rallonger tranquillement.

Soudain, Cassi sut que Thomas était mort.

« Thomas n'avait pas sa ceinture de sécurité », expliqua Joan.

Cassi hésita puis prononça le mot à haute voix.

« Mort? »

Joan opina de la tête.

Cassi laissa sa tête retomber sur le côté. Mais, à l'instant où les larmes atteignaient ses joues, elle se souvint de sa dernière conversation avec Thomas. Elle pensa à Robert et à tous les autres. Saisissant la main de Joan, elle dit :

« Je croyais l'aimer, mais mon Dieu... »

Épilogue

Six mois plus tard.

Le Dr Ballantine poussa les battants de la porte de la salle des chirurgiens. Il venait de terminer son unique cas de la journée et ça n'avait pas été facile. Peut-être était-il vraiment temps de lever le pied. Pourtant, il adorait opérer. Il aimait le sentiment de triomphe qui l'envahissait après une réussite.

Il se versait une tasse de café fumant quand il sentit une main sur son épaule. En se tournant, il se trouva face à face avec George Sherman qui souriait.

« Vous ne devinerez jamais avec qui j'ai dîné hier soir », dit George.

Ballantine scruta son visage las. Depuis la mort de Thomas, l'afflux des patients s'était répercuté sur tout le monde mais George était peut-être le plus surmené. Les événements l'avaient mûri. Il avait toujours le sourire facile et la plaisanterie à la bouche avec ses collègues, mais il était de plus en plus sérieux. Pour l'instant, il regardait Ballantine avec son vieil air goguenard.

« Alors, avec qui avez-vous dîné? demanda le patron.

– Cassandra Kingsley. »

Les sourcils de Ballantine se soulevèrent d'admiration.

« Très bien. Comment va cette idylle à sens unique?

– Je crois que l'opposition faiblit, sourit George. Je l'ai convaincue de m'accompagner aux Caraïbes en janvier prochain. Ça sera merveilleux. C'est quelqu'un d'extraordinaire.

– Comment va son œil? demanda Ballantine.

– Parfait. Et tous ses os se sont ressoudés comme il fallait. Elle est vraiment courageuse, surtout d'avoir si vite repris le travail. Elle semble se faire un nom à Clarkson II. Quelqu'un m'a dit qu'elle avait les qualités d'un chef de service.

– Elle parle de temps en temps de Thomas? interrogea Ballantine sur un ton plus sérieux.

– Parfois. J'ai l'impression que Cassi est la seule personne à connaître le fin mot de l'histoire. Elle ne sait pas encore très bien quoi faire, mais je crois qu'elle va laisser tomber. »

Ballantine eut un soupir de soulagement.

« Je l'espère, bon dieu. Lors de notre dernière rencontre, je pensais bien l'avoir convaincue de ne pas répandre l'histoire de Thomas car ça ferait plus de mal que de bien, mais je n'étais pas sûr.

– Elle ne veut pas nuire à l'hôpital, dit George. Son principal argument, c'est que d'être jugé par ses pairs ne suffit pas. On laisse des gens comme Thomas se détruire et détruire leurs patients, parce que leurs collègues n'agissent jamais.

– Je sais. En tout cas, j'ai appelé le BCN en leur suggérant d'obliger le conseil de l'ordre à les contacter quand un médecin meurt. Comme ça, personne ne pourra usurper l'identité d'un médecin décédé.

– Bonne idée, fit George. Ils l'ont fait? »

Le Dr Ballantine haussa les épaules.

« Je n'en sais rien. A dire vrai, je n'ai pas suivi l'affaire.

– Vous savez, dit George, avec Thomas, ce qui m'ennuie le plus, c'est qu'il avait l'air parfaitement normal. Mais il devait avaler une bonne dose de cachets. Je me demande quand la situation lui a échappé. Moi aussi, je prends un Valium de temps en temps.

– Et moi alors! renchérit Ballantine. Mais pas tous les jours, comme Thomas apparemment.

– Non, pas tous les jours, admit George en secouant la tête. Vous savez que je n'ai jamais compris pourquoi il n'acceptait pas le fait que tout le service devait passer au plein-temps. Les cachets déformaient peut-être son sens des réalités. Après cette réunion tardive avec les administrateurs, il aurait pu obtenir ce qu'il voulait : eux souhaitaient à toute force lui faire plaisir. Même s'ils désiraient vraiment qu'il abandonne sa clientèle privée.

– Thomas était un excellent chirurgien, dit Ballantine, mais il avait du mal à voir plus loin que le bout de son nez. Il était comme le type des blagues... vous savez, le médecin qui veut être Dieu. »

George garda un instant le silence en pensant que tous autant qu'ils étaient, ils prenaient des décisions qui affectaient la vie de leurs patients.

« Et cette triple prothèse de valvule dont vous parliez la semaine dernière, fit-il en suivant le cours de ses pensées. Avez-vous décidé? »

Ballantine avala brusquement une gorgée de café.

« Je n'en parlerai même pas. Cette femme a de mauvais reins, plus de soixante ans et elle est au chômage depuis des années. Certains reproches de Thomas concernant nos cas d'école étaient valables et je ne veux même pas que le comité en entende parler. Si ce foutu philosophe apprend son existence, il va probablement insister pour qu'on l'opère. »

George hocha ostensiblement la tête pour approuver. Mais en lui-même, il admit que, jusqu'à un certain point, ils jouaient tous à Dieu et il savait que la véritable inquiétude de Cassi tenait à cela. Il lui avait promis que, quand il serait patron – ce qui était maintenant convenu –, il laisserait ce genre de décision au comité et à son philosophe.

George prit congé de Ballantine et traversa jusqu'aux vestiaires la salle encombrée. En passant devant le téléphone, il se sentit de moins en moins à l'aise à propos de la décision de Ballantine sur la triple valvule. Il saisit soudain le téléphone, appela le standard et demanda à parler à Rodney Stoddard.

Policiers

Burnett, W.R. **High Sierra** .... BM 751 [04]
Cana & Vilette, **Le feu dans le sang** .... BM 747 [02]
Condon, R. **Un crime dans la tête** .... BM 722 [05]
Cook, R. **Coma** .... BM 723 [05]
Delacorta, **Nana** .... BM 729 [02]
Fast, J. **Le cercle des initiés** .... BM 744 [04]
Garfield, B. **Poursuite** .... BM 720 [05]
Goodis, D. **Epaves** .... BM 749 [02]
Latimer, J. **Comme la romaine** .... BM 735 [02]
L'épouvantable nonne .... BM 740 [04]
Les morts s'en foutent .... BM 739 [04]
La poire sur un plateau .... BM 736 [02]
Malet, L. **Enigme aux Folies-Bergère** .... BM 1057 [04]
L'homme au sang bleu .... BM 1058 [03]
L'ombre du grand mur .... BM 1056 [04]
Trilogie noire, T. 1 : Il fait toujours nuit .... BM 717 [02]
Trilogie noire, T. 2 : Le soleil n'est pas pour nous ... BM 718 [02]
Trilogie noire, T. 3 : Sueur aux tripes .... BM 719 [02]
Mc Bain, Ed. **Dans le sac** .... BM 730 [02]
Souffler n'est pas tuer .... BM 731 [02]
Soupe aux poulets .... BM 732 [02]
Mc Donald, R. **Fletch** .... BM 721 [05]
La belle endormie .... BM 726 [05]
Mon semblable, mon frère .... BM 742 [04]
Le sang aux tempes .... BM 727 [05]
Simon, R. **Cul sec** .... BM 743 [02]
Le grand soir .... BM 733 [02]
Stone, R. **Les guerriers de l'enfer** .... BM 737 [05]
Varela, J. **Drick** .... BM 754 [02]
Wager, W. **Le code** .... BM 728 [05]
Westlake, G. **Gendarmes et voleurs** .... BM 738 [02]
Whittington, H. **Les étrangers du vendredi** .... BM 745 [02]
Vengeance .... BM 748 [02]

Achevé d'imprimer sur les presses de **Scorpion**,
à Verviers pour le compte des nouvelles éditions **Marabout**.
D. mai 1985/0099/71
ISBN 2-501-00686-0

40 **7013** 2